보건복지부 한약처방 100가지에 들어가는 약초 수록

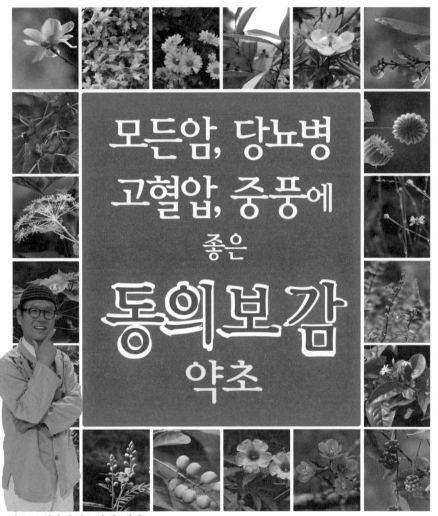

모든암, 당뇨병
고혈압, 중풍에
좋은
동의보감
약초

김오곤 원장의 약초약재 백과!

꿈이있는집플러스

모든 암, 당뇨병, 고혈압, 중풍에 좋은
동의보감 약초

초판 1쇄 인쇄 – 2021년 01월 29일
지은이 – 동의보감 약초사랑
편집 제작 출판 – 행복을 만드는 세상
발행인 – 이영달
발행처 – 꿈이있는집플러스
출판등록 – 제2018-14호
서울시 도봉구 해등로 12길 44 (205-1214)
마켓팅부 – 경기도 파주시 탄현면 금산리 345-10(고려물류)
전화 – 02) 902-2073
Fax – 02) 902-2074

ISBN 979-11-973405-1-2 (03510)

보건복지부 한약처방 100가지에 들어가는 약초 수록

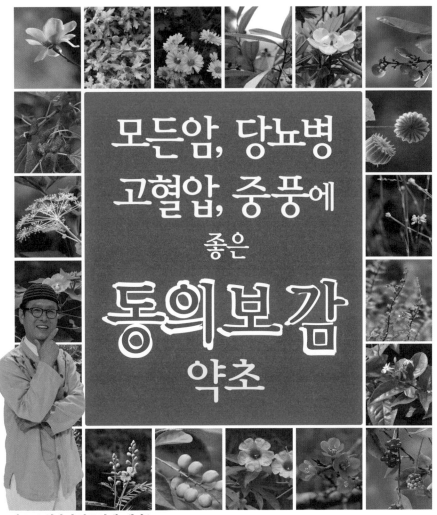

모든암, 당뇨병
고혈압, 중풍에
좋은
통의보감
약초

김오곤 원장의 약초약재 백과!

 우리나라의 산과 들에 자생하는 식물은 약 4,000여종이 분포되어 있다. 그중에서 약초로 쓰이고 먹을 수 있는 것은 약 1,000여종이다. 이런 약초들은 현대인들에게 부족하기 쉬운 각종 비타민과 영양소, 다양한 무기질과 섬유질들이 풍부하게 들어 있다.

 모든 암과 고혈압, 중풍에 좋은 약초는 어혈을 풀고 덩어리를 삭혀 내리고 살균효능이 있는 약초로써 사람의 체질과 사용하는 방법에 따라 특정인에게는 가능성이 있는 것으로 보이고 사람마다 특성과 체질이 다르기 때문에 본인 체질에 맞는 약초를 선택하는 것도 중요하고 또한 사용함에 있어서 의사나 한의사 분들에게 상의하여 선택하여 사용하는 것이 바른 선택일 것이다.

 이 책에 수록된 약초들과 같을지는 모르지만 어느 'TV에서 방영된 다큐멘터리에서 기획 취재한 내용을 보면 한국생명과학연구소와 경상대학교 연구팀이 실제 약초의 생태와 실험용 쥐를 바탕으로 장기간 실험 연구하는 과정을 보여주었다.

 다큐멘터리 제작자들의 기획 의도는 약초의 무분별한 복용을 경계하면서 이미 검증된 재료들은 대체의학의 큰 틀 안에서 계속 연구와 발전을 지속하여 화학약품과 수술만으로 완치가 어려운 암 치료에 대체의학과 대체치료의 역할을 기대하고 있고 전 세계가 약초의 연구와 실험으로 약초전쟁이 일어나고 있고 가시오가피나 머위, 겨우살이 등은 수많은 논문과 임상실험들이 우리나라 보다 많고 미래는 약초전쟁으로도 분류할 만큼 커다란 산업으로 발전되어 가고 있다' 고 말하고 있다.

 여기에 실린 약초들은 각종 임상실험과 동의보감 민간요법의 체험을 통해서 효과가 있다고 밝혀진 것들이지만 이미 서양에서는 실용화되어 가고 있는 것들도 있다. 약초라는 것은 사람마다 다른 체질에 따라 효과를 보는 사람과 효과가 없는 사람이 있겠지만 자기 체질에 맞는 약초를 선택하는 것도 중요한 과정 중에 하나일 것이다. 분명한 것은 약초에 의지하지 말고 필히 병원에서 치료를 받아야 하는 것은 물론이고 치료과정에서의 보조요법으로 사용하는 것이 옳은 판단이라 여겨진다.

모든 암, 당뇨병, 고혈압, 중풍에 좋은 동의보감 약초

차 례

항암약초의 현실 • 26

자연 치유력이 열쇠 • 28

외국의 자연의학 • 29

동의보감 모든 암에 좋은 약초

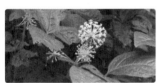

종양발생을 억제해주고
항암효과가 있는
가시오갈피 • 32

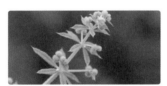

강력한 항암작용을 하는
갈퀴넝굴 • 38

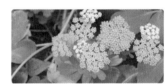

항암, 항산화에 효과가 있는
갯기름나물(식방풍) • 42

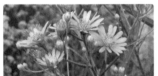

폐질환, 항암작용이 입증된
신비의 약초
개미취 • 45

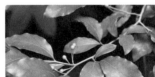

각종 암과 혈액순환촉진에 효능이
탁월한
감태나무 • 47

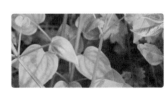

신장과 방광결석, 각종 암
부인병의 묘약
꼭두서니 • 49

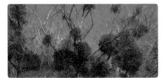

뛰어난 항암효과가 있는
겨우살이 • 52

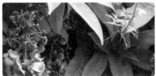

방사선 치료로 나타나는 백혈구
감소증에 효과적인
계혈등 • 54

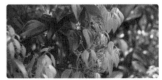

암 억제와 면역증진에 효과적인
계피 • 56

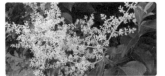
위암, 간암, 식도암 등에 좋은
치료효과가 있는
광나무 • 58

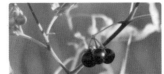
민간요법에서 암 치료약으로
흔하게 사용된
까마중 • 60

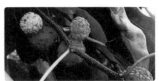
암세포를 제거하면서 입맛까지
돋궈주는
꾸지뽕나무 • 64

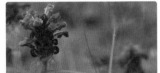
간염, 폐결핵, 갑상선,
편도선염 등에 효능이 있는
꿀풀(하고초) • 66

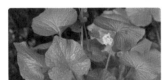
강한 지혈작용으로 말기 암환자의
출혈증상에 좋은
고추냉이 • 69

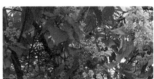
간암과 간경화에 노나무가 최고의
양약
노나무 • 72

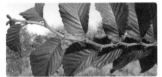
위암, 자궁암, 유방암, 복수 등을
동반한 간암에 효험
느릅나무 • 76

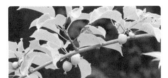
다래나무뿌리에 항암성분이
함유되어 있는
다래나무 • 80

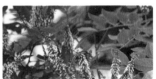
항궤양에 작용을 하여 민간에서
위암과 부인병에 사용되는
다릅나무 • 83

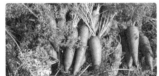
체내 암세포를 억제시켜 주는
당근 • 86

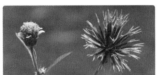
식도암, 위암에 좋은
도깨비바늘 • 88

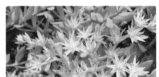
종양을 억제해주는 작용을 하는
돌나물 • 91

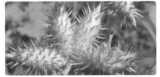
항암 활성작용을 하는
도꼬마리 • 94

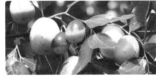
항암작용을 활성화시키는 cAMP가
대량 함유되어 있는
대추 • 98

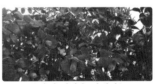
종양의 성장을 억제하는
동백나무 • 100

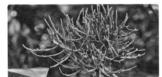
모든 암(신장암, 위암, 유방암, 자
궁암, 폐암 등)에 좋은
동백나무 겨우살이 • 103

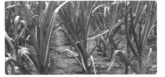
암세포를 억제하고
암을 예방하는데 효과가 있는
마늘 • 106

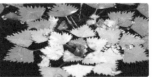
항암 활성 물질 때문에 위암,
식도암, 자궁암 등에 좋은
마름 • 108

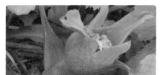

독성이 없으면서 가장 강한 항암작
용을 하는 식물
머위 • 110

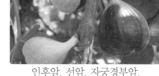

인후암, 선암, 자궁경부암
방광암 등의 치료에 사용하는
무화과 • 113

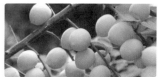

암세포 성장을 억제하는데 효과가
있는
매실 • 116

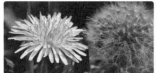

암세포를 녹여내는 작용을 하는
민들레 • 118

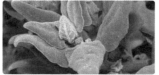

위암, 식도암, 자궁경부암 치료에
좋은
번행초 • 122

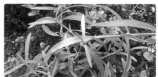

실험에서 간암세포를 제거하고
박테리아를 억제하는
백화사설초 • 124

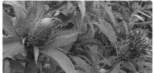

항암, 면역기능 작용을 하는
백출 • 128

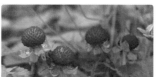

위암, 자궁경부암, 비암,
인후암 등에 좋은
뱀딸기 • 132

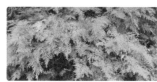

항암효과가 높은
부처손 • 135

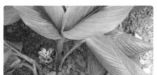

복수암과 간암세포를 억제하고
파괴하는 작용이 있는
봉아출 • 138

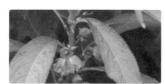

소화기암을 다스리는 봉선화
봉선화 • 142

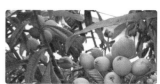

일본에서 비파잎으로 위암, 췌장암,
식도암 치료하는
비파나무 • 145

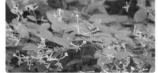

세포독성효과와 암세포 성장
억제에 효능이 있는
산닥나무 • 150

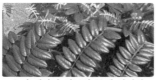

초기 폐암과 인두암 등에 일정한
효과가 있는
산두근 • 152

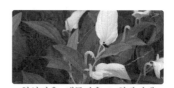

항암작용, 해독작용, 노화방지에
좋은
삼백초 • 155

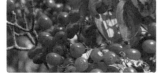

복수암 세포를 억제하고 혈당강하
작용도 있는
산수유 • 158

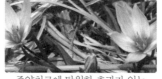

종양치료에 탁월한 효과가 있는
산자고 • 160

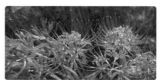

가래기침, 복수, 임파선염, 항암,
종기 등에 신효
석산(꽃무릇) • 162

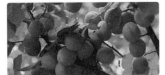
살구 씨는 세계에서 공인한 항암약
살구 • 165

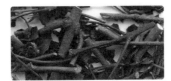
위암, 신장암, 폐암에 효능이 있는
상기생 • 168

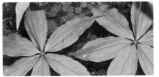
식도암 등에 활용하는
삿갓나물 • 170

중국에서 뇌종양, 비인후암,

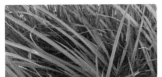
항암에 대한 효과가 매우 강한
석창포 • 172

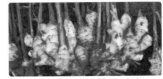
위암, 장암, 자궁암, 유방암,
등을 고친 경우가 있는
생강 • 176

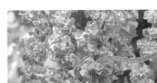
종양파괴 작용이 나타나는
소리쟁이 • 179

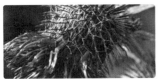
항암과 급만성 백혈병에 탁월한
효능이 있는
수리취 • 182

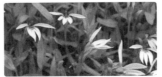
종양세포를 억제하고 해독작용을
하는
수염가래꽃 • 184

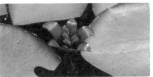
식도암 및 위암 등에 효과가 좋은
순채 • 186

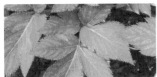
암세포의 성장을 억제해주는
신선초 • 188

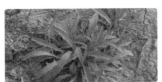
항스트레스, 항암,
항알레르기에서도 효과가 높은
씀바귀 • 190

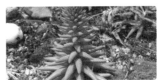
암세포를 제거하고 암 세포의
전이나 번식을 예방해 주는
와송(바위솔) • 192

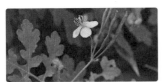
식도암세포-109를 하루에 50%를
죽일 수 있는
애기똥풀 • 196

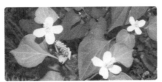
암으로 나타난 복수를 배출하는데
효능이 있는
어성초 • 199

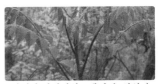
암이나 난치병치료에 옻은 산삼과
비교할 정도로 효과
옻나무 • 202

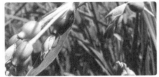
폐암과 장암에서만 암세포의
확장을 억제해 주는
율무 • 206

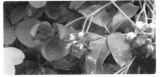
위암, 폐암, 식도암, 간암 등에 좋은
으름덩굴 • 209

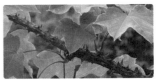
각종 암에 강한 항암 효과를
나타내는
음나무(해동피) • 212

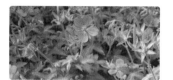

폐암, 직장암, 후암, 전립선암, 유방암, 백혈병에 좋은
이질풀(노관초) • 214

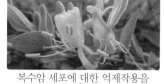

복수암 세포에 대한 억제작용을 하는
인동덩굴 • 217

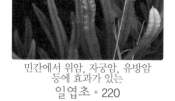

민간에서 위암, 자궁암, 유방암 등에 효과가 있는
일엽초 • 220

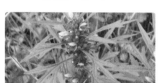

항암작용을 강하게 하는
익모초 • 222

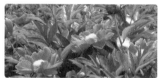

항암제나 방사선 치료 때 발생하는 부작용도 개선하는
적작약 • 224

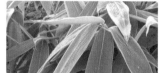

염증치료와 암세포를 억제하는 효과가 있는
조릿대(산죽) • 228

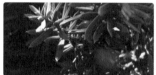

난소암, 유방암, 폐암 말기환자들에게 특효가 있는
주목 • 232

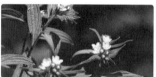

악성종양, 백혈병, 자궁융모상피종 등에 탁월한 효과
지치 • 236

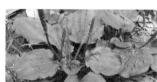

암세포의 진행을 80% 억제한다는 연구 보고서도 있는
질경이 • 239

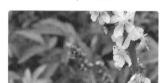

암 치료에도 뛰어난 효과가 있는 것으로 알려진
짚신나물 • 242

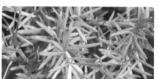

백혈구 탈수소 효소에 대해 상당한 억제작용이 있는
천문동 • 245

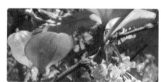

암세포를 억제하는 힘이 있는
청미래덩굴 • 250

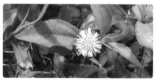

자궁암, 식도암, 피부암 등에 효과가 있는
한련초 • 253

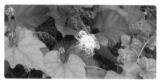

복수암 세포에 대해 억제작용이 있는
하눌타리 • 256

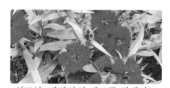

식도암, 방광암의 세포를 억제하는 작용이 있는
패랭이꽃 • 260

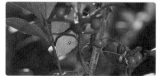

암세포가 빨리 자라는 것을 막아주는
화살나무 • 263

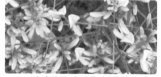

항암활성에 작용을 하는
회화나무 • 266

동의보감 당뇨병에 좋은 약초

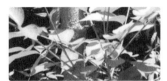
당뇨병으로 인해 몸이 쇠약할 때
좋은
건칠(옻나무진) • 270

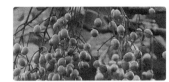
당뇨병 중증에는
고련나무 • 272

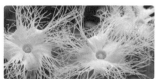
소갈증으로 물이 몹시 당길 때
과루인 • 274

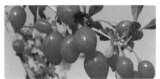
소갈로 찬물이 당기고 속이
답답할 때
구기자 • 276

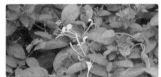
꾸준히 복용하면 큰 효험이 있는
금은화(인동덩굴) • 278

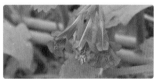
오줌에 거품이 심한 당뇨에 좋은
긴병풀꽃(금전초) • 280

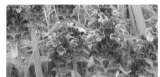
당뇨에도 널리 쓰이는
꿀풀 • 282

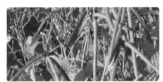
심한 당뇨로 인해 허기가 왔을 땐
녹두 • 284

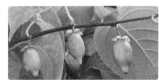
당뇨의 이뇨작용에 좋은
다래 • 286

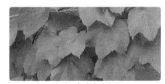
당뇨병의 혈당을 내려주는
담쟁이덩굴 • 288

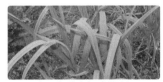
당뇨의 혈당을 낮춰주는
대산(마늘) • 290

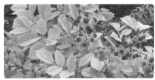
당뇨의 오줌 속 혈당을 완화할 때
독활(땃두릅) • 292

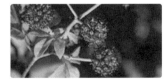
당뇨에 탁월한 효과가 있는
두릅나무(오가피) • 294

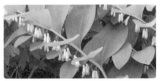
인슐린을 조절하여 당뇨를 개선하
는 작용을 하는
둥굴레(옥죽) • 296

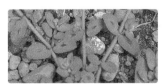
당뇨의 혈액순환을 도와주는
땅빈대(비단풀) • 298

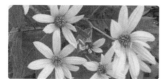

천연인슐린을 가장 많이 함유하고 있는
뚱딴지(돼지감자) • 300

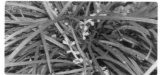

당뇨병의 열나고 마른기침일 때는
맥문동 • 302

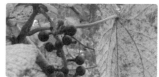

항암 효과는 포도보다 100배 뛰어난
머루 • 304

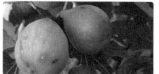

당분을 줄여주는
무화과 • 306

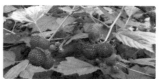

혈당 조절엔
산딸기(복분자) • 308

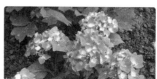

당뇨병 환자에게 좋은
산수국 • 310

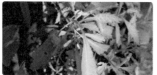

당뇨병환자의위장을튼튼하게하는
삽주(창출) • 312

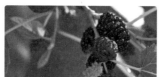

당뇨 치료에 획기적인
상백피 • 314

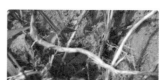

당뇨병의 원활한 이뇨와 갈증을 멈추어 주는
생띠뿌리 • 316

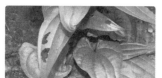

당뇨로 인한 허약체질을 개선하는
산마(산약) • 318

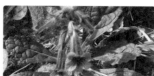

당뇨병의 혈당 강화에는
생지황 • 320

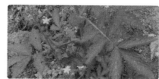

혈당을 내려주는
선학초(짚신나물) • 322

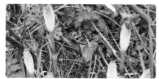

당뇨병에 좋은
쇠뜨기 • 324

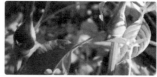

당뇨병이 심하여 체력이 쇠약해 졌을 때 좋은
쇠무릎 • 326

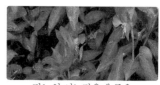

당뇨의 이뇨작용에 좋은
압척초(닭의장풀) • 328

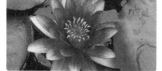

당뇨병의 갈증과 함께 심한 허기일 때
연뿌리 • 330

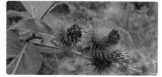

당뇨병의 활발한 이뇨작용에는
우엉 • 332

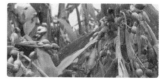

당뇨병 환자의 냉증에 좋은
의이인(율무) • 334

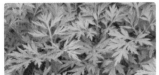

당뇨의 황달에 효과가 있는
인진쑥 • 336

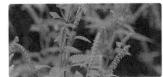

혈액순환을 좋게 하고 땀을 잘나게
하는
자소엽 • 338

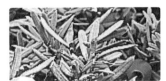

40일에 완쾌되는 당뇨병의 명약
주목나무 • 340

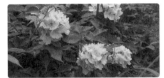

당뇨에 좋은
영실(찔레꽃) • 342

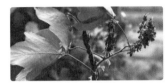

혈당을 낮춰주는
칡뿌리(갈근) • 344

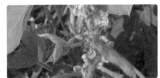

당뇨병의 허기 때 무난한 음식
콩(담두시) • 346

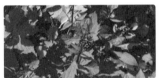

당뇨병에 잘 듣는
향등골나물 • 348

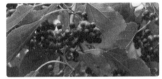

당뇨의 이뇨작용에 좋은
헛개나무 • 350

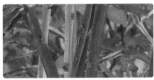

인슐린 분비를 늘여주는
화살나무 • 352

**당뇨병을 고치는 운동방법
• 354**

동의보감 고혈압에 좋은 약초

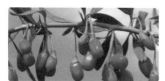
고혈압에 좋은
구기자 • 356

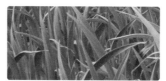
머리가 무겁고 어지러우며 가슴이
두근거리는데 좋은
대산(마늘) • 358

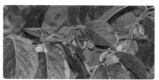
혈압을 낮추는 작용이 두 배나 강한
두충 • 360

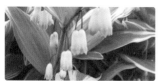
저혈압에 좋은
옥죽(둥굴레) • 362

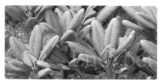
고혈압과 저혈압에 좋은
만병초 • 364

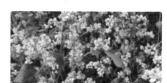
혈중 콜레스테롤 수치를 낮춰주는
메밀 • 366

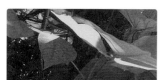
고혈압으로 인해 머리가 아프며
어지러울 때
오동나무 • 368

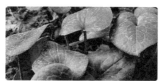
고혈압으로 머리가 아프고 말을 잘
못할 때
세신(족두리풀) • 370

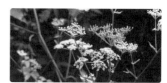
혈압강하 효능도 있는
미나리(시호) • 372

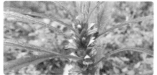
혈압을 내리고 소변을 쉽게 보게
하는
충울자(익모초) • 374

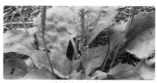
혈압을 내리는
질경이(차전자) • 376

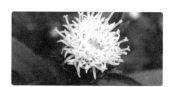
혈압을 천천히 내리고 안정시키는
창출(삽주) • 378

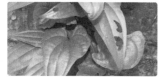
풍으로 머리가 어지럽고 아플 때
천마 • 380

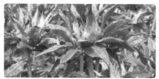
혈관 속을 정제하는 효과가 있는
홍화 • 382

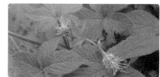
고혈압으로 인한 여러 증상에
환삼덩굴 • 384

동의보감 중풍에 좋은 약초

중풍의 전조증상 • 386

중풍의 위험증상 • 386

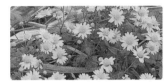

모든 중풍으로 나타나는 두통에 좋은
국화 • 388

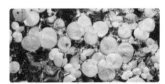

중풍으로 인한 반신불수, 파상풍에 좋은
부평 • 390

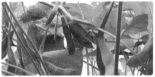

혈액순환을 활발하게 하는
검은콩 • 392

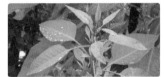

중풍으로 온몸이 마비되었을 때
겨자(백개자) • 394

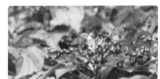

고혈압, 중풍 등의 마비로 인한 통증이 있을 때
누리장나무 • 396

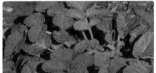

어혈을 없애주고 피를 잘 돌게 하는
단삼 • 398

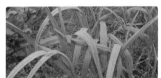

중풍으로 말을 못할 때
대산(마늘) • 400

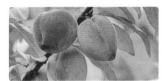

중풍으로 반신불수가 되었을 때
도인 • 402

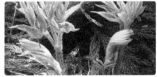

중풍으로 정신이 혼미할 때
독활 • 404

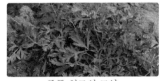

중풍 치료의 묘약
방풍 • 406

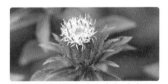

풍병으로 몸과 팔다리가 저리고 아픈데 사용
백출 • 408

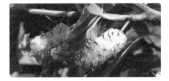

중풍으로 인한 반신불수에
상백피 • 410

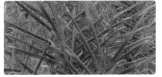

중풍으로 인사불성이 되었을 때
생강 • 412

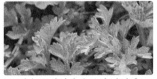

말을 못하거나 수족이 마비된 사람에게
쑥(애엽) • 414

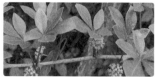

풍병으로 팔다리 감각이 둔할 때
오가피 • 416

중풍, 뇌졸중, 뇌출혈이
갑자기 오는 신호들
• 418

동의보감 뇌졸중에 좋은 약초

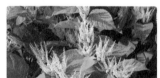

뇌졸중, 중풍의 반신불수에 좋은
천남성 • 420

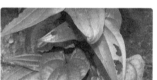

풍으로 머리가 어지럽고 아플 때
천마 • 422

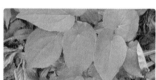

뇌출혈로 손발을 잘 쓰지 못할 때
좋은
음양곽 • 424

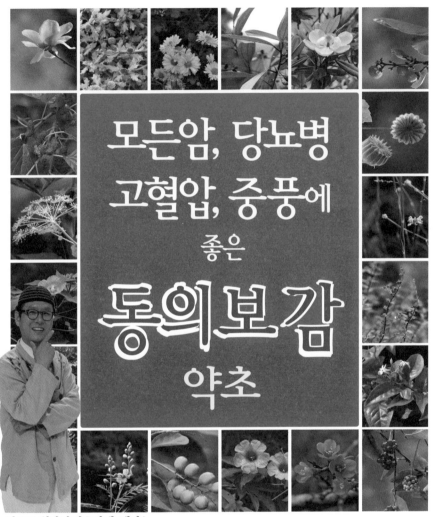

모든암, 당뇨병
고혈압, 중풍에
좋은

동의보감

약초

김오곤 원장의 약초약재 백과!

항암약초의 현실

민간에서 항암에 좋다고 알려진 약초는 대략 60여종인데, 지방 MBC-TV를 통해 방송한 다큐프로그램「약초전쟁」에서 실제 항암효과가 있다는 5대 항암약초를 선보였다.

프로그램 내용은 약초추출물 배지 위에 암세포를 투입시킨 배양실험이다. 먼저 항암에 효과가 있다는 약초 10여종을 선별해 각각 추출물을 얻는다. 그 다음 이 약초추출물을 암에 걸리게 한 쥐에게 투여한다. 그 결과 효능이 뛰어난 약초를 순서대로 나열해 5대 항암약초로 선별한 것이다. 이 5대 항암약초는 한방과 민간에서 암 예방과 치료에 널리 사용되어진 것들로 다시 한 번 그 효능이 입증된 것이다.

즉 간암, 위암, 폐암, 피부암의 암세포 억제율에서 겨우살이가 80%, 느릅나무(유근피)가 80%, 하고초(꿀풀)가 75%, 꾸지뽕나무가 70%, 와송이 65%라는 놀라운 결과가 나온 것이다. 이것을 바로 5대 항암약초인 것이다.

'소문난 잔치에 먹을 것이 별로 없다' 는 속담처럼 10여종의 유명한 항암약재들 가운데 5여종은 암세포를 전혀 억제하지 못했다. 하지만 앞에서 언급한 5종의 약초는 다른 약초들보다 항암효과가 월등히 뛰어났으며, 부작용까지 없는 것으로 나타났다.

최첨단 의학 장비와 기구를 총동원해 말기 암 환자를 치료해보지만, 살릴 수 없다는 것이 현실이다. 다시 말해 현대의학으로는 내과적인 대사성 질환에 대한 치료가 불가능하다는 것이 증명된 것이다. 이에 따라 선진국 사람들은 오래전부터 면역계를 튼튼히 하여 자기병을 스스로 치료하는 원초적인 자연요법으로 되돌아가고 있다. 현대의 불치병으로 알려진 암이나 내부적인 질환들 모두가 '생활습관병'에 속한다. 즉 오염된 생활습관을 자연적인 생활습관으로 바꾸기만 해도 완치할 수 있다는 의미가 들어있는 것이다.

자연치유력이 열쇠

2006년 출간된 『의사가 못 고치는 환자는 어떻게 하나?』(1~3권)와 의학 박사 로버트 S 멜델존의 『나는 현대의학을 믿지 않는다』의 내용을 보면, 현대의학의 모순과 맹점으로 사망한 많은 환자들을 위한 양심고백이 실려 있다.

암의 발병 원인은 혈액이 독소, 유해물질, 유해파, 악성 호르몬 분비 등으로 인해 유전자 염색체가 변위되어 나타나는 것이다. 따라서 세포의 자연치유력을 위한 동력인 필수 영양소 공급이 원활하게 이뤄질 수 있도록 혈액을 청결하게 해주고 면역력을 높여준다면 암을 극복하는 것은 시간문제일 것이다.

우리가 상식적으로 알고 있듯이 모든 암은 조기발견과 치료가 매우 중요하다. 여기서 잊어서는 안 될 중요한 사항은 정확한 의학적 진단과 치료이다. 특히 암의 발병 원인을 세부적으로 보면, 세포의 변위 중 악성세포로 변하게 만드는 것이 바로 오염된 혈액이다. 따라서 혈액의 오염은 한마디로 잘못된 식생활이나 생활습관, 스트레스, 유해물질의 신체 내 침투 등등에서 비롯된 것임을 알아야만 한다.

외국의 자연의학

1970년대 미국에서는 '암과의 전쟁을 선포'(1971년 닉슨 대통령이 암과의 전쟁을 선포한 후 6년 만에 실패하면서 '자연치유 의학'을 인정하게 되었음)한 후 현대의학에서의 암치료법이 한계를 드러냈던 것이다. 그 대신 인체가 지닌 자연치유력증진을 위한 면역력 강화, 세포영양공급, 해독, 유산소운동 등의 필요성이 대두되면서 나타난 자연의학 붐이 일어난 지 벌써 30여년이 지났다. 21세기인 현재는 생명공학이 주도하는 시대로 바뀌었다. 이에 따라 생명공학을 의학과 과학의 기초위에서 자연의학을 체계적으로 발전시키겠다는 신념아래 초고속으로 발전하고 있다. 이제는 다양한 암이나 난치병 치료도 과학적 또는 생리학적 이론에 따라 자연치유요법을 적용시켜야할 때가 된 것이다.

물론 현대의학의 치료법을 불인정하자는 의미는 아니며 하루가 다르게 새로운 의학 기술들이 발달하고 있지만 다만 현실적으로 눈에 보이는 악성세포를 도려내거나 약물을 투입하거나 방사선으로 태운다고 암(악성세포 인자)이 100% 사라진다는 것을 믿는 사람이 거의 없을 것이다. 더구나 항암치료의 부작용은 상상할 수 없는 고통과 함께 삶의 의지마저 송두리째 빼앗아가고 있다. 보편적으로 암이 임파절을 통해 다른 장기로 전이됐을 때 의학적으로 암3기로 판정하는데, 사람에 따라 다르고 상태에 따라 다르지만 5년 생존율이 10~20%정도이다. 하지만 전이의 정도에 따라 생존율이 1년 미만일 때도 있다.

자연의학 경험을 바탕으로 한 개인적인 소견은 4기~말기 암환자는 의학적인 치료가 전혀 도움이 되지 않는다고 한다. 또 3기 이내라면 수술과 항암화학치료가 2~3차까지이다. 더 이상의 항암치료는 효과에 대한 득과 신생세포 사멸에 따른 체력소모의 실과 득을 파악해야 하는 등 신중해야만 한다.

그래서 의학적 치료 외에 별도로 병행하는 검증된 자연치유요법(해독, 세포영양, 면역증강, 운동, 기타 등등)에 대한 프로그램을 만들어 철저하게 실천하는 것이 매우 중요하다고 생각한다. 한마디로 어떤 경우이든 신체의 자연치유능력(면역력과 저항력)을 향상시켜주지 않으면 근본적인 치유나 건강회복에 대한 희망을 바래서는 안 된다. 그렇다면 자연치유 능력을 배양시키는 치유요법이란 어떤 것인가. 즉 인체에 침투하는 독성이나 부작용을 제거하면서 세포를 살리고 성장시키면서 면역력을 향상시키기 위해서는 일정한 역할(효능)이 있어야만 한다. 따라서 완벽한 역할을 위해서는 성분분석과 임상실험을 비롯해 의학적, 생물학적, 영양학적 규명 또는 검증을 반드시 거친 제품을 선택해야만 하고 담당 의사의 상담이 우선 필수적일 것이다.

동의보감
모든 암에 좋은
약초

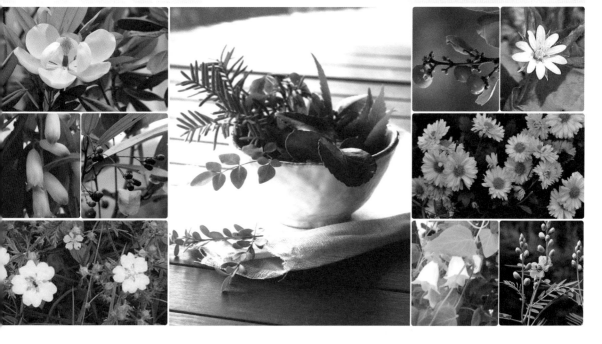

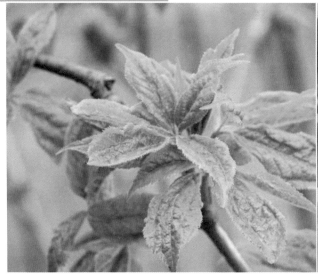
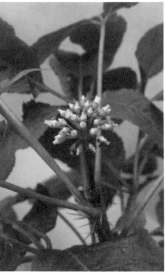

■ ■ 전문가의 한마디!

천연 진통제인 오갈피는 뼈와 근육을 강화시키고 진통효능이 있기 때문에 퇴행성관절염, 류머티즘 관절염, 중풍 후유증으로 나타나는 좌골신경통, 하지 감각마비, 운동장애 등의 치료에 사용된다. 날이 갈수록 오갈피의 효능에 대한 새로운 효능이 나오고 있다. 즉 오갈피는 생물적, 물리적, 화학적인 유해 환경으로부터 인체방어체계를 강화시켜, 종양발생을 억제해준다.

●식물의 형태

두릅나뭇과의 갈잎떨기나무 가시오갈피의 뿌리껍질과 나무껍질을 건조시킨 것이다. 바늘모양의 가시가 줄기에 돋아 있다. 잎은 달걀 모양의 낱장 잎으로 손바닥모양의 겹잎이다. 여름철에 작은 꽃이 우산 꽃차례로 모여서 피고 9월에 검은색 타원형 열매가 익는다. 전국 산기슭이나 산골짜기의 비옥한 땅에서 자란다.

●체취 시기와 법제 방법은?

가을에 뿌리를 채취해 깨끗이 씻어 햇볕에 말린다. 이때 줄기껍질도 벗겨 함께 말린다.

●성분은 무엇이 들어있을까?

잎, 줄기, 뿌리 등에는 플라보노이드와 정유성분이 함유되어 있으며, 쿠마린반응도 있다. 뿌리와 줄기껍질에는 8개의 배당체성분으로 엘레우테로시드 A, B, C, D, E, F, G가 있다. A는 다우코스테롤, B는 시린

긴, B1은 이소프락시딘과 포도당 결합인 배당체(이소프락신), D와 E는 포도당배당체 시링 가레시놀이 있다. 이밖에 시린긴 $C17H24O9H2O$도 함유되어 있다. 그 외는 인삼배당체와 구조가 다른 디페닐-3, 78-디옥시비틀로-(3, 3, 0)-옥탄계열의 리그난 화합물 등이다. 총 배당 체의 80%가 엘레우테로시드 B, D, E 등으로 구성되어 있다. 줄기에서도 동일아한 배당체 가 있다.

잎에는 올레아놀산을 게닌으로 하는 배당체인 엘레우테로시드 I, K, L, M 또는 센티코시 드 A, B, C, D, E, F 등으로 분리되어 있다.

주성분은 트리테르페노이드계의 배당체 7종류로 에레우테로사이드 A, B, C, D, E, F, G 등이며, 또 글루코오스, 갈락토오스 등의 당류와 다량의 카로틴, 비타민 B1, B2, C, 미네랄 등이 풍부하다. 그밖에 배당체인 스테롤, 쿠마린, 리구닌, 플라본, 후타레인 등도 함유되 어 있다. 스테롤은 성호르몬을 자극하고 쿠마린은 진정작용을 한다. 플라본은 관상동맥 확장과 혈액의 양을 증가시킨다. 또 심근의 산소결핍에 대처해주는 작용도 있다. 특히 이 것들은 뇌하수체를 자극해 여러 기관의 능력을 향상시켜주고 호르몬 분비촉진을 도와준 다.

33

●한의학적 효능은 무엇일까?

맛은 맵고 쓰며 성질이 따뜻해 간경과 신경에 작용하기 때문에 풍습을 제거하고 기를 돋 워주면서 정수를 불러준다. 이밖에 힘줄과 뼈를 튼튼하게 만들어준다. 특히 중추신경계 통 흥분작용, 방사선 피해막이작용, 유기체의 특이적 저항성을 향상시키는 작용, 강심작 용, 강장작용 등이 약리실험으로 통해 밝혀졌다.

따라서 허한 간과 신장으로 인해 힘줄과 뼈가 약해져 다리의 움직임이 둔해지거나, 풍습 으로 허리와 무릎에 통증이 있거나, 사지가 오그라들거나, 각기, 음부, 음위, 가려움, 어린 이들의 걸음걸이가 늦어질 때 처방된다. 이 밖에 방사선병에 대한 예방과 치료 등이나, 신 경통, 관절염, 류머티즘관절염 등에 사용된다.

약으로 사용되는 오갈피는 두릅나뭇과의 오갈피나무뿌리를 건조시킨 것이다. 민간에서는 오갈피로 대부분 술로 빚어 사용한다. 특히 몸이 나른해지고 식욕이 떨어지는 춘곤증일 왔을 때 오갈피 생잎을 채취해 쌈이나 반찬으로 먹으면 해결된다.

● 항암효과와 약리작용(임상보고)은 무엇일까?

방사선 방어효과와 종양세포활착을 비롯해 타 조직으로의 전이를 막아주는 작용이 임상실험을 통해 밝혀졌다. 이런 실험결과는 악성종양의 외과적 치료를 효과적으로 도와주는 근거로 작용한다. 이밖에 항암 약으로부터 견뎌낼 수 있는 조직의 내성을 길러주기도 한다.

가시오갈피에는 노화나 암의 원인인 과산화지질의 생성을 억제해주는 성분이 들어 있다. 그것은 탄닌의 종류인 '글로로겐산'과 '지가페오이르키산' 등이다. 먼저 '글로로겐산'은 혈청 트리글리세라이드, 과산화지질, GOT(GOT+GPT:간이나 근세포에 들어 있는 효소로 간 기능 장해의 지표이다, GPT(BSP:간에 들어 있는 항암물질 측정지표로 대조군보다 약 3배가 높다 등의 상승을 억제해주고(간 기능 개선), 지질대사의 개선, 위액분비의 촉진작용과 함께 강력한 항산화성분까지 들어 있다. 더 놀라운 것은 '지가페오이르키산'은 '글로로겐산'이나 '비타민E'보다 10배정도 과산화지질을 억제해준다.

'엘레우테로사이드 E'는 스트레스로 성기능이 떨어지는 것을 예방하고 기억력을 향상시켜주는 '리그난' 화합물이다. 또 혈압을 내려주고 항종양, 항알레르기, 항균활성 등의 생리적 작용까지 있다. '이소프락시딘'과 '엘레우테로사이드 B'는 쿠마린의 화합물인데, 혈관확장과 항경련 작용을 한다.

'이소프락시딘'에는 진정작용이 있다는 연구발표도 있다. '이소프락시딘'은 가시오갈피의 품질을 확인할 때 지표로 사용되는 성분이기도 하다.

페놀배당체인 '엘레우테로사이드 B(시린긴)'에는 스트레스를 완화해주고, 피로회복과 성 감퇴 등을 예방해준다. 또 사포닌배당체인 엘레우테로사이드 I, K, L, M 등과 플라보노이드 배당체인 하이페로사이드, 이소쿠에르시드린, 페놀성 화합물인 글로로겐산 등도 들어 있다.

그리고 사포닌배당체는 간세포를 보호해주고 플라보노이드배당체는 관상동맥을 확장시켜 혈액의 흐름을 증가시키며, 심근의 산소결핍을 이겨내는 능력도 향상시켜준다.

오갈피는 최근 실험을 통해 암세포를 억제하는 효과가 입증되기도 했다. 방사선과 화학요법을 실시할 때 신선한 오갈피 50g을 달여 1일 3회 복용한다. 또 오갈피 잎을 시루에 올려 찐 다음 먹으면 부작용을 줄어들거나 개선시킬 수가 있다. 오갈피는 위암, 식도암 치료에 응용되는데, 덜 익은 호도와 배합하면 항암효과가 배가된다. 그 이유는 덜 익은 호두 껍데기에는 강한 항암성분이 들어 있기 때문이다. 오갈피는 지금까지 수천 년 동안 실시된 임상에서 단 한 번도 부작용이나 독성이 나타나지 않은 훌륭한 약재이다.

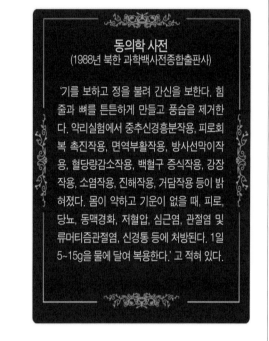

동의학 사전
(1988년 북한 과학백사전종합출판사)

'기를 보하고 정을 불려 간신을 보한다. 힘줄과 뼈를 튼튼하게 만들고 풍습을 제거한다. 약리실험에서 중추신경흥분작용, 피로회복 촉진작용, 면역부활작용, 방사선막이작용, 혈당량감소작용, 백혈구 증식작용, 강장작용, 소염작용, 진해작용, 거담작용 등이 밝혀졌다. 몸이 약하고 기운이 없을 때, 피로, 당뇨, 동맥경화, 저혈압, 심근염, 관절염 및 류머티즘관절염, 신경통 등에 처방된다. 1일 5~15g을 물에 달여 복용한다.' 고 적혀 있다.

●어떻게 섭취해야 효과적일까?

가시오갈피의 일반적인 상식은 일정량을 복용하지 않으면 약효가 없다. 1995년 8월 중국 하얼빈에서 열린 국제인삼류식물학술대회 심포지엄'에서 하얼빈 남강종합병원 체 원장이 가시오갈피의 용량에 대한 논문을 발표했다.

가시오갈피의 사용량은 중국, 러시아, 북한 등 각 나라에 따라 제각기 다르다. 한마디로 용량을 결정할 때, 임상경험이 없다면 효과를 기대할 수가 없다. 체 원장은 자신의 경험을 바탕으로 1일에 생약(건조 뿌리와 가지)을 최소한 20g을 사용해야만 효과가 나타난다고 했다. 이것은 건강식품이 아닌 의사의 처방이기 때문에 이해해야만 한다.

가시오갈피를 알코올로 추출해 좀생쥐의 엘리히복수암과 사르코마-180암에 투여한 결과 억제 율이 40.2~68%였다. 이밖에 정신과 육체피로를 회복시키는 작용과 함께 백혈구의 수를 증가시켰다.

또 흰생쥐의 와크씨암의 전이를 막아주는 효과가 있었고 일본에서 판매되는 오갈피 달인 물로 체외 실험한 결과 JTC-26암세포에 대한 억제 율이 90% 이상이었다.

중국에서는 위암 환자가 가시오갈피 엑기스를 사용해 만든 알약을 1일 3개씩 3회 복용하고 있으며, 방사선 치료로 백혈구가 감소되었을 때 가시오갈피 15~30g을 시루에 쪄서 먹는다고 했다.

민간에서는 소화기계통 암에 가래나무의 덜 익은 푸른 열매와 가시오갈피를 섞어 술로 만들어 2개월 동안 숙성시킨 다음 복용한다.

북한에서는 유선암 80례, 구강암 80례 등에 가시오갈피 약을 사용한 결과 일정한 효과를 보았다는 보고도 있다.

• 러시아의 연구 결과는?

1960년대 초 구 소련의 브레크만 박사가 우리나라 산삼을 연구하다가 산삼재료가 떨어져 그 대용을 찾다가 발견한 것이 바로 가시오갈피였다. 그는 연구발표에서 "고려인삼을 능가하는 약효가 있다"고 했으며, 이 과정에서 면역력증강과 생체활성작용 성분도 찾아냈다. 이후부터 구 소련 약학계에서는 가시오갈피를 시베리안 진생(인삼)으로 불리게 된 것이다.

그는 논문에서 가시오갈피는 생체기관의 전반적인 기능을 향상시켜준다. 더구나 독성이 없고 장기 복용하면 노화예방과 수명연장에도 효능이 뛰어나다. 약리작용측면에서 보면 생체활성화작용, 혈압

정상화작용, 증가된 혈당치 감소작용 등이 탁월하다. 이밖에도 당뇨, 항암, 항방사선, 동맥경화, 고혈압예방, 정신장애해소, 백혈구 정상화 등에도 효과가 좋았다. 더구나 지구력과 집중력 향상, 뇌의 피로해소, 성기능강화 등을 비롯해 신체의 모든 기능에 활력을 심어주기 때문에 질병예방에도 큰 효과가 있을 것으로 기대된다.' 고 발표했다.

• 독일의 연구 결과는?

1980년대 초 독일의 약학박사인 바그너는 「동북아시아에서만 자생하는 가시오갈피의 유효성분에 대해 비교 분석」한 연구결과를 발표했다. 발표내용을 보면 '한국의 가시오갈피가 러시아산보다 4배, 중국산보다 6배 정도의 유효성분이 더 들어 있다' 고 했다. 이것은 한마디로 한국산 토종 가시오갈피의 약리작용과 효과가 그만큼 뛰어나다는 것을 말해주고 있는 것이다.

• 중국의 연구 결과는?

가시오갈피연구의 세계적 권위자이면서 하얼빈 남강종합병원장인 체혼친 박사는 입원환자들을 대상으로 가시오갈피 추출물을 음용시키는 임상실험을 시행했다. 그는 '동?서양의 의학치료효과를 높여주고 이와 함께 항스트레스, 저기압, 내한작용, 항피로, 공기결핍환경 등에 대한 저항 작용과 함께 알레르기, 냉병, 당뇨, 기관지천식, 만성기관지염, 알레르기비염, 류머티즘, 아토피성 피부염, 심장 및 뇌혈관질환, 저고혈압예방과 치료, 성기능저하 등에 효과가 있었다. 이밖에 신경정신계에 대한 긍정적인 반응과 함께 암의 전이를 억제시키고 화학치료의 효과를 높였다. 더구나 지적능력향상과 운동능력, 지구력 등을 향상시키는 작용을 한다.' 라는 것을 실험결과를 통해 입증한 것이다.

• 한국의 연구 결과는?

우리나라에서는 가시오갈피에 대한 연구자체가 미흡했지만, 최근 들어 이에 대한 연구가 활발하게 진행되고 있다. 이런 가운데 서울대학교 천연물과학연구소장인 신국현 박사는 자신의 연구와 각국의 연구를 종합해 이렇게 말했다. "가시오갈피 효능은 아칸소사이드, 치이사노사이드, 엘레우테로사이드, 사비닌, 세사민 등은 성분 등에서 나온다. 가시오갈피의 이런 성분들은 면역기능증진, 백혈구재생, 간 기능 보전, 혈당조절, 만성피로, 알레르기, 전립선, 골다공증, 정력증강, 류머티즘관절염, 비만, 학습능력향상, 각종 암 등에 대한 효과가 있는 것으로 알고 있다."

그는 지금까지 밝혀진 성분들 외에도 아직까지 규명되지 않은 성분들이 많기 때문에 지속적인 연구가 필요하다고 강조했다.

갈퀴덩굴

갈퀴덩굴은 강력한 항암작용이 있는 갈퀴덩굴은 유방암, 식도암, 자궁경부암 등을 비롯해 대장염, 어혈, 해독, 폐렴, 타박상 등에도 효능이 있다.

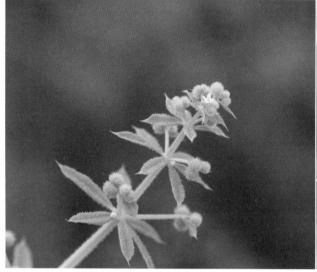
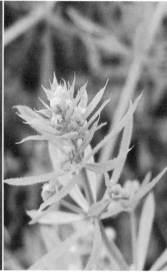

■■ 전문가의 한마디!

다른 나라의 민간요법을 보면, 이 즙액을 완화제나 이뇨제 또는 피부병치료제로 사용하고 있다. 그 변종(Galium aparine L. var. tenerum (Gren. et, Godr.) Rchb) 5g(생약)/㎖를 메틸렌 블루법으로 분류한 결과 급성림프구성 백혈병과 급성과립구형 백혈병 등에서 양성이 나왔다.

●식물의 형태

꼭두서닛과의 두해살이 덩굴 풀로 높이가 1m정도이고, 가시털이 있어 다른 물체에 달라붙는다. 잎은 6~8개씩 돌려나고, 황록색 꽃이 5~6월에 취산 꽃차례로 달린다. 열매는 갈고리처럼 딱딱한 털로 덮여 있다. 봄에 나는 어린순은 나물로 식용하는데, 우리나라, 일본, 사할린 등지에 자생한다.

●시기와 법제 방법은?

가을에 전초를 베어 그늘에서 바싹 말려 사용한다.

●성분은 무엇이 들어있을까?

quercetin galactoside 등의 flavonoid배당체, 탄닌, asperuloside 등이 성분이 들어 있다. galium속에 속하는 모든 식물 지상부에는 asperuloside와 anthraquinone계의 색소(뿌리에도 있음) 성분이 들어 있다. 일부 품종에서는 플라보노이드계의 diosmetin과 hesperidin 등의 성분도 있다.

●한의학적 효능은 무엇일까?

갈퀴덩굴의 성미는 쓰고 맵고 달고 떫으며 성질이 평하거나 약간 차갑다. 습열과 어혈을 제거하고 부기를 가라앉히며, 해독효능이 있기 때문에 중이염, 요혈, 타박상, 임탁, 장옹, 절종 등을 치료한다. 복용양은 1일 8~20g의 갈퀴덩굴을 물에 달이거나 짓찧어 즙으로 만들어 먹으면 된다. 외용일 때는 짓찧어 환부를 싸거나 즙을 귀구멍에 떨어뜨린다.

중국『강서 초약수책』에 보면 '열을 내려주고 해독을 시키며, 부기를 가라앉히고 통증을 제어시켜준다. 옹종과 충수염을 치료하고 최근엔 암도 치료한다.'고 적혀있다.『광서 중약지』에는 '월경통을 치료하며, 짓찧어 낸 즙을 찹쌀에 넣어 죽을 쑤어 먹으면 비양창 (혈포가 구강상악에 생겨 미란임)을 치료한다.'고 했다.『곤명민간상용초약』에는 '열을 내려주고 소염작용이 있으며, 풍사와 습사를 제거하고 어혈을 분산시켜준다. 따라서 담화열증 (입안점액이 불처럼 화끈해지는 증세), 풍열로 눈이 탁해져 시력이 떨어지고 눈곱이 많아지는 증상, 그밖에 타박통, 외상, 풍습 등으로 생긴 피하어종을 치료한다.'고 했다.

●항암효과와 약리작용(임상보고)은 무엇일까?

갈퀴덩굴의 알코올 추출물에는 혈압강하작용이 있는데, 장점으로는 심장의 박동수를 감소시키지 않는다. 임상실험에서 1~1.5g(생약)을 개의 정맥에 주사한 결과 효과를 즉시 나타났고 독성 또한 없었다.

특히 asperuloside 성분은 토끼의 혈압강하에 뛰어난 작용을 보였다. 다른 나라의 민간요법을 보면, 이 즙액을 완화제나 이뇨제 또는 피부병치료제로 사용하고 있다. 그 변종 (Galium aparine L, var. tenerum (Gren. et. Godr) Rchb) 5g(생약)/ml를 메틸렌 블루법으로 분류한 결과 급성림프구성 백혈병과 급성과립구형 백혈병 등에서 양성이 나왔다.

●어떻게 섭취해야 효과적일까?

어린순을 나물로 먹는데, 전초에는 탄닌질, 쿠에르세틴갈락토시드, 아스페룰로시드 등의 성분이 들어 있다. 더구나 백화사설초의 성분이 그대로 들어 있기 때문에 자궁경부암, 유방암, 식도암 등을 비롯한 이하선염에 마른전초 36g을 1시간 정도 물로 달여 하루에 여러 번 나누어 복용하면 된다. 또 신선한 전초 300g을 즙으로 내어 1일 1회씩 복용해도 된다.

종양(유선암, 식도암, 자궁경부암, 악하선암)

신선한 갈퀴덩굴 300g에서 짜낸 즙에 흑설탕을 적당하게 넣어 1일 1첩씩 더운 물에 타서 복용하거나, 마른 갈퀴덩굴 40g을 깨끗이 씻어 자른 다음 물을 붓고 30~60분정도 달여 흑설탕을 적당히 넣어 1일 1첩씩 3~6회 나누어 복용한다. 또 마른 것을 깨끗이 씻어 자른 다음 가마솥에 넣어 살짝 볶아 1일 40g씩 끓인 물을 붓고 우려내어 몇 번을 나누어 복용한다.

이렇게 해서 유선암, 식도암, 자궁경부암, 악하선암 등을 치료한 9례가 있다. 즉 임상적 치유(객관적인 검사에서 종양이 없어졌다고 판단된 다음 체력이 회복되면서 1년 이상의 관찰에서 재발하지 않을 때) 1례, 현효(증상이 거의 사라지고 종양이 눈에 띄게 작아지면서 체력이 어느 정도 회복된 상태가 1년 이상 지속되었을 때) 2례, 무효 3례였다.

또한 양성종양 6례를 치료한 결과 현효 2례, 유효 4례였다. 치료기간은 가장 짧

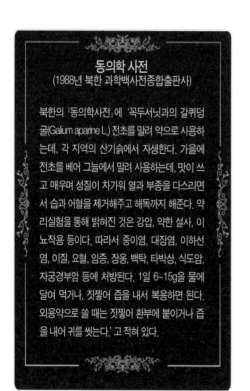

동의학 사전
(1988년 북한 과학백사전종합출판사)

북한의 『동의학사전』에 '꼭두서닛과의 갈퀴덩굴(Galium aparine L.) 전초를 말려 약으로 사용하는데, 각 지역의 산기슭에서 자생한다. 가을에 전초를 베어 그늘에서 말려 사용하는데, 맛이 쓰고 매우며 성질이 차가워 열과 부종을 다스리면서 습과 어혈을 제거해주고 해독까지 해준다. 약리실험을 통해 밝혀진 것은 강압, 약한 설사, 이뇨작용 등이다. 따라서 중이염, 대장염, 이하선염, 이질, 요혈, 임증, 장옹, 백탁, 타박상, 식도암, 자궁경부암 등에 처방된다. 1일 6~15g을 물에 달여 먹거나, 짓찧어 즙을 내서 복용하면 된다. 외용약으로 쓸 때는 짓찧어 환부에 붙이거나 즙을 내어 귀를 씻는다.'고 적혀 있다.

은 것이 1개월 정도였고 가장 긴 것이 2년 정도였다. 장기간 복용해도 독성이나 부작용이 발견되지 않았다. 다만 극히 일부환자에게서 현기증과 구역질 등이 나타났지만, 흑설탕을 가미한 결과 반응이 가벼워졌다. 이와 동시에 자양강장의 토종약초를 함께 복용한 결과 저항력이 강해져 반응이 거의 사라졌다. [임상보고, 중약대사전]

 민간요법으로 감기, 타박상, 중이염, 대장염, 혈뇨, 절종, 유방암 등일 때 전초(활선초) 7~18g을 달여서 복용한다. 또 신선한 전초 300g을 즙으로 내어 1일 1회씩 먹거나, 마른 전초 36g을 1시간 정도 물로 달여 1일 여러 번에 나누어 복용하면 자궁경부암, 유방암, 식도암 등을 비롯해 이하선염에 효과가 있다. 뿌리는 폐렴과 자궁내막염 등에 처방한다.

갯기름나물

갯기름나물은 민간요법에서는 기침이 날 때 뿌리를 달여 복용하고 있으며, 자양강장제로도 사용하고 있다. 특히 중풍, 두통, 신경통, 해열 등에 효과가 높으며, 잎은 식용으로 먹는다.

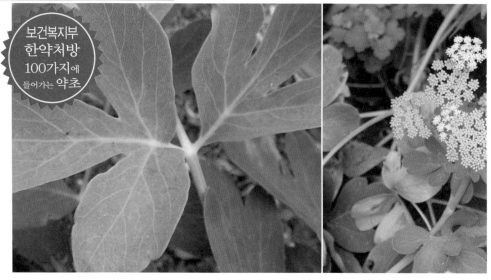

보건복지부 한약처방 100가지에 들어가는 약초

■■ 전문가의 한마디!

보편적으로 방풍종류 약초들의 공통점은 한결같이 풍을 제거해주는 효능을 지니고 있다. 예를 들면 사지근육경련, 반신불수, 마비동통 등이다. 이와 비슷한 약초로 갯방풍이란 해방풍이 있는데, 효능이 똑같은데, 폐암, 중풍, 구안와사, 소아마진, 폐결핵, 폐렴, 기관지염, 기침, 가래, 두통, 요통, 간질, 신경통, 관절염, 불임증, 나병 등에 효과가 좋다.

●식물의 형태

갯기름나물은 미나릿과(Umbelliferae)의 여러해살이풀 갯기름나물(Peucedanum japonicum Thunberg)을 말한다. 키가 60㎝정도로 자라고 우리나라 남부와 경상북도 울릉도 해변의 바위틈이나 모래밭에서 자생한다. 향과 맛이 뛰어나기 때문에 나물로 많이 먹는다. 잎 가장자리는 둔한 톱니모양이고 줄기가 굵으면서 잎이 튼튼해 거친 바닷바람과 염분에도 영향을 받지 않는다. 이 나물은 미역방풍, 목방풍, 목단방풍, 산방풍 등의 다양한 이명으로도 불려지고 있다. 잎은 나물로 먹고 굵고 튼튼한 뿌리는 약제로 사용한다.

●체취 시기와 법제 방법은?

가을에 채취해 햇볕에 말린 다음 응달에 보관하면서 사용할 때는 잘게 썰어서 사용한다.

●성분은 무엇이 들어있을까?

Peucedanol, Bergapten, Hamaudol, Polyacetylene compound 등의 성분이다.

●한의학적 효능은 무엇일까?

맛이 달고 매우면서 성질이 따뜻하며, 독이 없기 때문에 36가지 풍병을 치료하고 5장을 튼튼하게 하며, 맥풍을 몰아낸다. 즉 현기증, 통풍, 과다 눈물, 전신 뼈마디의 통증이 심하고 저린 증상을 치료해주며, 식은땀을 낮게 하고 정신을 안정시켜준다. 산과 들에서 자생하는데, 음력 2월과 10월에 뿌리를 채취해 햇볕에 말려 사용한다. 뿌리가 튼튼하면서 기름기가 있고 대가리 마디가 딱딱하면서 지렁이처럼 생긴 모습이 좋은 품질이다. 노두와 대가리가 2개로 갈라지거나, 꼬리가 2개로 갈라지는 것은 모두 쓸모가 없기 때문에 버려야 한다. 만약 전자를 먹게 되면 미치고 후자를 먹게 되면 고질병에 걸린다.

족양명과 족태음경에 사용되는 약으로 족태양의 본경약으로 쓰이며, 다양한 풍 치료에 좋은 효과가 있다. 상체에 나타나는 풍사엔 노두를 제거한 다음에 사용해야 하고 하체에 나타나는 풍사엔 잔뿌리를 제거한 다음에 사용해야 한다. [탕액]

상초에 나타나는 풍사를 제거하는데 매우 탁월한 명약이다. [입문]

방풍엽(방풍잎)은 중풍과 열로 나타나는 땀에 사용한다. [본초]

방풍화(방풍꽃)은 명치 밑의 통증과 함께 사지 힘이 빠지면서 경맥이 허해져 몸이 마를 때 사용한다. [본초]

방풍자(방풍씨)는 호부와 모양이 비슷하지만 더 크다. 향이 좋아 양념으로 많이 사용되며, 약재로는 풍을 치료한다. [본초]

●항암효과와 약리작용(임상보고)은 무엇일까?

갯기름나물과 방풍에는 octanal, nonanal, hexanal, cuparene, β eudesmol 등의 정유성분과 마니톨(mannitol), 고미배당체, 쿠마린(coumarins) 과 크로몬(chromone) 계열의 화합물이 함유되

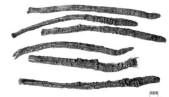

43

어 있는데, 이들 화합물은 소염, 진통 등을 비롯해 항암, 항산화에 효과와 관련 있다고 한다.

●어떻게 섭취해야 효과적일까?

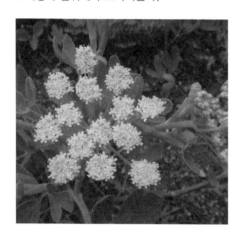

산방풍은 이명으로 목단방풍이나 갯기름나물로 불리는데, 전국 해안지대 양지바른 돌 틈에서 자란다. 뿌리를 약재로 쓰는데, 감기로 나타나는 열과 두통 등을 비롯해 구안와사와 중풍 등일 때 물 1.8 *l* 에 약재 1줌을 넣어 0.9 *l* 가 되도록 달여 1일 3회로 나누어 복용한다.

개미취

항암, 급만성 기관지염, 가래, 기침, 거담, 진해, 해수, 폐결핵, 폐 농양, 노인성 천식, 풍한으로 나타나는 기침, 숨이 차는 기침, 어린이나 임산부의 기침, 신경쇠약, 오줌소태, 이뇨 등에 효과가 뛰어나다.

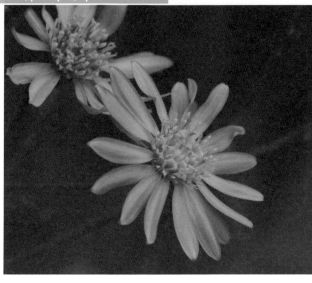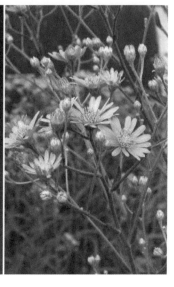

●식물의 형태

국화과의 여러해살이풀로 높이가 1.5~2m정도로 자라며, 뿌리 잎은 뭉쳐나고 줄기 잎은 어긋나게 달린다. 7~10월에 엷은 자주색 꽃이 산 방 꽃차례로 가지 끝에 핀다. 어린잎은 나물로 식용되고 뿌리는 한약 재로 쓰인다. 우리나라, 중국, 일본, 몽고 등지에 분포한다.

●성분은 무엇이 들어있을까?

5~6월에 잎을 채취해 깨끗이 씻어 햇볕에 말려 사용한다.

성분

쿠에르세틴, 아스테라사포닌, 정유0.27%, 시오논 등의 성분이 들어 있다. 꽃에는 플라보노이드, 카로티노이드(크리산테마크산틴, 크산토필, 타 라산틴) 등이 들어 있다. 뿌리에는 트리테르페노이드(프리델린), 에피프 리델린, 시오논, 결정사포닌(아스테르사포게닌, 아라비노즈), 헤데라게닌(모 노글리코시드), 쿠마린 화합물(아우랍텐) 등이 들어 있다.

■ ■ ■ 전문가의 한마디!

개미취는 꽃이 아름답기 때문에 관상용으로 재배 하는데, 약용으로 사용하 는 것은 뿌리줄기이다. 개 미취를 자완 또는 자원이 라고도 부르는데, 뿌리줄 기를 한방에서는 천식, 만 성기관지염 등의 진해거 담제로 처방된다. 최근 중 국에서 항균과 항암작용 이 있다고 발표되면서 주 목을 받고 있는 약초이기 도 하다.

45

●한의학적 효능은 무엇일까?

 폐결핵, 피가래, 기관지염, 천식, 감기, 이뇨, 폐한, 폐열, 폐허로 인한 해수, 가래, 천식, 호흡기 질환(인후가 건조하고 아플 때, 급만성 호흡기 감염증), **항균작용**(대장균, 이질균, 변형간균, 녹농균, 콜레라균에 일정한 억제작용)을 다스린다.

●항암효과와 약리작용(임상보고)은 무엇일까?

 개미취 뿌리에는 항암작용을 하는 성분이 함
유되어 있어 암세포의 성장과 증식을 억제
해준다. 이것은 에피프리에델라놀이라는
성분으로 세포노화를 억제하고 세포 노화
로 형태가 변화되는 종양, 암세포의 성장
을 억제해준다. 약리실험에서 개미취의 항
암작용이 입증되었는데, 개미취의 추출물이
유방암 세포의 82.9%를 억제하는 효과를 보였다.

개미취는 전국 어디서나 자생한다. 개미취의 뿌리엔 항암작용의 성분이 들어 있으며, 폐 계통의 질환에 효과가 있다. 따라서 기침을 멈추게 하기 때문에 천신, 폐결핵, 폐암 등에 처방된다. 잎 역시 뿌리와 동일한 효능이 있기 때문에 암환자들에게는 매우 좋은 효과를 거두고 있다.

●어떻게 섭취해야 효과적일까?

 개미취 뿌리(또는 뿌리줄기) 10g, 감초와 대추 약간을 탕관에 담아 물 700㎖를 붓고 1/2이 되도록 달여 아침저녁으로 마신다. 변비, 기침 등일 때는 연하게 달여 장복한다.

감태나무

감태나무는 혈액순환촉진, 중풍, 냉증, 경락소통, 감기, 호흡곤란, 기관지염, 두통, 관절통, 근육통, 요통, 급만성 편도염, 인후염, 타박상, 악창, 풍승성 마비, 림프결염, 골다공증, 각종 암 등에 효과가 있다.

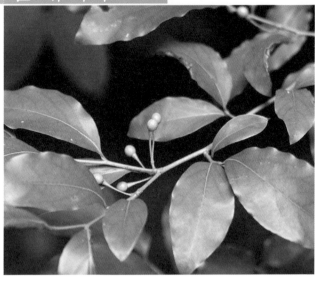
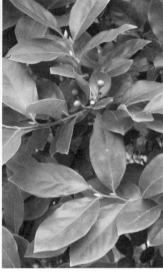

●식물의 형태

 감태나무는 녹나뭇과의 낙엽관목으로 겨울에도 마른 잎이 떨어지지 않고 가지에 그대로 붙어 달여있다. 잎은 어긋나고 두꺼우며, 4월에 황색 꽃이 핀다. 9월에 열매가 열리는데, 지름 8cm 크기의 검고 둥근 모습이다. 황해도, 강원도 이남에 자생한다.

●체취 시기와 법제 방법은?

 가을에 열매가 익을 때에 채취해 사용한다. 봄에 나오는 연한 잎은 나물로도 먹는다. 뿌리는 9~10월에 채취해 깨끗이 씻어 응달에서 말린다.

●성분은 무엇이 들어있을까?

 종자에는 건성유인 지방유 41.8%가 들어 있다. 잎은 정유 0.2%가 들어 있는데, 이 정유에는 1.8-cineole이 8.2%, caryophyllene가 15.3%, bornyl acetate가 5.4%, cmphene가 0.9%, β-pinene가 1.1%, limonene가

■■ 전문가의 한마디!

뼈를 튼튼하기 때문에 오래 달여서 먹으면 뼈가 무쇠처럼 튼튼해진다. 즉 높은 곳에서 떨어지거나 강하게 부딪혀도 여간해서 뼈가 부러지지 않는다고 한다. 골다공증을 비롯한 다양한 뼈 질환을 예방해 준다.

0.8%등으로 구성되어 있다.

●한의학적 효능은 무엇일까?
 감태나무는 신체를 따뜻하게 데워주면서 혈액순환을 원활하게 해주는데, 독성이 전혀
없고 중풍을 치료한다. 특히 뼈를 튼튼하게 만들어주는 작용 때문에 관절염, 골다공증,
근육통, 산후통, 타박상 등에도 처방된다.

●항암효과와 약리작용(임상보고)은 무엇일까?
 인후염, 급만성 편도염, 기관지염, 림프결염 등의 각종 염증질환에는 말린 감태나무 잎 2
근을 증유법으로 추출한 주사액 5*ml*(생약 5g 함유)를 1일 2~3회 근육에 주사한다. 이 방법으
로 279례를 치료한 결과 완치가 183례였고 호전이 51례로 나타났으며, 전체 효율이 83.9%
였다. 투약 당시 부작용이나 주사부위의 국소통증도 전혀 나타나지 않았다.

●어떻게 섭취해야 효과적일까?
 감태나무는 항암작용이 뛰어나기 때문에 위암, 폐암, 식도암, 자궁암 등을 비롯해 각종
암을 다스린다. 감태나무의 잔가지를 적당한 크기로 자른 다음 잎과 열매를 섞어 탕관에
담는다. 여기에 물 2*l* 를 붓고 감초 두 편과 대추 서너 개를 넣어 약한 불로 은근히 달인
다음 차처럼 자주 마신다. 맛과 향이 뛰어나 복용이 쉽고 복용 후에는 기분이 좋아진다.

꼭두서니

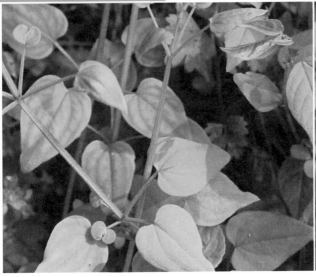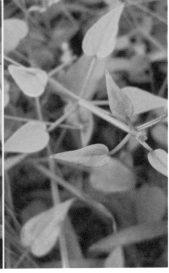

●식물의 형태

꼭두서닛과의 여러해살이 덩굴 풀로 높이가 1m정도 자라고 속이 비었으며, 가시가 있다. 뿌리는 수염뿌리처럼 가늘고 길면서 붉은색을 띠는 노란색이다. 잎은 4개씩 돌려나고 7~8월에 노란 꽃이 한 곳에 모여서 달린다. 어린잎은 나물로 먹고 뿌리는 물감원료나 진통제로 사용된다.

●채취 시기와 법제 방법은?

봄과 가을에 채취해 지상부분을 제거하고 흙과 수염뿌리를 제거한 다음 물에 깨끗이 씻어 햇볕에 말려 사용한다. 가을에 채취한 것일수록 약효가 뛰어나다.

●성분은 무엇이 들어있을까?

꼭두서니 뿌리에는 purprin alizarin, pseudopurpurin, munjistin 등이 들어 있다. 또 옥시안트라퀴논 색소인 푸르푸린 $C_{14}H_8O_5$(녹는점 256℃, 1,

■■전문가의 한마디!

열내림약으로 폐와 간장에 열이 나타날 때 쓰인다. 가래약으로 감기, 폐렴, 인후염, 혈액순환, 적리 등에 쓰인다. 이밖에 통증멈춤약, 진경약, 방부약 등으로도 쓰이고 있으며, 악성종양에도 많은 효과가 있다. 옛날에는 비단을 붉게 물들이는 물감으로 사용했지만, 알리자린계 염료가 합성되면서부터 사용되지 않고 있다.

49

2, 4트리옥시안트라퀴논), 프세우도푸르푸린(녹는점 222~224℃, 푸르푸린-3 카르복시산), 프세우도푸르푸린-크실로-글루코시드, 문기스틴(2, 4 디옥시안트라퀴논-3카르복시산), 문기스틴-글루코시드 등으로 분리된다.

R. tinctorum L.과 R. cordifolia L.의 뿌리에는 알리자린 $C_{18}H_8O_2$(1, 2 디옥시안트라퀴논)과 배당체인 루메리트린산 $C_{23}H_{26}O_{13}$(녹는점 258~260℃, 물 분해하면 알리자린과 크실로오스, 포도당이 된다. 갈리오진 $C_{15}H_8O_7$(3-카르복시-1, 2, 4-트리옥시안트라퀴논), 크산토푸르푸린 $C_{14}H_8O_4$(녹는점 170℃), 푸르푸로크산틴(1, 3-디옥시안트라퀴논), 루비안딘 배당체, 푸르푸로크산틴카르복시산, 루비안딘 등이 들어 있다. 이밖에 레몬산, 사과산, 포도산, 당분, 펙틴 등이 함유되어 있다.

잎에는 유기산, 알칼로이드, 플라보노이드 등이 들어 있다. 어린 싹에는 배당체 아스페롤로시드 $C_{18}H_{22}O_{11}$(녹는점 131~132℃)이 많이 들어 있다.

뿌리를 달여 복용하면 콩팥과 방광에 생긴 결석이 파괴되면서 바깥으로 배출 된다. 처음엔 이런 작용을 루베리트린산이 오줌을 산성화시켜 인산칼슘으로 생성된 결석을 녹여 몸 밖으로 배출시킨다고 생각했다. 하지만 최근 들어 뿌리에 함유된 색소물질이 칼슘의 인산염과 작용해 녹여내고 루베리트린산이 오줌을 산성화시켜 싱아신염을 녹이는 것으로 추정하고 있다.

●한의학적 효능은 무엇일까?
꼭두서니의 성미는 맛이 쓰고 성질이 차가워 심, 간, 비, 위경 등에 작용한다. 따라서 어혈을 풀어 배출시키고 지혈을 하기 때문에 월경불순과 경락 및 맥을 통하게 하며, 기침을 멈추게 하고 가래를 삭여준다. 이밖에 토혈, 코피, 요혈, 혈변, 혈붕, 폐경, 풍습으로 나타나는 비통, 타박상, 어체종통, 황달, 만성 기관지염 등을 다스린다.

●주의사항

비위가 허하고 찬 사람과 어체가 없는 사람은 복용을 삼가야 한다.

●항암효과와 약리작용(임상보고)은 무엇일까?

약리작용에서 생쥐에게 달인 약을 먹인 결과 진해와 거담작용이 뚜렷하게 나타났으며 자궁평활근에 수축작용이 일어났다. 또 혈액응고 단축반응이 현저하게 보였으며 항암작용이 나타났다. 따라서 항염증작용, 에스트로겐 활성화, 출혈 억제, 진경작용, 거담작용, 강장작용, 혈압강하 등을 검토해볼만 하다.

꼭두서니뿌리 5~8g을 물 100cc로 달여 1일 3회 나누어 복용한다. 또한 가루 0.5g을 알약으로 제조해 1회 1~2알씩 복용한다. 이 약은 요도의 평활근 경련에 뛰어난 치료효과가 있다. 뿌리 마른엑스, 뿌리가루, 총 배당체와 루베리트린산을 비교 실험한 결과, 마른엑스, 뿌리가루가 순으로 약효가 좋게 나타났다. 특히 다른 제제보다 오줌을 더 원활하게 배출시켰고 뚜렷한 진경작용도 나타났다. 이와 동시에 혈액의 응고시간도 줄어들었다.

●어떻게 섭취해야 효과적일까?

꼭두서니뿌리 달임 약은 신석증 치료와 결석수술 후 재발방지 및 염증성 인산염뇨에 사용된다. 특히 인산마그네슘이나 인산칼슘으로 생긴 결석치료 효과가 뛰어나다. 이 약을 복용하면 결석표면이 거칠어지면서 구멍이 많이 생기고 분홍색으로 변한다. 따라서 약을 복용한 다음 3~4시간이 흐르면 오줌색깔이 붉게 변한다. 그렇기 때문에 오줌이 붉은색이 되도록 충분한 양을 복용해야만 효과가 있다.

동의치료에서는 정혈약, 통경약, 피멎이약으로 처방해 무월경, 자궁내막염, 토혈, 코피, 혈뇨 등에 처방한다. 1일 8~12g을 물에 달이거나, 환제로 만들거나, 가루로 만들어 복용한다.

겨우살이

겨우살이는 어떤 나무에 붙어살기를 좋아하는 비스쿰 알붐으로 알려져 있다. 세포의 신진대사를 촉진시키기 때문에 암 치료에 좋은 효과가 있고 또한 관절염에도 그 효능이 입증되었다.

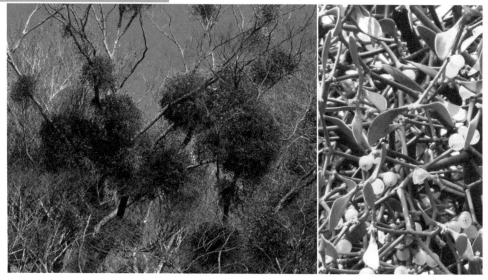

■■ **전문가의 한마디!**

유럽에서는 겨우살이가 면역력을 향상시켜주는 최고의 항암식물로 꼽히고 있다. 민간요법으로 피부종양, 유방암 등에 줄기를 달여 만든 고약을 발랐다. 최근 유럽에서 천연 암치료제로 가장 많이 사용되고 있는 것이 겨우살이 추출물이다. 독일에서는 한 해 동안 3백 톤 이상의 겨우살이를 가공해 항암, 고혈압, 관절염 등의 치료약으로 사용한다.

● **식물의 형태**

겨우살이과의 상록 기생 관목인데, 암수딴그루이고 참나무류, 물오리나무, 버들, 팽나무 등에 기생한다. 잎은 마주나고 바늘모양으로 잎자루가 없다. 가지는 둥글고 황록색이다. 3월에 황색 꽃이 피고 열매는 둥글고 10월에 노란색으로 익는다. 줄기와 잎은 한약재로 쓰이며, 우리나라, 중국, 일본, 타이완, 만주, 유럽, 아프리카 등지에 분포한다.

● **체취 시기와 법제 방법은?**

가을에서 이듬해 봄 사이에 채취해 깨끗이 손질한 다음 햇볕에 말려 잘게 썰어서 사용한다.

● **성분은 무엇이 들어있을까?**

겨우살이의 특징은 독이 없기 때문에 모든 체질에 사용되며, 신진대사를 촉진시켜 통증을 멈추게 하기 때문에 암 환자들이 복용하기에 안성맞춤이다. 겨우살이에는 사포닌, 올레아놀산, 비스친, 아미린, 아라킨, 고무질 등의 성분이 들어 있는데, 이 성분들은 암세포의 확장을 억제시켜준다. 동물 임상실험에서 겨우살이 달인 물을 사용할 결과 77%의 암세포를 억제시켰고, 또 흰 생쥐에게 이식시킨 암세포의 성장을 90%이상을 억제한 것으로 나타났다.

●한의학적 효능은 무엇일까?

한방에서는 동맥경화, 요통, 동상 등에 잎과 줄기를 사용한다. 최근 들어 강력한 항암식물로 인기를 누리고 있는데, 특히 위암, 신장암, 폐암 환자들이 겨우살이를 달여 먹고 치유된 사례들이 나왔다.

●항암효과와 약리작용(임상보고)은 무엇일까?

겨우살이를 한방에서는 상기생으로 불리는데, 모든 종류의 암에도 좋지만 위암치료에 특히 효과가 크다. 더구나 흥미로운 것은 겨우살이의 모양이 암세포와 닮았다. 이 말은 '비슷한 것은 비슷한 것으로 고친다' 는 동종요법의 개념과 일치한다. 겨우살이에는 렉틴, 비스코톡신, 알칼로이드 등의 항암성분과 면역강화물질 등을 비롯해 1,700여종의 약리성분이 들어 있다.

●어떻게 섭취해야 효과적일까?

겨우살이의 줄기를 짓찧어 낸 생즙을 소주잔 1잔 분량으로 마시거나, 30g 정도를 달여 차 마시듯 복용하면 암 치료에 좋은 효과를 볼 수 있다. 위암에는 겨우살이 생즙을 복용하고, 다른 암에는 겨우살이 30~60g을 진하게 달여 수시로 복용하면 된다.
특히 신장암과 간암에 효과가 매우 좋다.

민간요법에서는 이뇨제, 해열제, 가래, 부인병, 결핵, 나력 등을 치료하는데, 1일 6~12g을 달이거나, 가루로 만들어 복용하면 된다. 외용으로 사용할 때는 곱게 가루로 만들어 물에 갠 다음 환부에 붙이거나, 달인 물로 환부를 씻어내면 된다.

계혈등

계혈등은 종양을 소실시키는 것보다 방사선치료 때 나타나는 백혈구감소증을 막아줌과 동시에 체력이 허약한 환자가 방사선치료 도중 백혈구감소증이 부작용으로 나타나면 곧바로 치료를 중단해야만 한다.

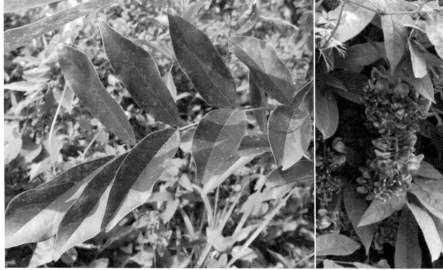

■■전문가의 한마디!

맛은 쓰고 달며 성질이 따뜻하기 때문에 간과 신장 등을 관장해 혈을 보하며, 순환을 원활하게 만들어 어혈을 제거하고 월경을 고르게 한다. 따라서 혈이 허한 증상, 생리통, 월경 등이 없을 경우나 허리와 무릎이 시큰거리며 통증이 있거나 하지마비 등에 효과가 있다. 어혈을 제거하고 혈을 보충해주기 때문에 부인의 산후조리와 어혈 질환에 자주 처방되는 약재이다.

54

●식물의 형태

콩과의 떨기나무 밀화두의 줄기를 말린 것이다. 잎이 크거나 작은 원형 또는 비스듬한 절편 모양인데, 두께가 0.3~1㎝이다. 코르크층은 회갈색으로 회백색 반점이 있고 코르크층이 탈락한 곳은 홍갈색을 띤다.

●채취 시기와 법제 방법은?

가을과 겨울에 채취해 잡질을 제거하고 깨끗이 씻어 햇볕에 말려 사용한다.

●성분은 무엇이 들어있을까?

밀레토르. 유기산, 타닌 등이 함유되어 있다.

●한의학적 효능은 무엇일까?

간장을 보하고 혈을 보하며, 어혈제거와 혈액순환 및 혈액보충을 비롯해 허약체질과 빈혈에 효능이 있다. 생리통, 생리불순, 산후혈허, 빈혈, 퇴행성질환, 수족위축, 무기력, 현기증 등의 치료에 탁월하다. 동맥경화로 인한 고혈압과 심장병, 협심증 등에도 효과가 있다.

●항암효과와 약리작용은 무엇일까?

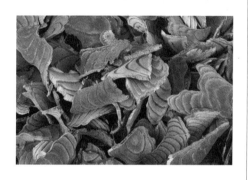

암 환자의 방사선 치료에 나타난 백혈구 감소증 30례(28례는 계속 방사선 치료를 받았음)에 계혈등만 3~7일간 투여하니까 백혈구 수의 평균이 치료 전에는 4,274개/㎣세제곱에서 6,257개/㎣세제곱으로 증가했고, 1개월 후에는 7,056개/㎣세제곱이 되었다. 그리고 계혈등에 활혈룡, 당귀, 감초 등을 배합해 방사선 치료에 의한 백혈구 감소 환자(방사선 치료는 중단하지 않음) 58례를 치료한 결과 복용 후 41례는 백혈구가 상승했고 5례는 변호가 없었다. 등등으로 계혈등은 방사선 치료로 나타나는 백혈구 감소증을 치료하는데 가장 효과적이다. 이와 함께 류머티즘관절염, 특히 만선환자로서 혈허혈어인 사람에겐 매우 작당하다.

●어떻게 섭취해야 효과적일까?

잡질을 제거한 다음 1일 9~15g을 탕약으로 달여 복용하거나, 술에 넣어 우려서 복용하거나, 고를 만들어 복용한다.

계피

한의학에서 다양하게 활용되는 계피는 쥐를 통한 임상실험에서 계피 추출물을 투여한 결과 20일 후부터 암세포 크기가 줄어드는 효과가 나타났다고 한다.

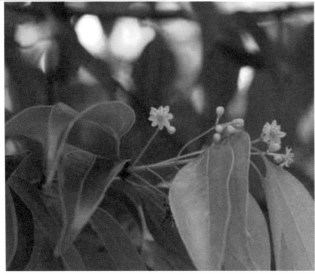

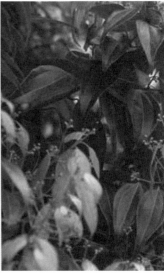

■■ **전문가의 한마디!**

계피의 향기는 항생제처럼 세균을 죽이기 때문에 충치예방에 처방된다. 또 질 세척제로 계피 우린 물을 사용한다. 『동의보감』에는 '계피는 속을 따뜻하게 하고 혈맥을 통하게 하며, 혈액순환을 촉진시키고 위와 장을 튼튼하게 한다.' 고 기록 되어 있다. 계피는 육계나무 (계수나무)껍질을 채취해 말린 것이다.

●식물의 형태

녹나무과의 늘푸른큰키나무 계수나무의 껍질을 말린 것으로 높이가 7m정도 자란다. 겉은 심장 모양의 잎이 나오기 전에는 적자색이지만 성장하면 녹색이 된다. 잎이 질 때쯤 되면 노란색이나 주홍색으로 변한다.

●체취 시기와 법제 방법은?

채취시기 8월~10월로 후추, 정향 등과 함께 세계 3대 향신료 중 하나로 유명하다.

●성분은 무엇이 들어있을까?

계피의 성미는 성질이 따뜻하고 독이 없는 약제이다. 주성분은 계피유라는 정유(Essential oil)인데, Cinnamic aldehyde, Camphene, Cineol, Linalool, Eugenol 등으로 구성되어 있다.

●한의학적 효능은 무엇일까?

땀내기약, 열내림 약, 아픔멎이약으로 기혈이 부족할 때는 인삼, 황기, 숙지황 등을 배합해 쓴다. 신양이 부족해 설사가 날 때는 목향, 백복령, 육두구 등을 배합한다. 신이 허해서 허리와 팔다리가 아플 때는 부자, 지황을 배합한다. 찬 기운으로 배가 아플 때는 당귀, 향부자 등을 배합한다.

●항암효과와 약리작용(임상보고)은 무엇일까?

최근 암 억제와 면역증진에 효과가 있다는 사실이 밝혀지면서 인기를 누리고 있다. 한의학에서 다양하게 활용되는 계피는 쥐를 통한 임상실험에서 계피 추출물을 투여한 결과 20일 후부터 암세포 크기가 줄어드는 효과가 나타났다고 한다. 위궤양과 위암을 유발시키는 헬리코박터균이나 식중독을 일으키는 포도상구균. 병원성 대장균 O-157 등도 죽인다는 연구결과도 있다.

●어떻게 섭취해야 효과적일까?

계피 8~10조각을 끓인 4컵에 넣어 다시 약한 불로 5분가량 끓인 다음 불을 끄고 50분간 우려내어 마신다. 주의할 점은 몸에 땀이나 열이 많은 사람은 먹지 말아야 하고 가을과 겨울에 먹어야 좋다.

• KBS 뉴스 계피의 재발견 방송 '항암효과' 탁월

국내 연구진에 의해 계피에 강력한 항암효능이 있다는 사실을 밝혀냈는데, 이 연구결과는 암 전문 국제학술지에 실리기도 했다. 연구결과 항암에도 탁월한 효과가 있는 것으로 밝혀졌다. 한국한의학연구원에 따르면 쥐에게 계피 추출물을 투여한 결과, 20일부터 암 덩어리가 현저하게 줄어든 것이 육안으로 확인되었고 4주 후에는 70~80%까지 줄어든 효과가 있었다. 더구나 면역세포를 활성화시키는 것으로 밝혀지면서 계피가 첨가되는 모든 음식물을 먹는 것 자체가 암 예방에 효과가 있는 것으로 증명됐었다. 특히 이번 연구결과는 계피의 항암효능에 주목하고 있기 때문에 부작용 없는 항암제 개발에 대한 가능성이 열렸다는데 그 의미를 두고 있다.

광나무

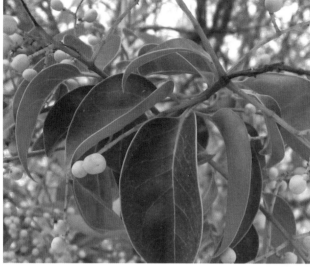
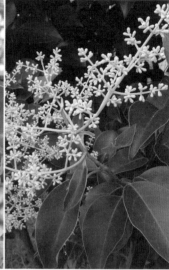

위암 간암 식도암 등에 좋은 치료효과가 있는

■■전문가의 한마디!

광나무의 약효는 우리나라에서 밝혀진 약나무이다. 더구나 매서운 추위에도 정절을 지키는 여인처럼 항상 푸른 모습을 지닌다고 해서 붙여진 이명이 여정목이다. 이 나무의 특징은 공해에 견디는 힘이 강해 남부지방에서 가로수나 정원수 등으로 활용되고 있다.

58

●식물의 형태

물푸레나무과의 늘푸른큰키나무 광나무의 성숙한 열매를 말린 것이다. 키가 3~5m까지 자란다. 잎은 마주나고 두꺼우며, 타원형 또는 달걀 모양이다.

●체취 시기와 법제 방법은?

가을에 성숙한 열매를 채취해 햇볕에 말려 사용한다.

열매(여정실)은 가을에 성숙한 열매를 채취해 손질한 다음 햇볕에 말려서 사용한다.

●성분은 무엇이 들어있을까?

오레아놀산, 만니톨, 포도당, 팔미틴산, 스테아린산, 올레인산, 리놀레인산 등의 성분이 들어 있다. 열매의 껍질에는 올레아놀산, 아세틸올레아놀산, 우르솔산 등이 들어 있고 씨앗에는 약 15%의 기름도 들어 있다.

●한의학적 효능은 무엇일까?

광나무의 열매는 맛이 쓰고 달며 성질이 평해서 간경과 신경에 작용한다. 그래서 간과 신의 음을 보해주기 때문에 무릎과 허리를 보호해주고 시력을 밝게 해준다. 약리실험을 통해 올레아놀산 성분은 간 보호, 이뇨, 강심, 백혈구증가 등에 반응 했다.

●항암효과와 약리작용(임상보고)은 무엇일까?

임상실험 결과 간과 신의 음을 보해주면서 시력장애까지 치료했다. 우린 물은 항암에, 달임 물은 억균에 작용했다. 성분 중 올레아놀산은 간 보호, 강심, 이뇨 등에서 일정한 작용을 보였다. 또 화학요법, 방사선치료 후에 급격히 줄어든 백혈구수를 늘였다. 성분 만니톨은 약한 설사를 멈추게 했다. 이밖에 강한 임파 작용과 함께 백혈

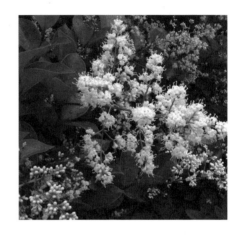

구의 생존기간을 늘려 면역력을 향상시키기도 했다. 잎과 줄기에는 항암작용성분이 들어 있어 중국에서 실험한 결과 위암, 간암, 식도암 등에 좋은 치료효과가 있었다. 또한 면역기능을 강하게 촉진시켜 질병에 대한 저항력까지 길러 주는 것으로 밝혀졌다.

●어떻게 섭취해야 효과적일까?

말린 광나무열매를 1일 10~15g을 복용하는 것이 적당하다. 탕약일 때는 1인당 1일 8g을 준비해 물 2컵을 붓고 1시간 정도 약한 불에 끓여 1컵으로 만들어 3번 나누어 복용한다. 맛이 매우 쓰지만 그만큼 효과는 높다.

까마중(용규)

까마중은 항암(자궁암, 난소암, 간암 등), 항염증, 혈당강하, 혈액순환촉진, 부기, 복수, 해열, 해독, 급성 편도선염, 백대, 고환염, 종독, 정창, 옹종, 단독, 만성기관지염, 급성 신염, 등에 효과가 뛰어나다.

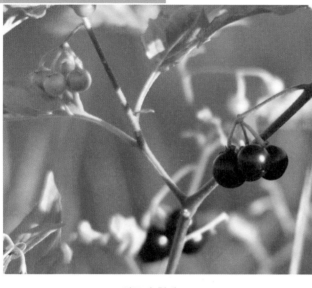
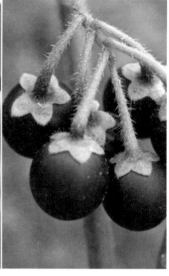

60

■■■ 전문가의 한마디!

까마중의 까맣게 익은 열매를 채취해 햇볕에 말린 것을 용규라고 불리는데, 한방에서 해독, 이뇨, 거담제 등으로 처방된다. 민간요법에서는 암 치료 약으로 흔하게 사용하고 있다. 위암, 폐암, 자궁암, 직장암 등일 때 말린 까마종과 말린 뱀 딸기를 탕관에 담아 물에 붓고 은은하게 끓여 반으로 졸인 다음 하루 3~4번에 나누어 마시면 효과가 있다.

●식물의 형태

까마중은 쌍떡잎식물로 통화식물목 가지과의 한해살이풀이다. 까마중은 이명으로는 가마중, 까마종이, 깜뚜라 등으로도 불린다. 밭 또는 길가에서 높이가 약 20~90㎝까지 자라는데, 약간 모간 진 줄기에서 많은 가지가 자란다. 잎은 어긋나고 달걀 모양이며, 길이가 6~10㎝, 너비가 4~6㎝이다. 가장자리는 물결모양의 톱니 또는 밋밋한 모양이며, 긴 잎자루가 달려 있다. 5~9월에 흰색 꽃이 피는데, 잎과 잎 사이의 긴 꽃자루에서 3~8개의 꽃이 산형꽃차례로 달린다. 열매는 장과로 둥글고 7월부터 검게 익는다. 열매의 성미는 단맛이 있지만, 독성이 약간 있다. 봄에 어린잎을 채취해 나물로 삶아 먹는다. 한방에서는 여름과 가을에 걸쳐 풀 전초를 채취해 말리는데, 이것을 용규라고 한다. 이 약은 감기, 만성기관지염, 신장염, 고혈압, 황달, 종기, 암 등에 쓰인다. 민간에서는 생풀을 짓찧어 환부에 붙이거나, 달인 물로 환부를 세척한다.

●체취 시기와 법제 방법은?

가을에 성숙한 열매를 채취해 햇볕에 말려 사용한다.

●성분은 무엇이 들어있을까?

씨앗에는 2%의 지방유가 함유되어 있다. 이 지방유는 palmitic acid, stearic acid, oleic acid, linoleic acid 등으로 구성되어 있으며, sterol도 소량이 들어 있다. 성미는 맛이 달고 성질이 따뜻하면서 독이 없어 진해, 거담, 급성편도선염, 정창, 시력향상 등을 다스린다. 또 풍을 치료해주고 남성의 정력과 여성의 패혈에 효과가 좋다. 외용으로는 달인 물을 입에 머금고 가글하거나 짓찧은 채로 환부에 발라준다. 1일 5~12g을 물에 달여 복용한다. 중국 「약성론」엔 '열매가 눈을 밝게 해준다' 로 기록되어 있으며, 「본초도경」에는 '풍을 치료하고 남자의 정력과 부인의 패혈에 유익하다' 고 기록되어 있다.

●한의학적 효능은 무엇일까?

성미는 맛이 쓰고 약간 달면서 성질이 평하거나 차가우며, 독이 없어 열 강하, 해독, 혈액순환촉진, 부기 등을 관장한다. 따라서 가려움증, 단독, 정창, 옹종, 타박염좌, 만성기관지염, 급성 신염 등을 치료하고 피로해소와 수면시간을 줄여주며, 허열증까지 낫게 한다. 특히 까마중의 어린 싹은 열을 내려주고 혈을 원활하게 풀어준다.

●항암효과와 약리작용(임상보고)은 무엇일까?

신선한 까마중 전초(뿌리제외) 75g(말린 것은 37.5g)을 탕관에 담아 물 800㎖를 붓고 15~20분간 은근히 달여서 1일 1첩을 오전과 오후로 나누어 환자들에게 복용시켰다. 단 피부병의 병력장단에 맞춰야하기 때문에 투약기간을 7~25일로 국한시키지 않았다. 이 임상실험에서 확산성습진 50례를 관찰했는데, 환자 모두에게 광범성 피부손상과 가려움증이 매우 심했다. 이전까지 칼슘제와 프로카인 정

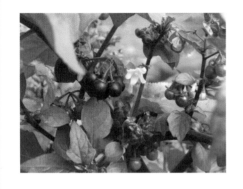

맥주사, promethazine, diphenhydramine 등으로 일시적인 안정작용만 얻을 수 없었다. 하지만 까마중을 복용시킨 후부터 점차적으로 피부수종이 제거되고 가려움증이 완화되었다. 가려움증이 완화된 뚜렷한 효과 7례를 보면, 복용한 다음 약 3~4시간 동안 멈춤이 유지되었고 소변이 약간 늘어났으며, 수면상태가 매우 양호해졌다. 항소양 효과가 컸던 25례를 보면, 복용한 다음 2~3시간 동안 가려움증이 완화되고 수면까지 비교적 양호했다. 항소양 효과가 약간 있었던 10례를 보면, 복용한 다음 가려움증이 약간 완화되었다. 무효는 모두 8례로 나타났다. 주의할 점은 일종의 비진정성 항소양약이기 때문에 가능한 한 야간복용은 삼가야 한다. 하지만 낮에 정신상태가 불안정하고 밤에 불면증에 시달리며, 피부손상범위가 넓고 피부수종으로 인한 가려움증세 등에는 치료효과가 매우 뛰어나다. 즉 가려움증을 멎게 해주는 작용은 비특이성인데, 이것은 진통작용과 비슷해 대중치료밖에 없다. 따라서 까마중을 사용할 때는 반드시 병의 원인을 정확히 밝혀 종합적으로 치료해야만 한다.[임상보고, 중약대사전]

●어떻게 섭취해야 효과적일까?
 민간요법에서 까마중은 암 치료약으로 흔하게 사용된 것이다. 위암, 폐암, 자궁암, 직장암일 때 말린 까마중 30g, 말린 뱀딸기 15g을 탕관에 담아 물 1되를 붓고 반쯤 되도록 은은하게 다려 일 3~4회 나누어 마시면 효과가 있다.

 • 폐암, 난소암, 자궁암일 때
까마중 30g, 황금 60g, 지치 15g을 탕관에 담아 물을 붓고 달여 마시면 효과가 좋다.

• 위암, 자궁암일 때

말린 까마중 줄기 160g 또는 신선한 것 600g을 탕관에 담아 물에 붓고 달여서 1일 3회 나누어 복용한다. 중국에서 자궁경부암, 유방암, 위암환자 등을 상대로 까마중을 복용시킨 결과 64.4%가 효과를 보았다.

암으로 나타난 복수에 신선한 까마중 500g을 1첩씩 달여 복용시킨 결과 복수가 현저하게 줄어들었다.

• 자궁경부암일 때

까마중 30~60g(신선한 것은 90~150g)을 탕관에 담아 물을 붓고 은은하게 달여 3회 나누어 복용하면 효과를 볼 수 있다.

특히 까마중에 짚신나물과 오이 풀을 가미시키면 항암작용이 더 강해지면서 짚신나물과 오이 풀의 떫은맛도 제거된다.

• 암성 복수제거

젖은 용규 600g(말린 것 160g)을 1일분으로 정해 탕관에 담아 물을 붓고 달인 다음 마신다. 앞에서도 언급했지만 까마종의 성숙한 열매 말린 것을 용규라고 하는데, 직장암, 방광암, 간암, 위암 등을 비롯한 모든 암에 다른 항암약초와 배합해 처방하면 효과를 더 강해진다.

• 암성 흉수와 복수제거

신선한 용규 600g(말린 것 160g)을 1일분으로 정해 탕관에 담아 물로 붓고 달인 다음 차처럼 수시로 마신다. 이때 뿌리, 줄기, 잎 등 지상부 전체를 사용한다. 더구나 직장암, 간암, 방광암, 위암일 때도 다른 생약과 함께 배합해 처방할 수가 있다. 이밖에 타박통, 신경통, 종기, 위통, 기침약 등으로도 사용된다.

꾸지뽕나무

한방에서는 꾸지뽕나무의 잎, 줄기, 뿌리 등을 달여 고혈압, 감기, 각기, 폐렴, 폐결핵 등을 치료하는 약재로 처방되고 있다. 특히 줄기와 껍질에는 폐암, 대장암, 피부암, 자궁암 등에 좋은 성분이 많다.

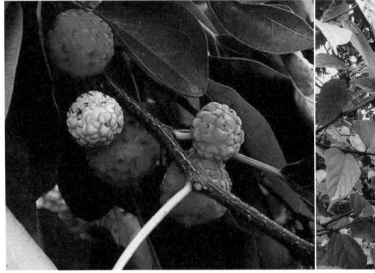

■ ■ **전문가의 한마디!**

꾸지뽕나무의 수피, 줄기, 잎, 열매, 목림, 뿌리 (천파석) 등을 약제로 사용한다. 꾸지뽕뿌리에는 Flavonoid glycoside, 유기산, 아미노산, 모린 (Morin), 당분 등의 성분이 함유되어 있다.

●식물의 형태

낙엽관목 또는 작은 교목으로 높이가 8m 이상 자라기도 한다. 작은 가지는 검은 녹갈색을 띠면서 광택이 있고 부드럽지만, 털이 없고 5~35mm 크기의 단단한 가시가 돋아있다.

●체취 시기와 법제 방법은?

물에 깨끗이 씻어 수분이 충분히 스며들면 비스듬히 썰어 박편으로 하여 햇볕에 말려 사용한다.

●성분은 무엇이 들어있을까?

뿌리 성분은 Flavonoid glycoside, 아미노산, 유기산, 당류, Morin 등이다. 껍질, 줄기, 잎, 열매 등을 약제로 사용한다.

●한의학적 효능은 무엇일까?

맛이 싱겁고 약간 쓰며, 성질이 서늘하다. 꾸지뽕은 산신령들이 즐겨 먹었다던 건강식품 중 하나로 뽕나무과의 나무이다. 동의보감에 따르면 꾸지뽕나무 열매는 자양강장의 효능이 있고, 신체허약증, 정력감퇴, 불면증, 시력감퇴 등에 효능이 크다. 특히 위암, 직장암과 같은 소화기암과 폐암, 기관지암 등에 탁월한 효능이 있다. 암세포를 제거하면서 입맛까지 돋워준다.

●항암효과와 약리작용(임상보고)은 무엇일까?

꾸지뽕나무는 어혈을 제거하고 이뇨와 보양증진에 좋다. 중국에서 동물임상실험 결과 자궁경부암-27, 사르코미-180암세포, 엘리히복수암 등에서 증식억제작용이 있었다.

꾸지뽕나무는 식도암, 위암, 결장암, 직장암 등의 소화기관 암에 쓰이는데, 폐암과 간암 등에도 처방된다. 특히 화학요법 또는 방사선요법을 받을 수 없는 환자들에게 좋은 효과가 있다. 임상의 예를 들면, 중국 상해시종류의원을 비롯한 28개 병원에서 266례의 소화기암에 꾸지뽕나무 추출물을 투여한 결과 71.28%의 치료효과가 나타났다. 대상은 식도암 46례, 분문암 95례, 결장암과 직장암 46례 등으로 3~4기 말기환자가 91.7%였다.

꾸지뽕나무의 효능은 종양증식을 억제하거나 줄일 뿐만 아니라, 통증 완화와 식욕증진으로 몸무게를 늘려주고 복수까지 제거해준다. 또 말기 암 환자의 저항력까지 향상시켜준다. 결론적으로 꾸지뽕나무는 부작용이 없기 때문에 암 치료에 적당한 식물로 손꼽히고 있다.

●어떻게 섭취해야 효과적일까?
• 소화도악성종양
꾸지뽕나무 60~120g을 1일 1첩씩 달여 복용하는데, 이것은 자궁암, 난소암 말기 치료에도 효과가 있는 것으로 나타났다. [실용항암약물수책]

꾸지뽕줄기를 물에 한두 번 씻은 후 물 1리터에 10g정도를 넣고 끓이고 물이 끓으면 약한 불로 30분정도 달여서 마신다. 꾸지뽕줄기는 음식 조리시 비린내를 제거하는데 효과적이고 약재처럼 달여마시면 된다. 꾸지뽕잎은 꾸지뽕잎을 물에 한두 번 헹구어 준 뒤 끓인 물에 잎을 넣고 우려서 마시면 되는데 물 1리터에 꾸지뽕잎 5g정도를 넣으면 된다. 기호에 따라 양을 조절한다. 꾸지뽕열매는 껍질이 따로 없어 흐르는 물에 씻어 씨앗까지 통째로 먹는다.

꿀풀(하고초)

혈압강하, 폐결핵, 항균, 자궁수축, 삼출성 흉막염, 세균성 이질, 급성황달형전염성간염 등의 치료에도 처방되고 있다.

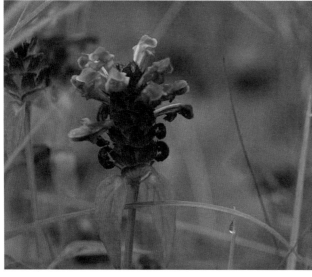
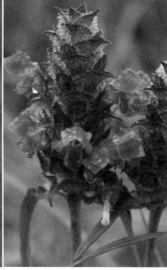

66

■■■ 전문가의 한마디!

전초에는 트리테르페노이드 배당체, 플라보노이드, 프루넬린, 수지, 탄닌 0.98%, 알칼로이드, 아스코르브산 30mg%, 카로틴 6mg, 비타민 K 등의 성분이 있다. 잎에는 우르솔산 0.56%, 꽃 이삭에는 정유 0.5%가 들어 있다. 정유는 캄포르(약 50%)와 펜콘으로 구성되어 있다. 또 물에 잘 풀리는 무기물질이 약 3.5%가 있는데, 68%가 칼륨염으로 구성되어 있다.

●식물의 형태

 꿀풀은 여러해살이풀로 우리나라 각지의 들판, 길섶, 황무지, 구릉지, 풀숲, 오래된 무덤 또는 산기슭의 양지바른 곳에 자생한다. 높이가 30~40cm정도이고 잎은 긴 타원형이다. 잎은 마주나고 전체에 짧은 털이 나 있다. 줄기는 네모지고 끝이 뾰족하며, 치아모양의 톱니가 있거나 없는 것도 있다. 줄기 위쪽에는 6cm의 꽃 이삭이 나오고 끝에서 가지색의 작은 꽃이 조밀하게 모여서 달린다. 꽃이 5~6월까지 피고 여름에 시든다고 붙여진 이명이 하고초이다. 꿀풀은 전 세계에 7종이 있는데, 우리나라에는 3종의 변종이 있다.

●체취 시기와 법제 방법은?

 꽃이 핀 후에 꽃 이삭이 붙은 전초줄기를 잎이 붙은 채로 베어서 말린 다음 사용한다.

●성분은 무엇이 들어있을까?

꿀풀에는 triterpenoid, oleanolic acid, ursolic acid, rutin, hyperoside, caffeic acid 등의 성분이 들어 있다. 약리실험 결과, 물과 알코올 추출액은 혈압을 내려주고 달인 물은 혈관확장을 돕는다. 조기 염증반응에 뚜렷한 억제작용이 있는데, 토끼를 임상한 결과 염증 반응을 억제하고, 비특이성 면역기능 외에 특이성 면역기능에도 강한 억제효과가 나타났다. 달인 물은 복수 암과 육아육종을 억제했고 이밖에 고혈압에도 유효성이 있었다.

●한의학적 효능은 무엇일까?

꿀풀의 성미는 맛이 쓰고 매우며, 성질이 차갑고 독이 없기 때문에 간과 담경을 관장해 간기를 청결하게 해주고 울결을 풀어준다. 따라서 관절통, 근육통, 객혈, 혈붕, 나력, 영류, 급성 유선염, 유암, 안구동통, 빛에 눈이 시리고 눈물이 나는 증상, 두목 현기증, 구안와사 등을 치료해준다. 또 혈압강하, 폐결핵, 항균, 자궁수축, 삼출성 흉막염, 세균성 이질, 급성황달형전염성간염 등의 치료에도 처방되고 있다. 단 기가 허라거나 비위가 허약한 사람은 복용을 삼가야 한다.

●항암효과와 약리작용(임상보고)은 무엇일까?

전초의 물이나 3% 알코올 추출액을 동물로 실험한 결과 혈압강하와 오줌내기에 효능이 있었다. 오줌내기작용을 칼륨염이 한다는 주장도 있지만, 우선 플라보노이드와 우스솔산 등을 비롯해 트리테르페노이드 성분 때문으로 추정된다. 혈압강하는 꽃 이삭보다 전초의 효능이 더 강하기 때문에 고혈압 1기에 처방한다. 이밖에 소염성 오줌내기약으로 물고임, 오줌소태, 곪는데, 나력, 임질, 머리 밑이 헐었을 때, 눈의 통증과 눈물이 많을 때도 사용된다. 열내림약으로 오한과 열이 나타나는 감기에 처방한다. 민간에서는 염증약으로 구내염, 편도염, 상기도 질병 등일 때 가글하거나 마신다. 가래약으로 호흡기질병, 후두결핵, 갑상선기능항진, 디프테리아 등

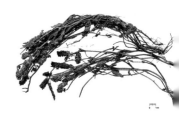

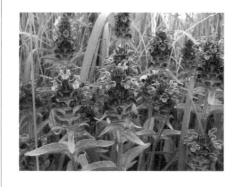

에도 처방한다. 수렴약과 건위약으로 설사, 위장염, 적리, 고창 등에도 처방하며, 이밖에 당뇨병, 백대하, 전간 등에도 효능이 있어 쓰인다. 이밖에 삼출성 소질과 피부결핵, 선병질, 부스럼, 꽃돋이, 피부염, 머리비듬 등에는 달인 물로 세척하면 된다. 잎으로 만든 고약은 방부제로써 치질에 바르면 효과가 있다. 열내림과 오줌내기, 독풀이약으로 사용할 때는 꿀풀 6~12g을 탕관에 담아 물 2ℓ를 붓고 달여 1일 3번 나누어 복용하면 된다.

●어떻게 섭취해야 효과적일까?

· 급성 편도선염, 인후동통
신선한 꿀풀 전초 80~120g을 달여 복용하면 된다. 타박상이나 칼 따위로 생긴 상처일 때는 짓찧은 꿀풀로 환부를 덮어준다. 보통 말린 꿀풀 8~20g을 탕관에 담아 물로 붓고 달이거나, 졸여 고로 만들거나, 환제로 먹거나, 가루로 등으로 만들어 복용하면 된다. 외용을 사용할 때는 달인 물로 씻거나 신선한 것을 짓찧어 바르면 된다.

· 급성황달형전염성간염
달인 꿀풀 달인 물 60g, 대추 30g을 탕관에 담아 물 1500㎖를 붓고 은근히 끓여 1일 3회로 나누어 복용하면 효과가 있다. 폐결핵일 때는 매일 60g씩 달여서 마시면 효과가 좋다.

고추냉이

고추냉이를 생선회, 초밥등과 같이 사용하는 주된 이유는 어류에 기생하는 기생충 등에 대한 고추냉이의 강력한 살균, 살충효과 때문으로 특히 매운 맛의 주성분인 아릴겨자유가 살충 효과가 있다.

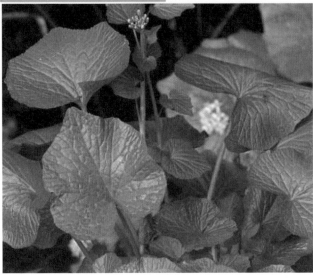
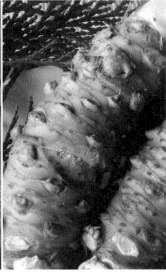

●식물의 형태

고추냉이(와사비)는 십자화과의 식물로, 일본 요리에서 뿌리를 갈아서 양념으로 쓴다. 이웃한 십자화과의 식물은 상추, 서양고추냉이(horseradish)와 겨자 등이 있다.

●체취 시기와 법제 방법은?

뿌리를 간 매운 맛은 겨자와 비슷하지만 고추에 들어 있는 캡사이신과는 또 다른데, 혀를 자극하기보다는 증기가 코로 올라오면서 자극하기 때문이다. 시장에서 흔히 볼 수 있는 것은 W. japonica var. Daruma와 Mazuma 두 종류이며 물론 매우 다양한 다른 것들도 있다.

●성분은 무엇이 들어있을까?

고추냉이의 매운 맛의 성분은 갓 등 십자화과 식물이 많이 포함하고 있는 유기당체 중 하나인 시니그린(sinigrin)이 산소에 접촉하여 세포에 있는 효소와의 반응에 따라 생성되는 이소티오시안산 알킬(Allyl

■■전문가의 한마디!

환경과학연구소의 연구팀은 최근 문제가 되고 있는 병원성 대장균인 O-157균과 살모넬라균, 비브리오균, 식중독을 일으키는 황색포도상구균 등에 대한 고추냉이즙액의 증식억제효과를 조사한 결과 모든 세균에서 증식억제 작용이 있었으며, 특히 어패류를 날로 먹었을 때 감염되는 장염비브리오균에 대해서 탁월한 효과가 있음을 보고하였다.

isothiocyanate) 등이며, 살균 효과도 있다. 초밥에 쓰이기도 한다.

 고추의 매운 맛의 성분인 캡사이신과는 성분이 전혀 다르다.

●한의학적 효능은 무엇일까?

 아이소시아네이트기에 들어 있는 산소 대신에 황으로 치환하여 이루어진 작용기이다.
브로콜리, 콜리플라워, 케이크, 양배추, 배추, 순무, 고추냉이와 같은 십자화과의 채소에

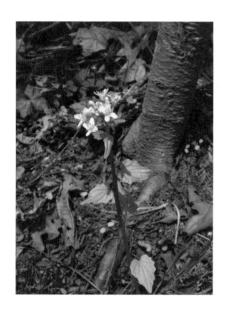

전구체 형태인 글루코시놀레이트
(glucosinolate)로 포함되어 있으며, 특유의 향
미를 가지고 있다.

 아이소싸이오사이아네이트의 전구체인 글
루코시놀레이트의 분해산물들이 인체 내에
서 매우 현저한 항암효과를 보임이 입증되고
있으며, 특히 위암이나 결장암, 식도암 등에
효과적이다. 강한 항암작용을 하는 아이소싸
이오사이아네이트는 페닐에틸아이소싸이오
사이아네이트, 벤질아이소싸이오사이아네
이트(benzylisothiocyanate), 3-페닐프로필아이

소싸이오사이아네이트(3-phenylpropylisothiocyanate)이다. 이들은 발암물질의 분비 및 발
암물질의 유독한 영향을 줄이고 발암물질을 무력화시킴으로서 항암작용을 한다. 또한
과민성 증상을 유발하는 세포의 증식을 억제하는 역할도 있는 것으로 알려져 있다. 아이
소싸이오사이아네이트는 전구체인 글루코시놀레이트보다 생물학적으로 6시간 더 효과
를 지속할 수 있으며, 강한 항균작용 및 살충작용이 있는 것으로 알려져 있다.

●항암효과와 약리작용은 무엇일까?

발암물질 활성억제하는 고추냉이의 항암효과에 대해서는 90년대 초반부터 활발하게 이어져 왔는데 인간의 위암 세포인 MKN-28 세포에 대해 고추냉이 물 추출물을 사용하여 증식억제작용을 검토한 결과 아주 뚜렷한 억제력이 있음을 밝혔다.

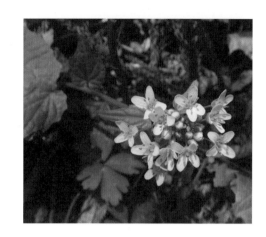

일본 대학 연구팀은 고추냉이에는 염색체 이상이나 암을 유발하는 물질, 예를 들면 육류의 탄 부분에 들어있는 트립토판 연소 분해물질의 작용을 억제하는 효과가 있음을 학인하였으며, 또한 고추냉이에 들어있는 Peroxidase는 체내에서 탄 물질을 분해하여 그 활성을 억제하는 것으로 알려져 있다.

고추냉이에 들어있는 효소 중엔 SOD(Superoxide dismutase)라는 효소가 있는데 이 효소는 암이나 노화를 일으키는 활성산소를 분해하는 효소로 사람의 체내에도 존재하지만 나이가 들어감에 따라 그 작용력이 약해진다.

또 하나 주목할 만한 효능으로 당뇨병의 합병증이나 노화와 관련이 있는 것으로 추정되고 있는 마이야르 반응(maillard reaction)을 억제하는 작용이다. 마이야르 반응은 아미노산이나 단백질이 어떤 종류의 당류와 반응하면 갈색으로 변해서 분해되는 현상으로 사람의 몸에서도 일어나는데 고추냉이에서 이런 마이야르반응의 노폐물 생성을 억제하는 효능이 보고되었다.

노나무

노나무 해열, 해독, 살충, 유행성 발열, 황달, 반위, 피부가려움증, 버짐, 악창, 신우 신염, 두통, 소아발열, 옴, 안질, 이뇨, 부종, 만성 신염, 단백뇨, 간암, 간경화 등에 효능이 있다.

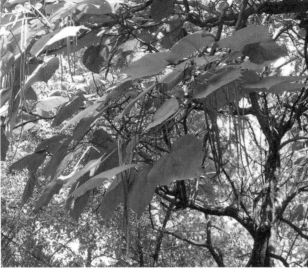

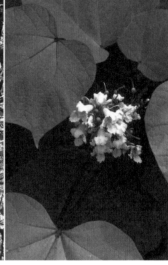

■ ■ 전문가의 한마디!

개오동나무로 불리는 능소화과의 낙엽활엽교목으로 높이가 6~9m까지 자란다. 초여름에 황백색 꽃이 피고 가을에 열매가 익는다. 100가지 나무 가운데 으뜸이라고 붙여진 이름이 목왕 이다. 예로부터 우리나라에서도 노나무를 귀하게 여겨 궁궐이나 절을 건축할 때 많이 사용했다.

72

●식물의 형태

능소화과의 낙엽 교목이고 활엽수로 나무껍질이 회백색이고, 작은 가지가 퍼져서 자란다. 잎은 끝이 3~5갈래로 갈라져 끝이 뾰족한데, 넓은 난형으로 마주나거나 돌려난다. 6~7월에 황백색 꽃이 원뿔형으로 가지 끝에 달린다. 삭과의 열매는 가을에 익는다.

●체취 시기와 법제 방법은?

봄과 가을철에 뿌리껍질과 나무껍질을 채취해 잡질을 제거하고 겉껍질을 벗겨내고 깨끗이 씻어 햇볕에 말려 사용한다.

●성분은 무엇이 들어있을까?

열매에 레몬산과 P-히드록시안식향산 성분을 비롯해 칼륨염도 들어있다. 칼륨염은 중과피 회분에 27%, 씨의 회분에 23%, 물 추출액 회분에 23~27%가 함유되어 있다. 또 이리도이드 화합물인 카탈포시드 $C_{22}H_{26}O_{12}$(녹는점 210~212℃ 분해), 데스-P-히드록시벤조일카탈포시드

(카탈파노시드) C15 H22 O10 등도 분리되었다. 카탈포시드가 0.06% 있는데, 산이나 알칼리로 물분해하면 카탈폴(검은색 비결정성 물질인 히드록시아우쿠빈, C15 H22 O10, 녹는점 207~209℃)과 P-히드록시안식향산, 포도당 등으로 변한다. 이밖에 납, 플라보노이드, β시토스테롤 등도 들어 있다. 잎에는 P-히드록시안식향산 성분이 2%정도 들어 있고 목질에는 카탈파락톤 C15 H14 O4가 들어 있다. 뿌리껍질에는 isoferulic acid, sitosterol, phydroxybenzoic acid 성분이 들어 있으며, 나무껍질에는 p-coumaric acid, ferulic acid 등이 들어 있다. 열매의 성미는 맛이 쓰고 성질이 차가우며 독이 없어 해열, 해독, 살충 등에 효능이 탁월하다.

목재의 성분은 재목내지catalpalactone가 들어 있다. 또 다종차곤napbthoquinone 유도체도 있지만, 그 가운데서 확인된 것은 α랍파동(αlapachone)이다.

개오동나무의 잎은 p-coumaric acid, p-hydroxybenzoic acid 2%를 성분이 들어 있다. 약리 작용에서 냉침액, 온침액은 황색 포도상구균, 대장균, 아에로게넥스균 등을 억제시켜준다. 채취한 지 6개월 지난 것의 추출액은 신선한 잎보다 작용이 강하다. 또한 acetone 추출액은 다른 용매를 사용한 것보다도 작용이 매우 강하지만, 항진균 작용은 없다.

● 한의학적 효능은 무엇일까?

오줌내기약으로 콩팥염과 부기 등에 처방된다. 동의치료에서는 신나무(C. Bunge)의 속껍질을 '신백피'라고 해 기침약과 오줌내기약으로 사용했다. 잎은 부스럼이나 고름집의 고름과 독을 배출시키는 목적으로 환부에 붙인다.

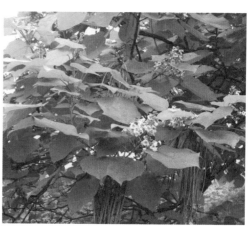

● 항암효과와 약리작용은 무엇일까?

열매를 달인 액체를 동물에 실험한 결과 강한 오줌내기작용을 했다. 이전까지 열매의 칼륨염 성분

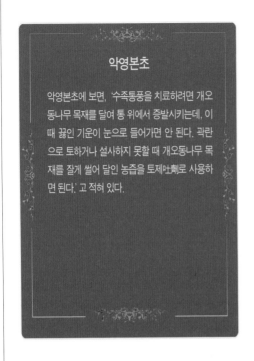

악영본초

악영본초에 보면, '수족통풍을 치료하려면 개오동나무 목재를 달여 통 위에서 증발시키는데, 이때 끓인 기운이 눈으로 들어가면 안 된다. 곽란으로 토하거나 설사하지 못할 때 개오동나무 목재를 잘게 썰어 달인 농즙을 토제吐劑로 사용하면 된다.'고 적혀 있다.

이 오줌내기를 관장한다고 생각했었다. 하지만 최근 동물 실험을 통해 카탈포시드와 데스-P-히드록시벤조일카탈포시드 성분이 오줌내기작용을 대표하는 물질로 밝혀졌다. 특히 카탈포시드는 K+, Na+, 카탈피노시드는 Cl- 배설작용이 뚜렷했다.

약리작용에서 개오동나무열매의 수용성 추출물, 종자 추출물, 괴피 등을 토끼에 실험한 결과 이뇨작용과 함께 전해질의 배출이 향상되었다. 열매에서 이뇨작용의 배당체가 추출되기도 했다. 토끼의 이뇨실험에서는 des-p-hydroxy benzoyl catalposide 등의 작용이 catalposide보다 강하게 나타났다. 전자는 나트륨 이뇨였고 후자는 염소 이온 이뇨가 나타났다. 2종의 배당체는 양측의 부신을 절제한 결과 모두 나트륨 이뇨가 나타났다. 토끼의 탄산탈수산소에는 억제작용이 없고 순환계통에도 영향이 거의 없다. 독성이 약하고 이뇨작용은 신소체에 대한 영향이었다.

●어떻게 섭취해야 효과적일까?

노나무에 대해 『신약본초』에는 '노나무를 복용할 때는 혈액형 O형을 가진 사람은 조심해야한다. 다른 혈액형은 달여 먹어도 괜찮지만, O형에 가까운 O형은 노나무를 달여 먹으면 몇 시간 사망한다. 그래서 다른 약물에 합성하는데, 노나무가 5돈이면 석고도 5돈, 노나무가 5냥이면 석고도 5냥을 넣어 처방해야만 O형의 질병을 고칠 수 있다. 그렇기 때문에 O형의 처방은 매우 신중해야만 한다.'

• 간암과 간경화에 노나무가 최고의 양약

노나무의 효능은 약화된 간세포를 되살려 본래의 기능으로 되돌려주기 때문에 간암, 간경화 등에 효능이 있다. 잎, 줄기, 뿌리, 열매, 나무껍질 등을 약제로 사용한다. 복용은 1일 30~40g을 달인 다음 아침저녁으로 나눠 마신다. 단 체질이 민감한 사람은 부작용을 줄이기 위해 처음부터 조금씩 먹다가 차츰 양을 늘려가야만 한다.

● 백혈병일 때

말린 노나무 1.2㎏, 다슬기 9ℓ, 말린 산머루 덩굴이나 뿌리 1.2㎏을 탕관에 담아 물을 붓고 오래 달여 1일 2번 아침저녁 식전에 먹는다.

느릅나무

유백피는 항암, 적체, 설사, 옴, 중이염, 축농증, 혈뇨, 부종, 소변불리, 변비, 옹종, 단독, 유선염, 해소, 위궤양, 악성 종기, 치루, 악창, 개선, 장풍, 황달, 각종 암(유방암, 위암, 간암 등) 등에 효능이 있다.

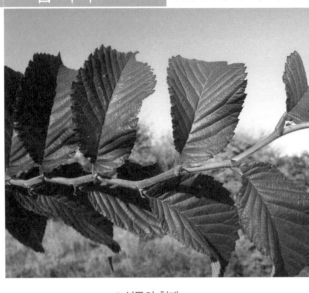

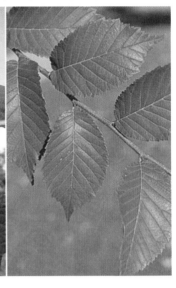

■■ 전문가의 한마디!

소변을 잘 통하게 하고
통림하며, 부기를 제거해
준다. 자궁수축, 소변불
통, 임탁, 수종 등에 나타
난 옹저, 각종 암(자궁암,
유방암, 위암, 간암 등),
단독, 옴 등을 치료해준
다. 1일 6~1g을 물에 달여
복용하거나, 갈아서 먹는
다.

●식물의 형태

유백피는 느릅나무과의 갈잎큰키나무 느릅나무의 나무껍질과 뿌리
껍질을 말린 것이다. 높이가 20m까지 자라고 잎은 긴 타원형이며 톱
니가 있다. 3월에 녹자색 꽃이 피고 5~6월에 날개 모양의 열매가 익는
다.

●체취 시기와 법제 방법은?

유백피(느릅나무줄기껍질 또는 뿌리껍질) 채취는 봄 또는 8~9월 경에 오래
된 가지를 잘라 내피를 벗긴 다음 햇볕에 말려 사용한다. 여름에 느릅
나무열매가 성숙하면 채취해 햇볕에 말린 다음 문질러 날개를 제거
해 종자를 취하면 된다. 느릅나무 열매를 가공한 것을 무이라고 한다.

●성분은 무엇이 들어있을까?

과실 100g당 수분 82g, 단백질 3.8g, 지방 1g, 탄수화물 8.5g, 조섬유
1.3g, 회분 3.5g, 칼슘 280mg, 인 100mg, 철 22mg, 비타민 B1 0.05mg, 비

타민 B2 0.1mg, nicotinic acid 1.4mg 등이 함유되어 있다. 종자에는 18.1%의 종자유가 들어 있는데, 성분은 β-sitosterol, phytosterol류, stigmasterol 등의 sterol류 및 탄닌, 식물교질, 지방 유 등으로 구성되어 있다. 잎의 성분은 100g당 수분 79g, 단백질 6g, 지방 0.6g, 탄수화물 9g, 조섬유 1.5g, 회분 3.4g 등이 들어 있다.

● 한의학적 효능은 무엇일까?

무이(느릅나무열매)는 느릅나무과에 속하는 낙엽성 교목 느릅나무(Ulmus macrocarpa Hance)의 성숙한 열매를 말린 것이다. 느릅나무는 우리나라 북부와 중부의 산기슭에서 자생한다. 초여름 노랗게 익은 열매가 떨어지기 전에 채취해 며칠을 발효시킨 다음 햇볕에 말려 사용한다. 성미는 맛이 맵고 쓰며 성질이 평해서 비경, 위경, 폐경 등을 관장한다. 효능은 살충과 풍습을 제거하는데, 회충증, 요충증, 촌백충증, 장출혈, 치질, 악창, 옴 등에 처방된다. 1일 5~9g을 물에 달이거나, 환제로 짓거나, 가루로 만들어 먹는다. 외용약으로 사용할 때는 가루로 만들어 환부에 뿌려준

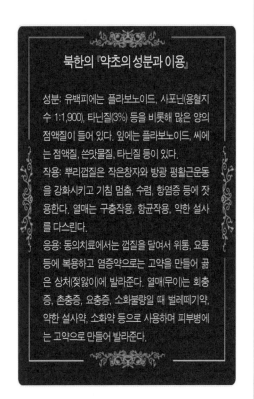

북한의 『약초의 성분과 이용』

성분: 유백피에는 플라보노이드, 사포닌(용혈지수 1:1,900), 타닌질(3%) 등을 비롯해 많은 양의 점액질이 들어 있다. 잎에는 플라보노이드, 씨에는 점액질, 쓴맛물질, 타닌질 등이 있다.
작용: 뿌리껍질은 작은창자와 방광 평활근운동을 강화시키고 기침 멈춤, 수렴, 항염증 등에 잣용한다. 열매는 구충작용, 항균작용, 약한 설사를 다스린다.
응용: 동의치료에서는 껍질을 달여서 위통, 요통 등에 복용하고 염증약으로는 고약을 만들어 곪은 상처(젖앓이)에 발라준다. 열매(무이)는 회충증, 촌충증, 요충증, 소화불량일 때 벌레떼기약, 약한 설사약, 소화약 등으로 사용하며 피부병에는 고약으로 만들어 발라준다.

다. 단 비위가 허약한 사람은 주의해서 사용해야 한다. 또 「식료본초」에 따르면 '많이 섭취하면 머리카락이 빠진다.'고 했다.

●항암효과와 약리작용(임상보고)은 무엇일까?

동의학사전

'유백피의 성미는 맛이 달고 성질이 평해서 비경, 위경, 폐경, 대장경 등을 관장한다. 따라서 소변을 통하게 하고 부종을 내리며, 대변을 쉽고 위장의 열을 제거해준다. 이밖에 부종, 소변불리, 변비, 해소, 옹종, 단독, 유선염 등에도 처방되는데, 1일 12~30g을 물에 달여 마시거나 가루로 만들러 먹는다. 외용으로 사용할 때는 달인 물로 환부를 세척하거나 가루를 환부에 뿌려준다.' 고 적혀 있다.

느릅나무 열매를 가공한 무이蕪黃의 약리작용에서 구충작용를 하였는데 무이의 알코올추출물은 in vitro에서 돼지 회충, 지렁이, 메뚜기 등을 살충하는 효능이 매우 강했다. Ether로 추출한 정유 1g/kg을 토기에게 경구 투여했는데, 독성이 전혀 나타나지 않았다. 또 폐흡충을 감염시킨 고양이에게 10%의 무이 탕제 24mg/kg을 경구 투여했는데, 치료효과가 거의 없었다. 하지만 1마리의 고양이는 1치료 기간 후 5일 만에 죽었는데, 이유는 내복 량이 너무 많아 중독된 것으로 추정된다.

항진균작용에서 무이의 침액(1:2)은 in vitro에서 오즈안 소포자균 등 12종의 피부진균에 대해 어느 정도의 억제작용이 있었다.

●어떻게 섭취해야 효과적일까?

예전부터 민간에서는 위암에 느릅나무를 사용해왔는데, 최근 들어 느릅나무가 위암, 자궁암, 유방암, 복수 등을 동반한 간암에 효험이 있다고 밝혀지면서 항암 약으로 널리 처방되고 있다.

또 열매와 어린가지도 종양치료에 사용되는데, 위암, 위궤양 등일 때 느릅나무껍질 30g을 탕관에 담아 물 300ml를 붓고 달인 다음 1일 3번 나누어 마신다. 또 느릅나무껍질과 옥수수수염 각 30g을 탕관에 담아 물 300ml를 붓고 달여서 마시면 방광염에 효과가 좋다.

• 느릅나무껍질가루

방광염과 요도염 등에 1회 3~5g
씩 1일 3번 먹는다.

• 느릅나무열매 달임 약

느릅나무열매 2~8g을 탕관에 담
아 물 200ml를 붓고 달여 벌레떼
기약으로 1일 3번 나누어 마신다.

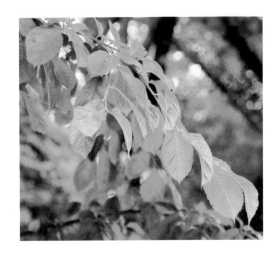

• 느릅나무껍질 달임 약:

유피(느릅나무껍질) 20g을 탕관에 담아 물 200ml를 붓고 달여 마른기침과 기관지염 등에 1
일 3번 나누어 마신다.

• 무이인산

느릅나무열매 0.3g, 짚신나물뿌리줄기(낭아) 5g, 가위 톱 뿌리 0.1g을 탕관에 담아 달여 어
린이 회충증에 1회 0.5g씩 먹인다.

• 무이산

느릅나무열매 3g, 두루미냉이씨와 백반 각 10g, 오수유나무열매 5g을 가루로 만들어 기
름으로 반죽한 다음 가렵고 잘 낫지 않는 어린이의 부스럼에 1일 2번 발라주면 된다.

다래나무

다래나무는 해열, 이뇨작용과 함께 위암, 식도암, 유방암 등에 효과가 있다.

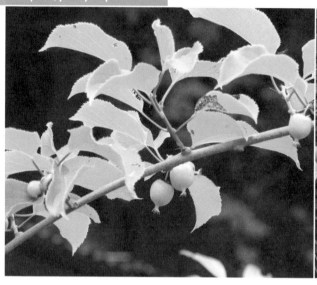
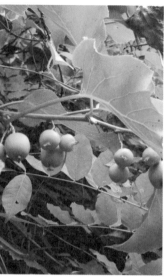

■■■ **전문가의 한마디!**

다래의 익은 열매는 물렁하면서 맛이 매우 달다. 또 이른 봄에 다래나무 줄기에서 수액을 받아 마시기도 한다. 잎과 줄기에 사포닌과 플라보노이드 성분이 많이 들어 있으며, 연한 잎은 차나 나물로 먹는다. 민간에서는 가지와 잎을 촌충제거에 먹고 있다.

●식물의 형태

다래나무는 다래나무과의 덩굴나무로 줄기가 20m까지 자라고 잎이 넓은 타원형에 톱니가 나 있다. 쥐다래나무는 꽃이 필 때 잎이 자주색을 띠고 개다래나무 잎은 엽록소가 제거되면서 흰색을 띤다. 이른 여름에 작은 흰색 꽃이 피고 가을철에 둥근 열매가 익는다. 동부아시아와 인도에 약 25종이 서식하고 있는데, 우리나라에는 다래, 개다래, 쥐다래, 섬다래 등이 자생한다.

●체취 시기와 법제 방법은?

봄부터 가을 사이에 뿌리를 캐어 잡질을 제거한 다음 햇볕에 말려 사용한다.

●성분은 무엇이 들어있을까?

다래나무열매의 성미는 맛이 달고 시면서 성질이 차갑다. 열매의 성분은 탄수화물, 아스코르브산, 단백질, 기름, 당, 비타민C, 유기산, 색소, 탄닌질, 펙틴질 등으로 구성되어 있다. 씨에는 기름, 단백질 등이 들어 있는데, 해열, 지갈, 통림 등에 효능이 있어 가슴이 답답하고 열이 많은 증상을 치료하면서 소갈증을 다스려준다. 급성전염성간염, 식욕부진, 소화불량 등에 말린 열매 80g을 물에 달여 마시면 된다.

● 한의학적 효능은 무엇일까?

다래덩굴 수액은 항암작용이 뛰어나고 부종과 신장병 등에도 효능이 좋다. 수액체취는 봄부터 초여름까지 채취할 수가 있다.

다래나무 열매를 미후도, 다래, 등리, 목자, 미후리 등으로 불리기도 한다. 북한에서 펴낸 『동의학 사전』에서는 다래나무 열매에 대해 이렇게 설명하고 있다.

'미후도는 다래나무의 익은 열매를 말린 것이다. 다래나무는 각지 산골짜기 나무숲 속에서 자생하는데, 가을에 익은 열매를 채취해 말려 사용한다. 성미는 맛이 시고 달며 성질이 차가워 신경, 위경 등을 관장해 열을 내리고 갈증을 멈추게 하면서 소변을 통하게 한다. 따라서 열이 나고 가슴이 답답하거나, 소갈, 황달, 석림, 치질, 반위, 부종 등에 처방된다. 비타민C가 들어 있어 괴혈병예방과 치료에도 사용되고 있다. 1일 30~60g을 물에 달여 마신는데, 비위가 허한 사람은 주의해서 먹어야 한다.

● 항암효과와 약리작용은 무엇일까?

다래나무뿌리에 항암성분이 함유되어 있는 것이 밝혀졌는데, 북한의 『동의학 사전』에 다래나무뿌리를 이렇게 기록하고 있다.

'봄부터 가을사이에 뿌리를 채취해 잡질을 제거하고 햇볕에 말려 사용한다. 성미는 맛이 약간 달고

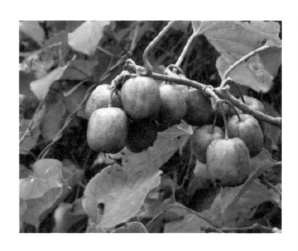

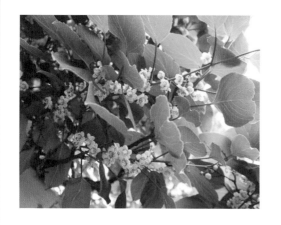

성질이 서늘하며 독이 약간 있어 열을 내려주고 소변이 잘 통하게 하며, 혈액순환을 원활하게 해주고 부종을 가라앉혀준다. 특히 다래나무뿌리에는 항암작용이 있으며, 이밖에 소변불리, 황달, 부종, 상처, 연주창, 대하 등에 처방되기도 한다. 이와 함께 위암, 식도암, 유방암, 간염, 관절염 등에도 쓰여 지는데, 1일 15~30g을 달여 3번에 나누어 10~15일간을 1치료주기로 정해 마신다. 1치료주기가 끝나면 며칠 동안 쉰 다음에 다시 복용하면서 4치료주기까지 치료한다. 이때 소양증, 발진, 고창, 구토, 설사 등의 부작용이 생기면 약을 멈춰야 한다.

●어떻게 섭취해야 효과적일까?

1알 175g을 탕관에 담아 물로 달여 3번에 나누어 복용하는데, 복용방법은 10~15일간 계속 먹고 5일간 쉰 다음 다시 복용하면 된다.

다릅나무(조선괴)

다릅나무는 항암작용(위암, 갑상선암, 임파선암), 진통작용, 관절염, 종양, 상처, 사마귀, 가골, 임파선 및 갑상선 질환에 효능이 있다.

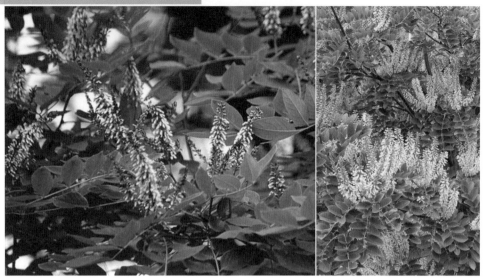

●식물의 형태

다릅나무는 콩과의 낙엽 활엽 교목으로 높이가 15m정도 자라고, 잎은 깃 모양의 겹잎으로 어긋나게 달린다. 7월에 흰색 꽃이 나비모양으로 피고 9월에 꼬투리열매가 열린다. 나무의 재질이 아름다우면서 무겁고 질겨 가구재나 농업용구의 재료나 땔감용 등으로 사용된다.

●체취 시기와 법제 방법은?

봄가을에 나무껍질이나 뿌리껍질을 채취해 겉껍질을 제거하고 햇볕에서 말려 사용한다. 씨티진을 만드는 원료로 사용하는데, 20.15%수용액으로 찌린돈주사약을 만들어 모르핀, 일산화탄소 중독증 등에 사용되는 로벨린대용으로 사용한다.

●성분은 무엇이 들어있을까?

식물전체에 알칼로이드가 함유되어 있는데, 씨에 1.15~1.24%, 열매에 0.46~0.54%, 나무껍질에 0.31~0.63%, 뿌리껍질에 0.35~1.06% 등이

■■전문가의 한마디!

민간에서는 아픔멎이약이나 종양치료제로 껍질과 목부, 잎 등을 사용하며, 부인병에도 처방한다. 껍질가루나 고약은 상처를 빨리 아물게 해주고 사마귀와 가골 등에 바르면 된다.

다. 껍질의 알칼로이드 함량은 6~7월경에 가장 낮고 8월부터 높아져 10월경에 가장 높다. 알칼로이드 주성분은 시티진, C11H14ON2(녹는점 섭씨 153~154도, [417 D - 119.6도(물), 여러 가지 유기용매와 물에 잘 풀린다, 루파닌과 4개의 미지 물질 등으로 구성되어 있다.

씨에는 약 1%의 시티진과 └루파닌 등이 들어 있고 껍질에는 알칼로이드인 마아키닌과 10~15%의 탄닌질, 마아키아닌, 메디카골, 포로모노네틴, 게니스테인, 7, 4′-디히드록시3′-메톡시이소플라본 C16H12C5(녹는점 섭씨 260~263도) 등이 있다. 목부에는 소포롤(이소플라보논)이 들어 있고, 신선한 잎에는 188mg%의 아스코르부산과 130mg%의 비타민 P, 뿌리에는 로테노이드계의 사포닌이 함유되어 있다.

●한의학적 효능은 무엇일까?

갑상선질환과 면역기능을 비롯해 임파선 질환, 부종, 암, 결핵 등을 치료한다. 이밖에 감기, 두통, 생리통, 냉증, 자궁물혹이나 근종 불면증에 효과가 뛰어나다. 특히 갑상선 질환자는 명현반응이 심하기 때문에 전문의의 처방을 따라야 한다. 복용할 때 금기사항은 개고기, 닭고기, 돼지고기, 숙주나물, 녹두, 술, 커피, 인스턴트식품 등을 먹지 말아야 한다.

●항암효과와 약리작용(임상보고)은 무엇일까?

시티진은 로벨린과 동일한 작용을 하는데, 경동맥구와 호흡중추에 직접적인 흥분작용을 나타낸다. 이 작용은 로벨린처럼 짧은 시간에 이뤄지고 시티진은 로벨린보다 호흡흥분작용이 더 강하다. 다시 말해 시티진 0.15% 1ml는 로벨린 1%액 1ml의 치료효과와 동일하다. 하지만 단점으로는 교감신경절과 부신피질을 강하게 흥분시켜 동맥 압이 높아진다.

목부 알코올추출액의 탄산알칼리에 풀리는 부분(플라보노이드와 락톤 화합물)은 위산과 위액의 분비량을 줄이면서 항궤양작용을 한다. 껍질 알코올추출액 역시 항궤양에 작용을 한다. 이소플라보노이드의 에스트로겐 유사작용과 항암활성 등을 고려해보면 민간에서 위암과 부인병에 사용되는 것과 연관되는 것 같다.

시티진은 로벨린보다 부작용이 있기 때문에 동맥 압이 높을 때, 동맥경화, 대혈관 출혈, 폐부종 등일 때는 사용하지 못한다. 혈액의 흐름양을 잴 때는 호흡흥분작용이 뚜렷하기 때문에 로벨린보다 훨씬 좋다.

시티진 주사약: 1회 0.15%용액 0.5~1ml씩 근육이나 정맥에 주사한다. 이 주사약은 수술이나 외상으로 숨이 멎었을 때, 다양한 원인으로 나타나는 중독이나 전염병일 때 호흡과 혈액순환이 억제된 경우에 처방한다. 단 심한 분류성 동맥경화증, 고혈압, 폐물고임 등에는 처방하지 않는다.

● 어떻게 섭취해야 효과적일까?

거풍과 제습작용으로 풍습성 사지관절염의 통증을 가라앉히고 움직임을 자유롭게 해준다. 꽃, 잎, 열매, 줄기, 뿌리 10g을 물로 달여 복용하는데, 증상에 따라 조금씩 양을 늘려야 한다.

다릅나무를 많이 섭취하면 현기증이나 의식을 잃을 수 있기 때문에 신중해야만 한다. 특히 갑상선 질환자는 명현반응이 심하기 때문에 처음엔 적은 양을 달여서 먹다가 점차적으로 늘여야 한다.

당근

당근에 풍부한 카로틴 성분으로 피부를 아름답게 유지시켜주고 노화방지, 암 발생이나 암세포의 증식 억제에 효과적이다.

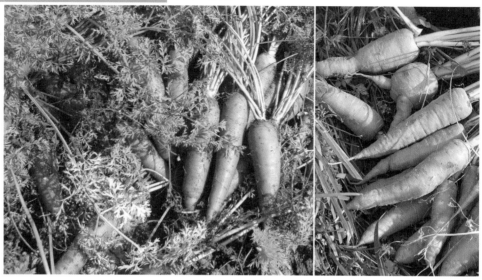

■■전문가의 한마디!

당근의 성미는 맛이 달고 매우며 독성이 없는 식품이다. 「본초학」에서 당근 효능을 당근은 위와 장의 나쁜 물질을 배출시키는 효능이 있다 고 했다.

86

●식물의 형태

미나릿과의 두해살이풀로 높이가 1m정도로 자라고 잎은 깃 모양이며 털이 돋아 있다. 7~8월에 흰색 꽃이 줄기 끝에 겹산형 꽃차례로 달리고, 원뿔모양의 주홍색 뿌리는 식용으로 먹는다.

●체취 시기와 법제 방법은?

7월 중순~11월 중순이다. 수확시기가 늦으면 뿌리 표면이 거칠어지기 때문에 조생종은 파종 후 70일~80일후, 중생종은 90일~100일에 수확한다. 지상부를 버리고 뿌리만 사용한다.

●성분은 무엇이 들어있을까?

당근뿌리에는 카로틴, 지방, 단백질, 비타민A, B, C, G, 엽산, 리그린 등이 들어 있다. 카로틴, 엽산, 리그린 등은 종양억제와 인체면역력을 증가시키는 성분으로 암 환자의 식이요법에 매우 좋은 채소이다.

●한의학적 효능은 무엇일까?

혈액순환으로 탈모가 예방되고 비타민 A가 풍부해 야맹증 개선되며, 베타카로틴 성분이 들어 있어 항암작용에 효능이 있다. 이밖에 빈혈이나 저혈압, 야맹증 등에 효능이 있다.

●항암효과와 약리작용(임상보고)은 무엇일까?

실험을 통해 엽산은 종양을 억제하는 작용이 나타났다. 항암연구결과 리그린은 인체면역력을 2~3배 강화시켜주기 때문에 간접적으로 체내 암세포를 억제시켜준다. 카로틴은 사람이 섭취한 다음 비타민A로 전환되는 물질인데, 암을 예방해주는 작용을 한다.

●어떻게 섭취해야 효과적일까?

카로틴은 지방에 잘 녹기 때문에 기름에 용해된 것만 소장점막에서 비타민A로 전환되어 흡수된다. 따라서 당근을 요리할 때 식용기름으로 요리하면 카로틴흡수를 높일 수가 있다. 하지만 당근에 식초를 많이 가미하면 카로틴이 파괴되고 생으로 먹으면 카로틴 흡수량이 떨어진다.

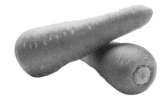

도깨비바늘

도깨비바늘은 항암(식도암, 위암), 소염, 해독, 해열, 항균, 상처봉합, 지혈, 각종 타박상 및 상흔, 백반 증, 혈액순환, 해열, 편두통, 위통, 급성신장염, 급성신우신염, 관절염, 위장염 등에 효능이 있다.

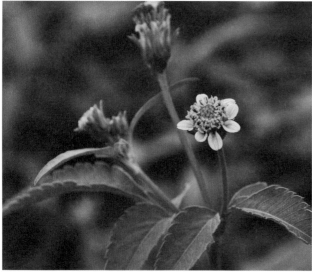
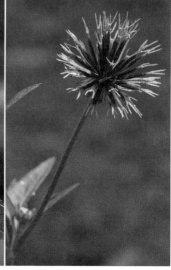

■■ **전문가의 한마디!**

도깨비바늘의 성미는 맛이 쓰고 성질이 평하며 독이 없어 열을 내리고 해독시키며, 어혈제거와 혈액순환, 부기를 가라앉혀준다. 또한 학질, 설사, 이질, 간염, 급성신장염, 위통, 식도암, 충수염, 인후염, 타박상, 뱀이나 벌레에 물린 상처를 치료해준다.

●식물의 형태

국화과의 한해살이풀로 높이가 50~100㎝정도 자란다. 잎은 마주나고 깃꼴로 갈라지며, 8~10월에 노란색 꽃이 핀다. 열매 끝에 가시처럼 생긴 돌기가 3~5개 달려 있어 사람이나 동물의 몸에 잘 붙기 때문에 열매가 멀리 퍼진다. 어린순은 식용되고 줄기와 잎은 해독제로 사용된다.

●채취 시기와 법제 방법은?

여름과 가을사이에 지상부분을 채취해 햇볕에 말려 사용한다. 봄에 어린순을 채취해 물에 담가 쓴맛을 우려낸 다음 나물로도 먹는다.

●성분은 무엇이 들어있을까?

전초에 알칼로이드, 탄닌, 사포닌, 플라보노이드, 글리코사이드 등의 성분이 들어 있다. 줄기와 잎에는 volatile oils, 탄닌, 고미질, choline 등을 들어 있고 열매엔 oils27.3%가 들어 있다.

●한의학적 효능은 무엇일까?

해열, 이뇨, 해독, 소종의 효능과 멍든 피를 풀어주는데, 주치는 감기, 학질, 열이 나는 현상, 간염, 황달, 신장염, 위통, 설사, 장염, 맹장염, 당뇨병, 인후염, 기관지염, 오줌이 잘 나오지 않는 증세를 치료한다. 이밖에 식도암과 위암에 처방되고 충수염에도 효과가 있다.

●항암효과와 약리작용(임상보고)은 무엇일까?

체외실험에서 박테리오파아제를 억제하는 작용이 나타났다.

동일한 양의 귀침초와 해주상산을 혼합해 전제한 에틸알코올 침제를 쥐에게 1일 10g(생약)/kg을 5일 동안 복용시킨 결과 formaldehyde 및 난백으로 나타난 관절염에 뚜렷한 소염작용이 있었다. 이때 희첨초와 해주상산을 혼합한 것도 동일한 효과가 있었다. 또한 귀침초는 희렴초 대용의 소염제로 사용할 수도 있었다. 단맛의 귀침초, 해주상산, 희렴초 등에는 뚜렷한 작용이 없었다. 이런 약을 혼합한 다음에 작용이 증강된다는 것은 새로운 성분이 생긴 것이 아니다. 또한 복방 제제에서 분

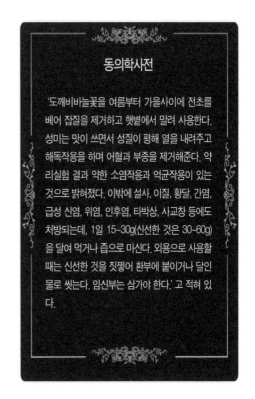

동의학사전

'도깨비바늘꽃을 여름부터 가을사이에 전초를 베어 잡질을 제거하고 햇볕에서 말려 사용한다. 성미는 맛이 쓰면서 성질이 평해 열을 내려주고 해독작용을 하며 어혈과 부종을 제거해준다. 약리실험 결과 약한 소염작용과 억균작용이 있는 것으로 밝혀졌다. 이밖에 설사, 이질, 황달, 간염, 급성 신염, 위염, 인후염, 타박상, 사교창 등에도 처방되는데, 1일 15~30g(신선한 것은 30~60g)을 달여 먹거나 즙으로 마신다. 외용으로 사용할 때는 신선한 것을 짓찧어 환부에 붙이거나 달인 물로 씻는다. 임신부는 삼가야 한다.' 고 적혀 있다.

리해낸 총 알칼로이드와 스테롤화합물에 소염작용이 있었는데, 작용이 비교적 약해 주요성분은 아닌 것 같다. 그중에는 대량의 콜린이 함유되어 있지만 소염성분이 아니며, 도리어 타액분비와 눈물을 흘리는 부작용이 나타났다. 귀침초의 에틸알코올추출액은 in vitro에서 그람양성균에 대한 억제가 있었고 꽃과 줄기에도 황색 포도상 구균에 대한 억

제가 있었다.

●어떻게 섭취해야 효과적일까?

• 식도암

귀침초 15~20g을 탕관에 담아 물에 달여 복용한다. [변증시치]

• 위암

귀침초, 자석분, 산약 각 30g, 선복화(금불초), 포황, 오령지, 삼릉, 초지각 각 10g, 지모, 황약자, 회우슬 각 15g, 복령 20g, 초산사, 담대운(각주 1:담대운은 육종용Cistanche salsa)이다.), 각 24g, 2일에 1첩씩 달여 목을 축일 정도로 넘긴다. [호북 중의 잡지, 1984년, 4월호]

• 간염

도깨비바늘, 황화면 각 60~80g을 탕관에 담아 물 1000㎖를 붓고 1/2이 되도록 달여 1일 서너 번 나누어 복용하면 된다. [광서 '중초약신의료법처방집']

• 급성신장염

도깨비바늘 잎 20g을 잘게 썰어 탕관에 넣고 달인 물에 달걀 1개와 적당량의 참기름이나 다유를 넣고 삶은 다음 1일에 1번씩 먹는다. [복건중초약]

돌나물

돌나물속 아크레세덤(Sedum acre L.)은 오래 전부터 알칼로이드가 함유되어 있는 항암성 동약으로 알려졌다.

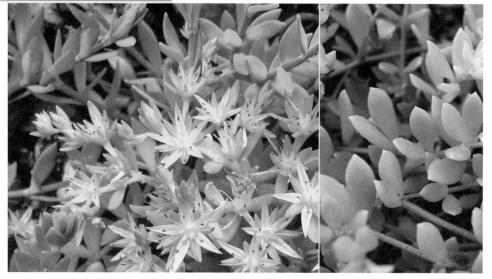

●식물의 형태

돌나물과의 여러해살이풀로 높이가 15cm이다. 줄기 밑에서 가지가 여러 개 나와 땅 위를 옆으로 기면서 자란다. 잎자루가 없고 피침모양의 잎이 3장씩 돌려난다. 5~6월에 가지 끝에 취산 꽃차례로 노란색 꽃이 핀다. 어린잎과 줄기는 식용되고 잎에서 짠 즙은 벌레에 물렸거나 화상을 입었을 때 약재로 처방된다.

●체취 시기와 법제 방법은?

성미는 맛이 달고 차가우며 약간 독이 있다. 양지바른 바위에 붙어사는데, 윤기가 있고 연한 것은 쇠비름과 흡사한 모양이다.

●성분은 무엇이 들어있을까?

돌나물속 아크레세덤(Sedum acre L.)에는 알칼로이드 세다민을 비롯해 플라보노이드, 탄닌질, 유기산, 수지 등도 들어 있다. 자주꿩의비름의 전초엔 세다민, 니코틴, 아이소펠레티에린, 세다닌, 세드리닌,

■■■전문가의 한마디!

돌나물과 자주꿩의비름의 신선한 전초를 짓찧어 피부암이나 유방암 환부에 붙이거나, 전초 엑기스를 돈방고에 개어 캄파를 넣고 연고로 만들어 암부위에 붙인다. 또 잎을 증류해 얻어진 약액을 암에 사용하는데, 니코틴계 알칼로이드가 있지만 독성이 별로 없다.

세디논 등의 알칼로이드가 약 0.2%정도 항유되어 있다.

돌나물 전초는 간염치료에 좋은 성분 sarmentosin이 들어 있으며, 또한 N-methylpelletierine 알칼로이드, sedoheptulose, sucrose, fructose 등도 있다.

● 한의학적 효능은 무엇일까?

돌나물의 전초를 약제로 사용하는데, 이른 봄에 잎을 채취해 김치를 만들어 먹는다. 각 지역의 산에 널리 자생하고 있는데, 여름에 전초를 베어 말려 사용한다. 효능은 열을 내려주고 독을 풀어주면서 부기를 내려준다. 특히 간염과 간암 등에 효능이 좋은 것으로 밝혀졌다.

● 항암효과와 약리작용(임상보고)은 무엇일까?

항암약리 동물실험에서 종양을 억제해주는 작용이 나타났음이 입증되었다.

시용방제로 췌장암에는 신선한 얼룩돌나물 6~12g, 신선한 냉이 9~18g(말린 것 4.5~9g)을 탕관에 담아 1일 1첩씩 달여 복용하면 된다. [변증시치辨證施治]

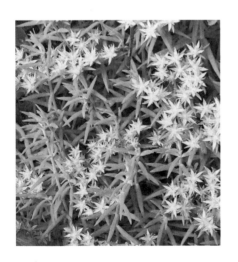

구강암(진설암, 혀암)에는 얼룩돌나물즙 12g, 해당화꿀(민괴밀) 30g, 몰약 6g, 용뇌 15g 등을 섞어 갈아서 만든 고약을 '청쇄소독고' 으로 부르는데, 암의 궤양에 효과가 좋다. [하란약경荷蘭藥鏡]

분문암(식도암)에는 얼룩돌나물 250g을 탕관에 담아 1일 1첩씩 달여 복용하면 된다. [중초약통신, 1972년 3월호]

●어떻게 섭취해야 효과적일까?

• 폐암

신선한 얼룩돌나물 30~60g, 곤포
(다시마), 해조(갈조식물 양서채와 해호
자 전초) 각 15g, 황금, 산치(산치자나
무 열매), 연교(개나리열매) 각 9g, 금
은화 12g, 생석고 30g, 상피(뽕나무
껍질), 하고초(꿀풀) 각 15g을 탕관
에 담아 1일 1첩씩 물에 달여 마시
면 된다. [항암중초약제제抗癌中草藥製
劑]

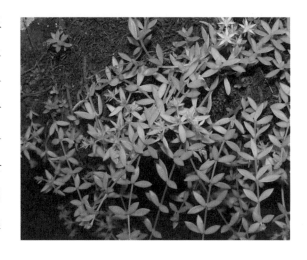

• 피부암

신선한 돌나물 40g을 짓찧어 즙으로 먹고 찌꺼기는 환부에 붙이면 된다. 분비물을 제거
하고 암이 퍼지는 것을 억제해준다. [동의치료경험집성]

• 각종 암에 돌나물

각종 암에 생돌나물 40~160g을 깨끗이 씻어 짓찧은 생즙으로 바르거나, 말린 돌나물
20~40g을 물에 달여서 복용하거나, 돌나물을 짓찧어 환부에 바르면 된다.

도꼬마리(창이자)

맛은 달고 성질이 따뜻하며 독이 있어 폐, 간경, 신경 등을 관장한다. 따라서 풍을 풀고 통증을 완화시키면서 거습과 기생충을 박멸해준다.

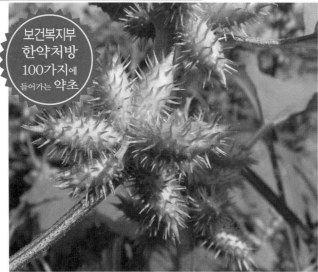

보건복지부 한약처방 100가지에 들어가는 약초

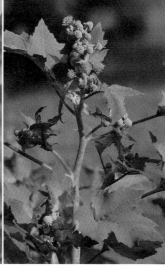

94

■■■ **전문가의 한마디!**

땀을 나게 해 풍습을 제거해주는데, 도꼬마리열매는 실험에서 화농균, 장내세균, 백색칸디다 등에서 강한 억균 작용과 함께 통증이 완화되었다. 또한 도꼬마리 열매즙은 갑상선암과 다른 암에서도 치료 작용을 나타냈다는 자료도 있다.

●**식물의 형태**

국화과의 한해살이풀로 높이가 1.5m정도 자란다. 줄기는 곧게 서고 전체에 털이 많다. 잎은 끝이 뾰족하고 여름에 노란색 꽃이 핀다. 열매는 갈고리 같은 가시가 많아 옷에 잘 붙는데, 한방에서 창이자로 불리면서 약재로 사용된다. 들이나 길가에 나며 우리나라, 중국, 일본, 타이완, 유럽, 북아메리카 등지에 분포한다.

●**체취 시기와 법제 방법은?**

도꼬마리열매를 채취해 햇볕에 말린다. 약제를 짓찧어 가시를 제거하고 약간 볶은 다음 술에 불려 증기로 쪄서 사용한다.

●**성분은 무엇이 들어있을까?**

전초에는 r-락톤인 크산티닌, 카로티노이드, 알칼로이드, 사포닌 등이 들어 있다. 열매에는 크산토스트루마닌(노란색의 배당체), 수지, 요오드염 등이 들어 있다. 씨에는 40%까지의 기름이 있는데, 리놀산

63.4%, 올레산 27%, 포화지방산 8.2% 등으로 구성되어 있다.

창이자에는 Xanthostrumarin 1.2%, 수지 3.4%, 지방, Alkaloid, Vitamin C, 색소 등이 들어 있다. 과실에는 9.2%의 지방유가 있으며, 지방산으로는 Linol 산, Olein 산, Palmitin 산, Stearin 산 등이다. 추출물에는 Ceryl alcohol, β, γ 및 αSitosterol 등이 있고 유지중에는 Lecithin, Cephalin 등이 있다.

●한의학적 효능은 무엇일까?

창이자의 성미는 맛은 달고 성질이 따뜻하며 독이 있어 폐, 간경, 신경 등을 관장한다. 따라서 풍을 풀고 통증을 완화시키면서 거습과 기생충을 박멸해준다. 이밖에 감기 두통, 비염(축농증), 치통, 풍한습비, 사지 경련과 통증, 알코올해독, 치질, 옴, 가려움증 등에 효과가 좋다. 단 주의사항으로는 혈허로 나타나는 두통과 마비이 있을 때는 복용을 삼가야 한다.

민간에서는 전초를 나병 치료약, 진정 진경약으로 사용하는데, 구내염에 가글한다. 열매와 전초는 살균고약, 방부고약 등을 사용하는데, 습진, 태선, 선병, 부스럼, 뾰두라지, 천연두, 궤양성 피부병 등의 환부에 바르거나, 뱀이나 벌레 등에 물린 독풀이약으로도 사용한다. 이밖에 이가 쑤시거나 치주염일 때 사용하면 효과가 있으며, 열매는 악성종양의 통증 멈춤 약으로도 사용한다. 단 두통에는 먹지 말아야 하고 저육, 마육, 미감 등은 피한다.

95

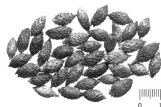

0   1cm

●항암효과와 약리작용(임상보고)은 무엇일까?

항암약리는 창이자의 열수침출물은 복수형육류-180에서의 억유율이 50.2%를 기록했고 도꼬마리뿌리의 수침액이나 메타놀 추출물(글리코시드)은 엘릿히 복수 암을 접종시킨 좀흰생쥐의 수명을 연장시켜주는 결과가 나왔다. 창이자 열수침출물을 냉동 건조시킨 후 실시한 체외 실험 결과에서 JTC-26의 억유율이 50~70%를 기록했다.

뿌리의 메탄올 추출물은 Sarcoma-180에 대해 억제작용이 나타났고, Ehrlich 복수 암에도 억제작용이 있었다. 즉 메탄올 추출물은 Ehrlich 복수 암에 걸린 mouse의 생명을 연장할 수 있었다.

일반약리는 창이자 달인 물은 황색포도구균에 대한 억제작용이 있었고 에탄올 추출물에 홍색모선균에 대한 억제작용이 있음을 실험관 실험에서 밝혀졌다. 창이자의 유독성분인 Rhamnose는 신장 기능에 손상작용이 있는 것으로 나타났다.

●항암효과와 약리작용(임상보고)은 무엇일까?

• 비인암

창이자, 야생국화, 패모, 반지련, 계수자 등을 배합한다.

• 노뇌종유

창이자, 사육곡, 황약자, 곤포 등을 배합한다.

고등식물 가운데 요오드 함량이 가장 높은 식물의 하나로 전초에를 갑상선기능 저하에 사용한다. 동의치료에서는 오줌내기약, 열내림약, 땀내기약, 진경약 등으로 사용하는데, 열성질병, 감기, 두통, 비염, 축농증, 류머티즘 등에 효과가 있다.

●어떻게 섭취해야 효과적일까?

• 각종 암증
도꼬마리(잎, 줄기, 열매 중 택일) 10g을 탕관에 담아 물로 달여 3번 나누어 복용한다.[중의약연구자료6월호]

• 비인암
신이 15g, 창이자 7.5g, 백지 30g, 박하엽 1.5g 등을 가루로 만들어 1일 6g씩 차로 복용한다.[경악전서, 비택]

• 뇌종양
창이자, 관중, 사육곡 각 30g, 포황근, 칠엽일지화 각 15g을 탕관에 담아 1일 1첩씩 물로 달여 마신다. [실용항암약물수책]

보통 1일 6~12g을 물에 달이거나, 환제로 하거나, 가루로 만들어 먹는데, 독성이 있기 때문에 쓰는 양에 지켜야 한다. 만약 도꼬마리 열매를 너무 많이 섭취하면 중독되어 심한 두통, 현기증, 무력감, 배 아픔, 갈증, 메스꺼움, 구역질, 출혈반 등이 나타난다. 심할 경우에는 부종, 간 부종, 황달, 콩팥에 통증 등이 동반되면서 생명이 위험하다.

대추(산조인)

대추는 단백질, 지방, 사포닌, 포도당, 과당, 다당, 유기산을 비롯한 칼슘, 인, 마그네슘, 철, 칼륨 등 36종의 다양한 무기원소를 함유하고 있다. 비타민 C와 P가 매우 풍부해 비타민 활성제'로 부른다.

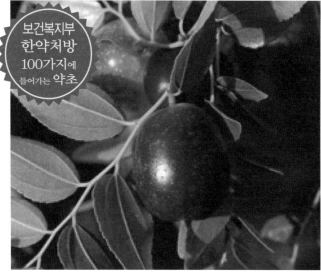

보건복지부
한약처방
100가지에
들어가는 약초

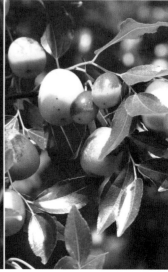

■ ■ **전문가의 한마디!**

대추는 오래전부터 장수의 명약으로 알려져 왔는데, 최근 들어 항암작용이 있다는 것으로 알려졌다. 대추의 효능은 노화방지, 정신과 신경안정, 경미한 이뇨작용으로 인한 체형유지, 심장혈관기능 강화 등이다.

●식물의 형태

갈매나뭇과의 낙엽 활엽 교목으로 높이가 5m 정도로 자란다. 초여름에 연한 황록색 꽃이 피고 가을에 타원형의 열매인 대추가 붉게 익는다. 길둥근꼴의 잎은 어긋맞게 나고 가지에는 무딘 가시가 있다. 열매는 식용이나 약용으로 쓰이고, 목질이 단단해서 판목, 떡메, 달구지 등의 재료로 사용된다.

●체취 시기와 법제 방법은?

가을에 붉게 성숙한 열매를 수확해 사용한다.

●성분은 무엇이 들어있을까?

아미노산, 비타민A, B2, C. P, 칼슘, 인, 철분, 마그네슘, 칼륨, 철, 유기산, 사과산, 식이성섬유, 플라보노이드, 카로틴 비타민 B군 등이 들어 있다.

●한의학적 효능은 무엇일까?

대추의 성질은 따뜻하며 독이 없고 맛이 달다. 불면증, 식욕촉진, 자양강장, 여성 냉증, 이뇨, 심장혈관의 기능강화, 부종, 노화 방지와 항암 효과가 있다.

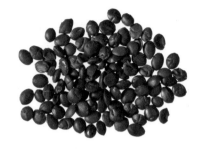

산조인(대추씨)

●항암효과와 약리작용(임상보고)은 무엇일까?

대추의 항암작용은 제2정보 전달물질을 활성화시키는 cAMP가 대량 함유되어 있기 때문이다. cAMP는 인체면역력을 향상시키는 역할을 하는데, 이렇게 되면 암세포의 성장을 억제시켜 사전에 암을 예방할 수가 있는 것이다.

대추의 항암실험에서 종양세포에는 CAMP가 매우 적게 들어 있었지만, 종양세포에 CAMP를 활성화시키자 종양세포가 정상세포로 회복되었다. 대추를 소량으로 투여했을 땐 전혀 항암작용이 없었지만, 대량 투여일 때는 암세포를 억제하는 효과가 뛰어났다.

●어떻게 섭취해야 효과적일까?

암을 치료할 때 대추 복용방법은 차로 마시는 방법 등이 있다. 차로 마실 때는 양질의 대추를 선택해 1일 100g씩 달여 수시로 나누어 마시면 된다. 또한 암 환자용 약초인 참빛살나무, 유근피, 두릅나무 등을 사용할 때 반드시 대추를 첨가하는데, 약재와 대추비율을 1:0.5로 섞으면 된다. 이처럼 대추를 첨가하는 것은 항암작용을 상승시키는 목적과 항암약의 부작용을 완화시키는 것이다.

0   1cm

동백나무

동백나무는 강심, 항암, 장출혈, 자궁출혈, 토혈, 해수, 코피, 대변 출혈, 아메바성이질, 타박상, 화상, 부스럼, 머릿기름, 식용유, 등유, 유두가 헐고 통증이 심할 때 효능이 있다.

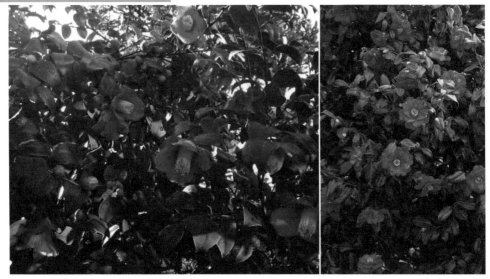

100

■ ■ **전문가의 한마디!**

동백나무(Camellia japonica L)의 꽃을 말린 것이다. 동백나무는 우리나라 중부와 남부에서 심는다. 꽃이 피는 시기에 꽃봉오리를 따서 건조실에서 말린다. 맛은 쓰고 매우며 성질은 서늘하다. 간경, 폐경에 작용한다. 혈열을 내리고 출혈을 멈추며 어혈을 없애고 부종을 내린다. 카멜린 성분은 항암작용을 나타낸다.

●식물의 형태

차나무과의 상록교목인데, 가끔 줄기 밑동에서 많은 가지들이 나와 관목처럼 자라기도 한다. 수피는 회색빛을 띤 갈색으로 미끈하다. 잎은 가죽처럼 두껍고 어긋나며, 앞면은 광택이 나는 짙은 초록색이지만, 뒷면은 노란색이 섞인 초록색이다. 잎 가장자리에는 끝이 뭉툭한 톱니들이 있다. 빨간색 꽃은 겨울에 잎겨드랑이나 가지 끝에서 달린다. 열매는 삭과로 가을에 둥글게 익으면서 3갈래로 벌어지는데, 그 속에는 진한 갈색 씨가 들어 있다.

●체취 시기와 법제 방법은?

약으로 사용되는 동백나무의 꽃봉오리는 춘분에서 곡우사이에 채취한다. 보편적으로 꽃봉오리가 볼록하고 꽃이 피려고 할 때에 채취해 햇볕이나 약한 불에 쬐어 말린 다음 종이로 봉해 건조하고 통풍이 잘 되는 곳에 보관하면 된다.

●성분은 무엇이 들어있을까?

씨에 기름이 66%가 있는데 주성분은 올레산의 글리세리드이다. 씨에 배당체 카멜린 $C18 H34 07$, 카멜리아사포닌 $C58 H92 O25$가 들어 있다. 카멜린사포닌은 카멜리아사포게놀 $C30 H5 04$(β아미린계 트리테르페노이드)과 아라비노오스로 분해가 된다.

●한의학적 효능은 무엇일까?

흰색 꽃이 피는 것을 '흰동백(Camellia japonica Linne for. albipetala H.Chang)' 이라고 부른다.

또한 일본에서 들어온 애기동백(Camellia sasanqua Thunberg)은 동백나무에 비해 잎이 작고 꽃잎 밑부분이 붙지 않음으로 구별되며 뜰동백(Camellia japonica var. hortensis Mak.)은 꽃잎이 거의 수평으로 퍼진다.

동백나무의 다른 이름은 산다(산다화), 홍다화(분류초약성), 동백, 해홍화, 여심화, 동백목, 동백나무, 해석류, 동백기름나무 등으로 부른다.

leucoanthocyanin, anthocyanin이 함유되어 있고, 열매에서 camellin, camelliagenin A, B, C, 지방유 등이 확인되었다.

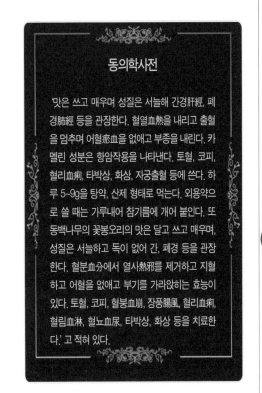

동의학사전

'맛은 쓰고 매우며 성질은 서늘해 간경肝經, 폐경肺經 등을 관장한다. 혈열血熱을 내리고 출혈을 멈추며 어혈瘀血을 없애고 부종을 내린다. 카멜린 성분은 항암작용을 나타낸다. 토혈, 코피, 혈리血痢, 타박상, 화상, 자궁출혈 등에 쓴다. 하루 5~9g을 탕약, 산제 형태로 먹는다. 외용약으로 쓸 때는 가루내어 참기름에 개어 붙인다. 또 동백나무의 꽃봉오리의 맛은 달고 쓰고 매우며, 성질은 서늘하고 독이 없어 간, 폐경 등을 관장한다. 혈분血分에서 열사熱邪를 제거하고 지혈하고 어혈을 없애고 부기를 가라앉히는 효능이 있다. 토혈, 코피, 혈붕血崩, 장풍腸風, 혈리血痢, 혈림血淋, 혈뇨血尿, 타박상, 화상 등을 치료한다.' 고 적혀 있다.

씨기름(동백기름)은 유성 연고, 기초제로 쓰며 또한 머릿기름을 만드는 데에도 쓴다.

민간에서는 꽃(산다화)을 장출혈, 자궁출혈, 토혈의 피멎이약으로 쓴다.

101

●항암효과와 약리작용(임상보고)은 무엇일까?

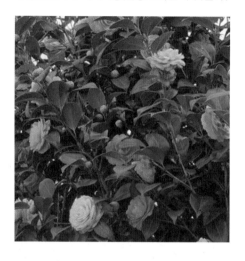

약리작용를 보면 camellin을 rat나 mouse에게 1~3개월 경구 투여하면 이식성 연조직 종양의 성장을 억제하고 또한 9.10-dimethyl-1.2-benzanthracene이 일으킨 횡문근세포종의 형성을 억제한다. 카멜린은 강심작용이 있다. 카멜리아사포닌의 용혈지수는 1:1,000이다.

횡문근 세포암의 성장을 억제시킨다.

●어떻게 섭취해야 효과적일까?

혈열을 내리고 출혈을 멈추며 어혈을 없애고 부종을 내린다. 카멜린 성분은 항암작용을 나타낸다.

토혈, 코피, 혈리, 타박상, 화상, 자궁출혈 등에 쓴다.

하루 5~9g을 탕약, 산제 형태로 먹는다.

외용약으로 쓸 때는 가루로 내어 참기름에 개어 붙인다.

동백나무 겨우살이

바닷속의 미네랄을 먹고 자생하는 백기생, 동백나무 겨우살이는 항암, 신장, 위장, 간장, 심장, 폐 질환 등을 다스린다.

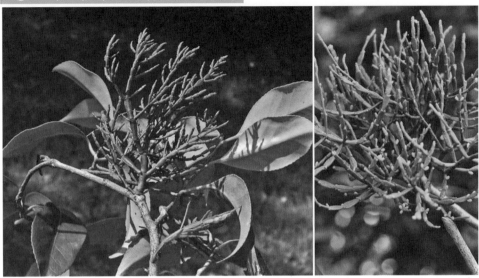

●식물의 형태

겨우살잇과의 상록 기생 관목으로 높이가 5~30cm 정도로 자란다. 가지는 녹색이고 마디마다 납작한 잔 비늘잎이 있다. 봄에서 여름에 걸쳐 황록색 꽃이 한 마디에 5~6개씩 달린다. 광나무, 동백나무, 사철나무 등에 기생한다.

●체취 시기와 법제 방법은?

가을과 겨울에 채취해 사용한다.

●성분은 무엇이 들어있을까?

서양에서는 동백나무 겨우살이를 '미슬토' 라고 부르는데, 성분분석 결과 렉틴, 다당체, 폴리알코올, 플라보노이드, 트리테르펜, 시린진, 루페올 등 1,700여종의 성분들이 들어 있었다. 성분 가운데 렉틴이 항암작용이 가장 뛰어났고 다음 순으로 비스코톡신, 다당체, 폴리알코올, 플라보노이드, 알카로이드 등으로 서로 협력해 상승효과를 발휘

■■ 전문가의 한마디!

겨우살이가 기생하는 나무에 따라 이름이 붙는데, 예를 들면 뽕나무에 기생하면 상기생, 굴참나무에 기생하면 곡기생 등으로 부르듯, 동백나무에 기생하면 백기생으로 부른다. 맛을 보면 미역이나 다시마 같은 해초 맛이 나는데, 바닷속 효소나 미네랄을 흡수하는 것으로 추정된다.

한 것으로 나타났다.

●한의학적 효능은 무엇일까?

한방에서 다시마를 곤포라고 하는데, 변비, 동맥경화, 고혈압, 갑상선기능항진, 피로회복, 콩팥기능강화, 암세포억제 작용을 한다. 이밖에 몸의 저항성 향상, 노화예방 등 장수식품으로 꼽힌다.

특히 요오드와 칼슘은 혈관노화를 막아주기 때문에 고혈압, 노화방지에 효과가 있다. 더구나 라미닌(염소아미노산)이 혈압강하에 유효하게 작용하는 것으로 증명되었다. 또 변비는 미끈미끈한 물질인 알긴산의 작용으로 개선되었다. 이밖에 동백나무 꽃에서는 항암성분이 있다는 것도 증명되었다.

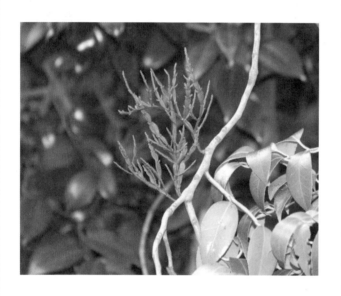

결론적으로 해초효능과 동백나무효능을 종합해보면, 고혈압, 비만증, 변비, 혈액순환촉진, 이뇨, 콜레스테롤 제거, 피부미용, 각종 암, 각종 지혈, 신장병, 위장병, 간장병, 폐병, 화상, 해수, 치질, 간경화, 갑상선염, 고환염, 부종, 항종양, 면역력 증진, 혈압 및 혈당강화 등에 유효할 것으로 추정이 된다.

●항암효과와 약리작용(임상보고)은 무엇일까?

일본에서는 최근 해조류에서 암세포를 자살시키는 해조다당체 '후코이단'을 발견했다. 후코이단은 해조에서 얻어지는 다당체인데, 화학적으로 흐코스를 구성당으로 하고 그것에 유산 또는 구론산으로 연결된 물질이다. 항종양작용이 있다는 것으로 발표되면서 크게 주목을 받고 있다.

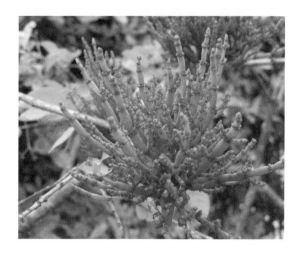

이에 대한 일본 암학회총회연구에서는 임상실험을 통해 이렇게 밝히고 있다.

암세포를 피하에 이식한 10마리 쥐 2군에 대해 1군에서는 오카나와 큰실말에서 추출한 후코이단을 21일간 투여했다. 하지만 다른 1군에겐 아무런 처치 없이 사육만 해 30일 후에 암의 크기를 비교하기 위해 해부했다. 그 결과 후코이단을 투여한 쥐에는 10마리 중 6마리가 암이 완전 소멸되었고, 남은 4마리 암도 무투여 대조군보다 크기가 10분의 1에서 반으로 줄었다.

따라서 겨우살이는 모든 암(난소낭종, 분문암, 비인암, 신장암, 위암, 유방암, 자궁암, 폐암 등), 해수, 해열, 현기증, 혈액순환, 고혈압, 동맥경화, 요통, 관절염, 협심증, 당뇨병, 자궁질환, 동상, 불임증, 호흡기질환, 신장질환, 항바이러스, 간장 질환, 식욕촉진, 허약체질, 면역력 증진 등에 효과가 있다는 것이 입증이 되었다. 특히 서구 유럽에서는 미슬토 추출물로 항암주사제나 경구용, 알코올 추출액 등으로 다양하게 사용하고 있다.

●어떻게 섭취해야 효과적일까?

동백나무겨우살이 말린 것 10~50g(보통 30g)을 탕관에 담아 1ℓ의 물을 붓고 약한 불로 3시간 이상 달여 점심과 저녁 식후 2시간에 미지근하게 데워 마신다.

마늘

면역력 강화, 정력증강에 신효인 마늘은 면역력 강화, 정력증강, 피로해소, 항암, 혈액순환촉진, 콜레스테롤수치 조절로 동맥경화증 개선, 피부와 모발의 탄력강화, 노화방지, 치매, 항균 등에 효과가 있다.

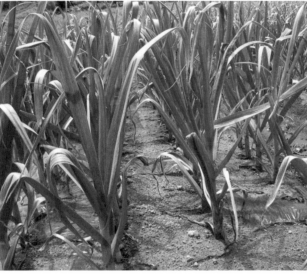
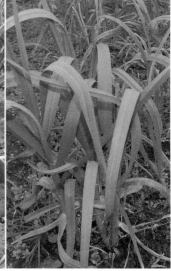

106

■■ 전문가의 한마디!

마늘은 오래전부터 조미료로 많이 활용된 식품이지만, 약으로의 사용은 많지 않았다. 겨울에 추위를 잘 이겨내는 장점이 있지만, 과다섭취는 오히려 시력장애가 나타날 수 있다. 최근에 발견된 또 하나의 흥미로운 사실은 마늘에 항암작용이 있다는 것이다. 이것은 마늘을 주식으로 키운 쥐에서 유선암 발생이 억제되었다.

●식물의 형태

마늘에 들어 있는 알리인(Alliin)은 자체로는 냄새가 없다. 하지만 마늘을 씹거나 다지면 알리인이 파괴되면서 알리신(Allicin)과 다이알릴 다이설파이드(Diallyl disulfide)가 생겨 강한 향을 뿜어낸다.

●체취 시기와 법제 방법은?

마늘을 줄기채로 뽑아 엮은 다음 걸어서 햇볕에 말려 사용한다.

●성분은 무엇이 들어있을까?

주성분으로 알리신이 많이 들어 있는데, 지방간 억제, 비타민 A, B보호, 종양예방과 치료 등에 효능이 있다. 비타민 E와 노화방지, 자양강장 성분까지 검출되었는데, 장기복용하면 효과를 얻을 수 있다.

●한의학적 효능은 무엇일까?

맛이 맵고 약성이 따뜻한 식품이기 때문에 강한 항균작용으로 이질균에 강하다.

● 항암효과와 약리작용(임상보고)은 무엇일까?

마늘에서 추출한 물질을 쥐에게 투입한 다음 암세포를 쥐에게 이식시켰는데, 암이 발생한 쥐가 1마리도 없었다. 또 중국에서 마늘에서 추출한 물질을 주사액으로 각종 종양치료에 응용했다. 그 결과 마늘이 암세포를 억제하고 암을 예방하는데 효과가 있었다. 신선한 마늘로 기른 암흰생쥐에 이식시킨 유선암 발생을 완전히 억제했다. 즉 마늘은 환자의 암파세포 전화 율을 64.8%까지 높여준다는 임상실험 결과도 있다.

일본학자가 먼저 암세포를 마늘의 추출액으로 처리한 다음 이것을 흰생쥐에 주입하였다. 그 다음 미처리로 살아있는 흰생쥐에게도 주입했다. 그 결과 흰생쥐들에게서 암에 걸린 것은 1마리도 없었다. 한마디로 마늘 왁찐의 방암 효과가 100%였다. 구 소련 의사가 마늘로 입술의 암전기흰얼룩점 194례를 치료한 결과 184례가 완쾌되었으며, 유효율이 95%까지 나타났다.

● 어떻게 섭취해야 효과적일까?

폐암에는 마늘 즙을 마신다. 백혈병에는 설하 정맥을 절개하고 마늘로 문지르면 폐암에 효과가 있다. 암성흉복수에는 감수, 사인 각 9g을 가루로 만들어 마늘에 개어 배꼽에 바르면 된다.

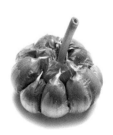
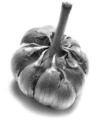

마름열매는 허약체질, 위장기능이 약해 영양실조나 노약자의 영양식으로 최고이다. 먹는 방법은 죽이나 그냥 끓여서 먹는다.

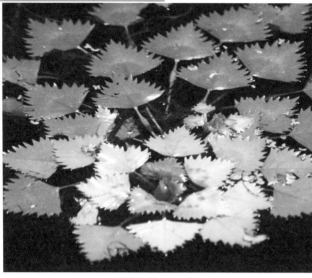

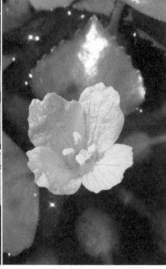

108

■■ 전문가의 한마디!

덜 익은 열매를 생식하고 성숙한 것은 찌거나 삶아서 먹는다. 맛이 밤과 비슷해 붙여진 이명이 '물밤'이다. 예로부터 마름을 건위, 강장, 진통제 등으로 사용해 왔는데, 최근에는 위암, 자궁암, 유방암 등에 효능이 것으로 밝혀졌다.

●식물의 형태

마름과의 한해살이풀로 연못이나 늪에서 자생한다. 뿌리는 진흙 속에 박고 줄기는 물위까지 가늘고 길게 뻗는다. 잎은 줄기 꼭대기에 뭉쳐나고 삼각형이며, 잎자루에 공기가 들어 있는 부낭이 있어서 물위에 뜬다. 여름에 홍백색의 작은 꽃이 피고 마름모꼴의 단단한 열매가 달린다. 이 열매를 은실이라고 하는데, 식용 또는 약용으로 이용된다.

●체취 시기와 법제 방법은?

늦은 봄 전초를 채취해 그늘에 말려서 사용하거나, 가을에 과실을 채취해 햇볕에 건조해 사용한다.

●성분은 무엇이 들어있을까?

단백질 20%, 탄수화물 55%를 비롯해 많은 효소가 들어 있는데, 이 효소가 항암작용을 한다.

●한의학적 효능은 무엇일까?

열매를 한약명으로 능실, 수율이
라고 부르는데, 예전에는 찌거나
삶아서 먹거나 죽으로 끓여 먹기
도 한다.

●항암효과와 약리작용(임상보고)은 무
엇일까?

중국에서 좀흰생쥐 엘리히복수암

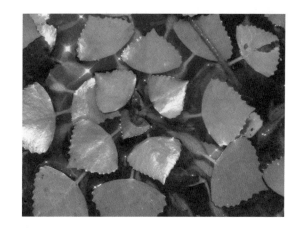

과 간암에 마름열매 달인 물이 복용했는데, 그 결과 일정한 억제작용이 나타났다. 또 좀
흰생쥐의 사르코마-180암에는 60%정도의 억제효과가 있었다.

일본의 『가정간호의 비결』에서 마름열매 30개를 흙으로 만든 그릇에 담아 약한 불로
은은하게 달인 물을 1일 3~4번 복용하면, 병원에서 포기한 위암, 자궁암 환자에게 희망이
있었다' 고 한다. 또 자궁암에 마름열매 달인 것을 마시거나, 달인 물로 음부나 자궁을 자
주 세척해도 좋다고 했다.

●어떻게 섭취해야 효과적일까?

마름 열매껍질에는 항암활성물질이 있기 때문에 위암, 식도암, 자궁암 등에 가루로 만들
어 1일 6g씩 물 또는 꿀물과 함께 마시면 효능이 있다. 또 다양한 암에 마름열매 60g, 율무,
번행초 각 30g, 등나무혹 9g 등을 탕관에 담아 달여 1일 3번 나누어 먹기면 좋다. 이밖에
마름 잎이나 줄기도 차로 말들어 수시로 복용해도 된다. 공통적인 복용법은 마름열매 5
개에 물 4홉을 붓고 반이 되도록 달여 1일 식전 3번씩 마신다.

머위

머위는 신경통, 류머티즘, 신경쇠약, 식욕증진, 타박상, 옹종정독, 독사에 물린 상흔, 치질, 염좌, 편도선염, 어혈, 해독, 감기, 기침, 가래 등에 효과가 있다.

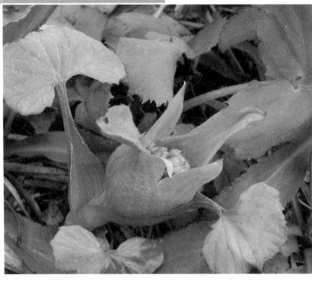
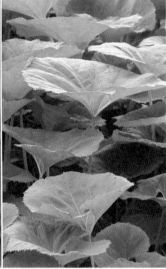

독성이 없으면서 가장 강한 항암작용을 하는 식물

▪▪▪ 전문가의 한마디!

머위는 특유의 풍미와 씹는 맛이 좋은 상큼한 녹색채소이다. 떫은맛이 강하기 때문에 너무 지나치게 데치면 좋지 않다. 데칠 때 머위에 소금을 뿌려 양손으로 약간 누르면서 굴려주면 색깔이 더욱 선명해진다. 그런 다음 물을 충분히 끓여 머위를 넣고 2~3분 데치면 떫은맛도 제거된다.

●식물의 형태

국화과의 여러해살이풀로 굵은 땅속줄기가 옆으로 뻗고 그 끝에서 잎이 나온다. 뿌리 잎은 잎자루가 길고 신장꼴인데, 전체적으로 꼬부라진 털이 나 있다. 이른 봄에 잎보다 먼저 꽃줄기가 자라고 꽃 이삭은 커다란 포엽에 싸여 있다. 암꽃은 백색이고 수꽃은 황백색인데, 모두 씨방 끝에 붙은 솜털 같은 관모가 있다. 잎자루는 산채로 식용되고 꽃 이삭은 식용 또는 기침약으로 사용된다.

●채취 시기와 법제 방법은?

여름과 가을에 채취해 깨끗이 손질해 햇볕에 말리거나 신선한 것을 쓴다.

●성분은 무엇이 들어있을까?

꽃봉오리 성분에는 쓴맛이 나는 페타시틴 $C_{20}H_{28}O_4$, 이소페타시틴 $C_{20}H_{28}O_3$, 정유(티몰에틸에테르, 메틸카비콜, 후키논), 쿠에르세틴과 켐페롤 등이 들어 있다. 잎에는 플라보노이드, 트리테르펜사포닌, 흔적의 알칼로이드 등이 함유되어 있다. 이밖에 박케놀리드 성분도 들어 있다. 꽃봉오리를 관동화 대용품으로 사용한 일도 있다.

●한의학적 효능은 무엇일까?

머위의 효능에는 기침을 멈추게 하고 가래를 삭이며, 평천 작용도 있다. 동구에서 관동화와 잎으로 제제를 만들어 인후염, 기관지염, 기관지천식 등을 치료하고 있다. 즉 1% 요드액을 고양이의 우측 늑막강에 주입시켜 기침을 나게 했다. 하지만 전제를 경구 투여했을 때 현저한 진해작용이 나타나지만 오래가지는 못했다. 머위 성미는 맛이 쓰고 매우며 성질이 서늘하다.

『강서초약에는 해독과 어혈을 제거해주는데, 편도선염, 옹종정독, 독사 등에 물린 상흔에 사용한다 하였고 『절강민간상용초약』에는 부기를 가라앉히고 통증을 완화시키며 해독과 담을 제거해준다. 따라서 타박상과 독사에 물린 상흔을 치료해준다.

●항암효과와 약리작용(임상보고)은 무엇일까?

머위 꽃 달임 약을 동물 실험한 결과 두렷한 거담작용과 기침멎이에 효능이 있었다. 잎 달임 약 역시 진해거담, 항염증(다당류) 등에도 효과가 있다. 하지만 정확한 유효성분은 아직까지 밝혀지지 않고 있지만 암환자들의 인내할 수 없는 통증을 완화시켜주는 역할도 있다고 한다. 최근 들어 독일, 스위스, 프랑스 등지에서 가장 탁월한 항암치료제로 각광을 받고 있다. 즉 스위스 자연요법의사 알프레드 포겔 박사는 '머위는 독성이 없으면서 가장 강한 항암작용을 하는 식물이다.' 라고 극찬을 했다.

유럽지역의 머위와 우리나라 머위는 약간 차이가 있다. 하지만 우리나라 머위도 민간에서는 암 치료에 활용하고 있는데, 서양머위와 비슷한 효과가 있다고 한다.

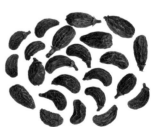

●어떻게 섭취해야 효과적일까?

갑자기 심한 기침할 때는 관동화 75g, 잘게 썬 뽕나무뿌리속껍질, 알맹이를 제거한 패모, 오미자, 구워서 잘게 썬 감초 18.75g, 지모 0.375g, 껍질과 끝을 제거해 볶아서 갈아 놓은 행인 1.125g 등을 거칠게 짓찧어 굵은 체로 받쳐 매회 11g을 물 1잔을 붓고 2/3쯤으로 졸인다. 찌꺼기를 건져내고 따뜻하게 데워 복용하면 된다. [성제총록, 관동화탕]

• 멎지 않는 만성해수

자완 113g, 관동화 113g 등을 거칠게 찧어 체로 받쳐 가루로 만든다.

매회 11g에 물 1잔(적은 잔)과 생강 0.185g을 넣고 3/5가 되도록 달여서 찌꺼기를 건져내고

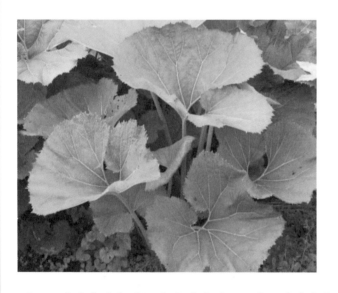

1일 3~4회 따뜻하게 데워 복용한다. [태평성혜방, 자완산]

천식과 기침이 멎지 않거나, 가래 속에 피가 나올 때 관동화를 쪄서 불로 말린 다음 백합을 같은 양으로 섞어 가루로 만들어, 정제한 꿀에 반죽해 용안 크기의 환제로 만든다. 매회 1환을 식후 잠자리에 들기 전에 씹어 생강

탕으로 마시면 된다. 가능한 한 입에 머금고 있는 것이 가장 좋다. [제생방, 백화고]

민간에서는 3~4월에 머위꽃줄기를 베어 그늘에 말려 나물로 먹기도 한다. 꽃봉오리나 잎은 식욕증진과 거담일 때 1일 15g을 탕관에 담아 물로 달여 식전에 복용하거나 달인 물로 양치질을 하면 된다. 타박상, 치질, 염좌 등일 때 생잎을 불에 구워 환부에 온, 습포하면 통증이 완화되면서 회복이 빨라진다.

무화과

무화과의 주성분은 당인데, 전체 열매에서 약 10%(말린 것 66%)를 차지하고 있고 비타민, 미네랄당 등도 약간 들어 있다. 식이섬유 펙틴이 들어 있기 때문에 원활한 장운동으로 변비에 좋다.

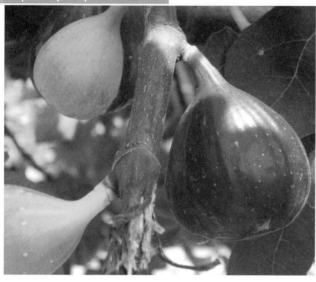
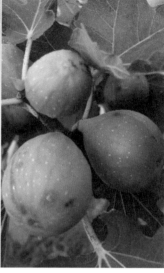

●식물의 형태

뽕나무과의 낙엽관목과 활엽수로 높이가 2~4m로 자란다. 손바닥 모양의 잎이 어긋나게 달린다. 봄부터 여름까지 잎겨드랑이에 열매 같은 꽃 이삭이 달린다. 열매는 8~10월에 어두운 자주색으로 익는다.

●채취 시기와 법제 방법은?

가을에 뿌리를 채취해 햇볕에 말려 사용한다.

●성분은 무엇이 들어있을까?

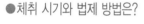

뿌리와 뿌리껍질에는 psoralen, bergapten, guaiazulene 등이 들어 있다. 잎에는 사포닌, 알칼로이드, 플라보노이드(루틴), 고무질, 수지, 비타민 C, 쿠마린인 프소랄렌마스테롤(0.37%), 베르갑텐(0.59%), 정유 등이 들어 있다. 정유에는 P-시멘, 과이어콜, 발레린산, β스티그마스테롤, β아미린, 루테올, 4-타락사스테롤, 푸로쿠마르산-O-β-D-글루코푸라노시드(녹는점 125℃, 물분해 되면 프소랄렌으로 변한다), 피쿠신 C11 H6 O3, 펩

■■ **전문가의 한마디!**

113

무화과에는 항염작용과 함께 목통증, 치질 등에도 효과가 있다. 즉 잎 달인 물을 치질환부에 바르거나 세척하면 효과가 있다. 과육 또는 잎에서 나오는 흰색유액 펩티드는 혈압을 억제해주고 외용으로 사마귀를 제거해준다. 과육에는 청혈작용이 있고 코피, 토혈, 하혈 등을 다스리며, 폐결핵으로 나타나는 각혈에 효과가 더 좋다.

톤 분해효소 등으로 구성되어 있다.[약초의 성분과 이용]

성숙한 열매 10%나 미성숙한 열매 13% 등을 비롯해 식물 즙에는 공통적으로 항종양 성분이 함유 되어 있는데, 그 가운데 즙에는 amylase, esterase, lipase, protease 등의 성분이 구성되어 있다. 또 비타민 B1, B2, B6, C, 알칼로이드, 사포닌, 고무질, 수지, 피신 등이 있다. 유기산 중에 레몬산이 가장 많고 소량의 푸마르산, 호박산, 말론산, 싱아산, 사과산, 시킴산, 퀴닌산 등도 있다.

마른 열매에는 전화당 20~45%, 줄기와 열매 젖즙에는 고무질 13%, 크라딘 28%, 수분 66%를 비롯해 단백분해효소가 들어 있다.[약초의 성분과 이용]

●한의학적 효능은 무엇일까?

성미는 맛이 달고 성질이 평하면서 독이 없기 때문에 폐경, 비경, 대장경 등을 관장한다. 따라서 건위청장, 부기, 해독 작용을 다스린다. 이밖에 변비, 종독, 유방경결, 황수창, 인후통, 식욕부진, 설사, 목구멍 부기와 통증, 해수, 유즙분비촉진, 소화불량, 장염, 해열, 사마귀 제거, 건위, 담 제거, 기 순환조절, 치질, 옹창개선 등을 낫게 해준다.

●항암효과와 약리작용(임상보고)은 무엇일까?

무화과는 뽕나무과의 낙엽활엽고목으로서 열매, 뿌리, 잎 등을 약용으로 사용한다. 덜 익은 열매나 마른열매, 유즙에는 항암성분이 많다. 더구나 영양분이 풍부해 식용으로 하는데, 변비가 있을 때 먹으면 해결된다. 나무즙액을 rat의 이식성육종에 주사한 결과 억제하는 성분이 나타났다. 마른열매 추출물로 활성탄과 acetone 등의 처리를 거쳐 얻어진 물질은 항에리히에 육종작용을 나타냈다. 미성숙 열매에서 얻은 즙은 이식성 선암, 골수성 백혈병, 림프 육종 등의 발달을 퇴화시켰다. 하지만 rat에게 0.02㎖, 토끼에게 0.05㎖을 정맥주사하면 즉사하는데, 해부한 결과 내장의 모세혈관이 손상된 것으로 나타났다. 복강 내 주사상황도 이와 마찬가지였다. 그렇지만 피하주사는 국소괴사만 나타났고 내복에서는 독이 없었다. 석유 에테르, ethylether 추출물은 토끼, 고양이, 개 등을 실험한 결과 혈압을 낮췄고 호흡은 약간 흥분된 것으로 나타났다. 고양이의 순막시험에서도 신경절 차단 작용은 일어나지 않았으며, 혈압을 강하작용의 원리는 말초성에 속했다.

잎의 psoralen, bergapten, β-amyrin, lupeol 등의 성분이 약리작용을 한다.

약리실험에서 강압, 항암, 소화, 설사를 다스려주고, 식욕이 없거나 소화불량, 이질, 변비, 장염, 치질, 부스럼, 옴 등에도 처방된다. 이런 증상일 때 1일 30~60g(신선한 것은 한번에 1~2개)을 물에 달여 복용한다. 외용약으로 사용할 때는 달인 물로 환부를 씻거나 가루로 만들어 기초제와 섞어 바른다.

●어떻게 섭취해야 효과적일까?

• 폐암

무화과나무뿌리를 물에 달여 복용한다. [민간요법]

• 위암, 장암

매일 식후 말린 무화과 20g을 탕관에 담아 물로 달이거나, 신선한 생으로 열매 5개를 복용하면 된다. [중의약연구자료 1978년 제 6권, 상민의 항암본초, 한국항암본초]

• 식도암

신선한 무화과 500g, 살코기 100g을 30분간 고아서 복용한다. [초약수책, 상민의 항암본초]

• 방광암

무화과 30g, 목통 15g을 물에 달여 복용하면 된다. [중의종류적방치, 상민의 항암본초] 1일 37.5~75g을 물에 달여서 복용하거나, 열매 1~2개를 생으로 먹는다. 외용으로 사용할 때는 달인 물로 씻거나, 가루로 만들어 개어서 환부에 바르거나, 가루를 목 안에 불어 넣어준다.

• 위암, 식도암, 대장암

무화과 20개를 탕관에 담아 물로 달여 식후 30분 1일 3번 보리차 대용으로 마시면 효과가 있다.

매실

암세포 성장을 억제하는데 효과가 있는

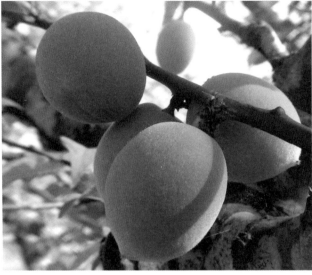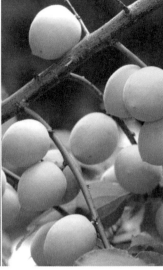

116

■■■**전문가의 한마디!**

매실은 발암인자 과산화 지질의 생성을 억제해 발암물질이 DNA에 붙지 못하게 해준다. 효능은 위장연동운동과 위액분비를 촉진해 위장강화와 강한 항균작용을 한다.

●식물의 형태

 매실나무의 열매로 매실나무는 장미과의 소교목으로 높이가 4~5m 이다. 잎은 어긋나거나 달걀꼴이며 톱니가 나 있다. 4월경에 희거나 불그레한 꽃이 먼저 피고 잎은 나중에 달린다. 6월에는 살구모양의 황색 열매가 달리는데, 이것을 매실이라고 한다.

●체취 시기와 법제 방법은?

 5월말에서 6월말까지 덜 익은 푸른 열매를 수확해 깨끗이 씻어 햇볕에 말리거나, 씨를 제거한 다음 즙으로 내어 사용한다.

●성분은 무엇이 들어있을까?

 매실에는 85%가 수분이고 나머지는 당분이 10%, 유기산이 5%가 들어 있다. 유기산 중 시트르산(구연산)의 함량은 다른 과일보다 월등히 많이 들어 있다. 피루브산, 칼슘, 철분, 마그네슘, 아연 등이 풍부하다.

● 한의학적 효능은 무엇일까?

 매실은 처음엔 푸르다가 황색으로 변하면서 마지막엔 암홍색으로 익는다. 약효가 가장 좋은 것은 푸른 매실인데, 오래전부터 열을 내리고 설사와 기침을 멈추게 해준다. 이밖에 구충제로도 사용하고 있다. 매실의 구연산은 살균과 해독작용을 하기 때문에 식중독을 다스리면서 구토, 식욕부진, 소화불량 등에도 효능이 뛰어나다. 매실엑기스는 위암과 장암 등에도 좋은 효과가 있다.

● 항암효과와 약리작용(임상보고)은 무엇일까?

 매실이 암세포 성장을 억제하는데, 효과가 있다는 연구결과가 나왔다. 정종태 보해 중앙 연구소장의 연구논문 '매실로부터 암세포를 억제하는 새로운 항암물질의 분리 동정 및 그 활성분석' 에서 발표되었다. 즉 매실에서 암세포를 저해하는 활성물질 B-1을 분리 정제, 그 물질의 항암활성을 분석한 결과 높은 암세포 생육 억제효과가 나타났다

● 어떻게 섭취해야 효과적일까?

 푸른 매실의 씨를 제거한 다음 즙을 낸다. 즙을 용기에 붓고 은은한 불에 끓인다. 이때 거품을 걷어내고 골고루 저어주면서 흑갈색의 액이 될 때까지 졸인다. 청매실 1말을 준비해 즙으로 끓여 2홉이 되도록 만든다. 혹은 매실즙을 햇볕에 말려서 사용하거나, 콩 알 만하게 환제를 만들어 2알(약 2g 정도)을 1일 2~3회 복용하면 된다.

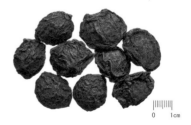

0   1cm

민들레(포공영)

천연 강장제인 민들레는 위염을 다스림과 동시에 암세포 죽이면서 간을 보호하고 세치를 검게 만들어주는 효능이 있다. 포공영은 민들레를 말한다.

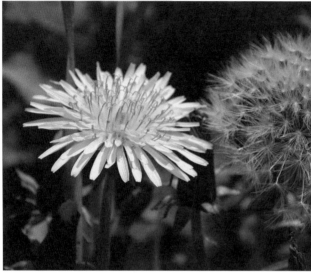
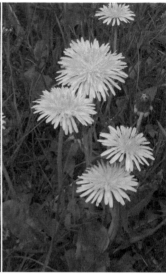

■■■ 전문가의 한마디!

누구나 알고 있듯이 민들레는 생명력이 매우 질긴 식물로 정평이 나 있는데, 유방암에 효과가 있고 해독과 청혈작용을 한다. 구미에서는 소화불량과 위장병에 민들레를 복용하고 있다.누구나 알고 있듯이 민들레는 생명력이 매우 질긴 식물로 정평이 나있는데, 유방암에 효과가 있고 해독과 청혈작용을 한다.

●식물의 형태

국화과의 여러해살이풀 민들레의 지상부를 말린 것이다. 원줄기가 없는 대신 잎이 뭉쳐서 난다. 모양은 무잎처럼 깊게 갈라지고 가장자리에 톱니가 있다. 4~5월에 노란색 꽃이 핀다, 씨는 수과로 흰 관모가 달려 바람을 타고 멀리 흩어진다. 우리나라 전국 산과 들에서 자생한다.

●체취 시기와 법제 방법은?

민들레를 잎이 달린 전초와 뿌리를 채취해 손질한 다음 햇볕에 말려서 사용한다.

●성분은 무엇이 들어있을까?

전초에 플라보노이드 종류인 코스모시인, 루테올린, 글루코시드, 타락사스테롤, 콜린, 이눌린, 펙틴 등의 성분이 들어 있다. 뿌리에는 타라솔, 타라세롤, 타라세스테롤, 아미린, 스티크마스테롤, 시토스테롤,

콜린, 유기산, 과당, 자당, 글루코세, 글루코사이드, 수지, 고무 등이 들어 있다. 잎에는 루테인, 카로틴, 아스코르브산, 비오라산딘, 프라스토쿠이오네, 비타민B1, B2, C, D 등이 들어 있다. 꽃에는 아르니디올, 프라보산딘, 루테인 등이 들어 있다. 꽃가루에는 시토스테롤, 스티크마스트, 엽산, 비타민C 등이 들어 있다. 녹색 꽃받침에는 프라스토쿠이노네, 꽃자루에는 시토스테롤과 아미린 등을 비롯해 코우메스테롤, 비타민B2, 카로테네 등이 함유되어 있다.

●한의학적 효능은 무엇일까?

포공영은 민들레의 꽃은 피기 전에 채취해 말린 것인데, 해열, 발한, 건위제 등의 약제로 쓰여왔다. 또 비타민 A와 동일한 화학구조가 있기 때문에 야맹증에도 이용되고 변비에도 효과가 좋다. 영양분을 보면 칼륨, 칼슘, 마그네슘 등이 풍부해 열을 내리고 해독해주며, 이뇨와 울결을 풀어준다. 또한 급성 유선염, 림프절염, 나력, 청독창종, 급성 결막염, 감기 발열, 급성 편도선염, 급성 기관지염, 위염, 간염, 담낭염, 요로감염 등을 치료해준다.

『본초강목』에서 민들레는 부인들의 유종을 치료한다고 했다. 『의학입문』에는 열독을 제거하고 악창을 소멸시킨다. 또 식독을 제거하 체기를 내려준다고 했다. 『약용식물사전』에는 건위, 이뇨, 하혈, 젖을 빨리 나오게 하는데 효과가 있다고 했다. 이 가운데 건위와 최유의 효과가 가장 뚜렷하다.

특히 단백질을 분해시키는 특수효소가 민들레에 함유되어 있어 암세포를 녹여내는 작용을 한다. 식도가 좁아졌을 때 민들레뿌리를 짓찧은 즙을 마시면 크게 효과를 볼 수가 있다.

●항암효과와 약리작용(임상보고)은 무엇일까?

칼륨(K)은 이뇨제역할을 하기 때문에 부종과 복수에 효과적이다. 칼슘(Ca)과 마그네슘(Ma)은 골격구성에 효과가 있어서 출

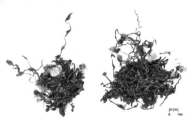

산 후 치아와 뼈를 튼튼하게 해준다. 마그네슘(Mg)과 철분(Fe)은 혈액생성촉진과 위산과 다를 중화시켜 주기 때문에 통풍, 류머티즘일 때 민들레 즙을 3~4주간 마시면 증상이 사라진다. 이밖에 황달과 비장 등에도 효과가 매우 있다.

● 어떻게 섭취해야 효과적일까?

• 급성 유선염

말린 민들레뿌리줄기를 가루로 내어 바셀린과 섞어 고약을 만들거나 신선한 것을 짓찧어 환부에 바르면 된다. (당본초)

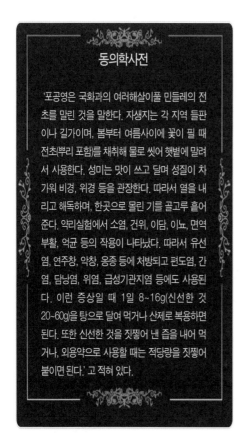

동의학사전

'포공영은 국화과의 여러해살이풀 민들레의 전초를 말린 것을 말한다. 자생지는 각 지역 들판이나 길가이며, 봄부터 여름사이에 꽃이 필 때 전초(뿌리 포함)를 채취해 물로 씻어 햇볕에 말려서 사용한다. 성미는 맛이 쓰고 달며 성질이 차가워 비경, 위경 등을 관장한다. 따라서 열을 내리고 해독하며, 한곳으로 몰린 기를 골고루 흩어준다. 약리실험에서 소염, 건위, 이담, 이뇨, 면역부활, 억균 등의 작용이 나타났다. 따라서 유선염, 연주창, 악창, 옹종 등에 처방되고 편도염, 간염, 담낭염, 위염, 급성기관지염 등에도 사용된다. 이런 증상일 때 1일 8~16g(신선한 것 20~60g)을 탕으로 달여 먹거나 산제로 복용하면 된다. 또한 신선한 것을 짓찧어 낸 즙을 내어 먹거나, 외용약으로 사용할 때는 적당량을 짓찧어 붙이면 된다.'고 적혀 있다.

유선염일 때 민들레 생것 40g을 짓찧은 즙에 25% 알코올 20ml를 섞어 1일 1~2번에 복용하면서 찌꺼기를 환부에 붙인다. 2~3일 치료하면 열이 내리고 염증이 가라앉으며, 통증까지 멈춘다. 또 민들레 5g, 금은화 10g에 물을 붓고 1일 2번에 갈라 먹으면 된다. (북한동의처방대전 제 4권 2311-2312면)

• 만성위염

민들레 20g에 막걸리 1숟가락을 함께 넣어 2번 달인 탕액을 혼합해 삼시 3끼 식후에 복용하면 된다. (중약대사전)

• 위궤양, 십이지장궤양

민들레뿌리를 가루를 1일 3회, 1회에 5푼씩 식후에 복용하면 된다. (중약대사전)

• 유방종기

포공영은 유방종기를 치료하는 데 최고의 명약이다. 다양한 의학 서적을 보면 '밭두둑, 길옆 등의 모든 장소에 자생하고 있다. 꽃이 피고 질 때 눈송이 같은 것이 바람에 날리는데, 그것이 무엇인지 정확하게 알 수 없다.' 라고 했다. '무술년(1598년) 초 천병이 왔을 때 5 - 5군락이 막사 인근에 있었

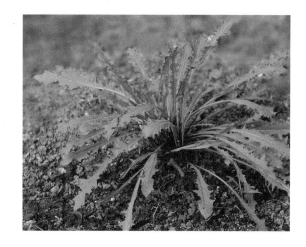

는데, 천병이 그것을 하나 캐어서 삶아 먹고 있었다.'

민간에서 가래약으로 기침과 폐결핵 등에 처방한다. 오줌내기약으로 신석증에 처방한다. 염증약으로 대장염, 웨궤양 등에 처방한다. 엄마들이 젖이 부족할 때 잎을 나물처럼 무쳐 먹는다. 커피를 대신해 뿌리를 차처럼 달여 마시기도 한다.

차 처럼 마실 때에는 포공영 10g에 물 200cc를 사용한다.

번행초

위장을 튼튼하게 해주는데, 바닷가 염생식물 약초 번행초, 산에서 나는 식물약초 삽주 뿌리, 약나무 예 덕나무 등을 3대 약초로 불린다.

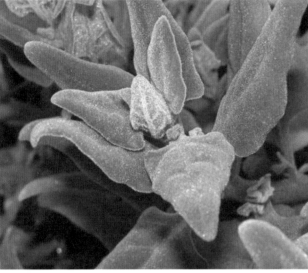
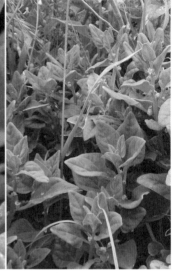

■■ 전문가의 한마디!

허준이 스승 유의태의 병 (위암)을 치료하기 위해 찾았던 약초가 바로 번행초이다. 번행초는 민간에서 위암에 특효약으로 알려진 약초이다. 일명 갯상추라고도 불리는데, 영어로는 뉴질랜드시금치이다..

122

●식물의 형태

중심자목 석류풀과의 여러해살이풀로 풀 전체에 털은 없고 다육질이며, 빽빽하게 낱알 모양의 돌기가 나 있다. 잎은 어긋나고 여름부터 가을에 걸쳐 잎겨드랑이에서 1~2개의 황색 꽃이 피며, 열매는 견과이다. 어린잎은 식용한다.

●체취 시기와 법제 방법은?

여름과 가을사이에 꽃이 필 때 채취하여 손질한 다음 햇볕에 말려 사용한다.

●성분은 무엇이 들어있을까?

전초에는 철, 칼슘, 비타민 A를 비롯한 다양한 비타민 B가 들어 있고 인지질로는 phosphatidylocholine, phosphatidyl ethanolamine, phosphatidylserine, phosphatidylinositol 등의 성분이 있다. 이것들은 효모균속 Saccharomyces spp에 대해 항균작용을 하는 것으로 밝혀졌다.

● 한의학적 효능은 무엇일까?

 위장을 튼튼하게 해주는데, 바닷가 염생
식물 약초 번행초, 산에서 나는 식물약초
삽주 뿌리, 약나무 예덕나무 등을 3대 약초
로 불린다. 특히 위암, 식도암, 자궁암, 자
궁경부암, 위장병, 위염, 청열 해독, 만성위
장병, 위산과다, 위궤양, 장염, 장카타르,
눈 통증, 부스럼, 고혈압, 자양강장 등에 효
과가 있다.

● 항암효과와 약리작용(임상보고)은 무엇일까?

 어린가지에는 사포닌이 많은데, 사포닌

의 독성은 강하지 않다. 잎을 푹 삶으면 독성이 제거되어 채소로도 섭취할 수가 있다. 일
설에는 항괴혈병에 작용한다는 주장도 있다. 특히 번행초는 해열해독, 풍 제거, 부종 등
에 효능이 있으며, 장염, 패혈증, 정창홍종, 풍열목적 등을 치료해준다.

● 어떻게 섭취해야 효과적일까?

 위암, 식도암, 자궁경부암 치료에는 번행초 120g, 능경(마름줄기의 신선한 풀 또는 마름열매)
150g, 율무쌀 40g, 결명자 15g을 탕관에 담아 달여 복용하면 된다.[본초추진]
 예로부터 위장약으로 처방되어 왔는데, 최근 들어 위암에도 효능이 있는 것으로 밝혀졌
다. 말린 번행초를 1일 20g씩 달여 복용하면 된다.

백화사설초

종양세포 억제와 전립선염에 뛰어난 백화사설초(백운풀)는 급성림프세포형, 과립세포형, 단핵세포형 등의 종양세포에 비교적 강한 억제 작용이 있다.

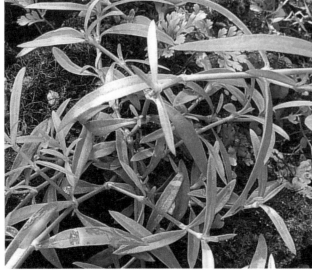
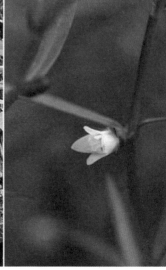

124

■■ 전문가의 한마디!

백화사설초를 일명 백운풀로도 불리는데, 독을 풀어주고 염증을 삭여주며, 오줌소태와 통증을 멎게 해준다. 더구나 소화기와 임파계 종양을 다스리는데, 암세포억제와 괴사작용에 탁월한 효과도 있으며, 백혈구 탐식작용도 있다. 최근 다양한 실험결과를 통해 백화사설초가 항암에 효과가 매우 뛰어나다는 보고도 있다.

●식물의 형태

꼭두서닛과의 한해살이풀로 높이가 10~30㎝정도로 자란다. 밑에서 가지가 갈라져 자라고 잎이 마주난다. 8~9월에 흰색 또는 붉은빛을 띤 꽃이 달린다. 우리나라의 백운산과 제주도, 중국, 일본 등지에도 분포한다.

●체취 시기와 법제 방법은?

여름과 가을에 전초를 채취해 손질한 다음 깨끗이 씻어 햇볕에 말려 사용한다.

●성분은 무엇이 들어있을까?

sitosterol, flavonoid, alkaloid 등이 함유되어 있다.

●한의학적 효능은 무엇일까?

백화사설초는 우리나라나 중국의 옛 의학서적에서도 전혀 언급되지 않았던 약초였다.

하지만 지금부터 20년 전 홍콩의 유명한 어떤 의사가 이 약초를 복용해 간암을 고친 후부터 세계적으로 암 치료약초로 널리 사용되었다.

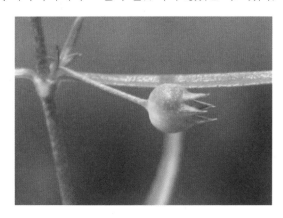

대전대 한방병원에서 백화사설초 등 10여 가지 약초를 항암제로 개발해 환자들에게 투여했는데, 그 결과 상당한 치료효과가 있었다. 또 싱가포르대학장 이광전 박사는 "간암에 대해홍콩의 권위 있는 병원조차 치료약이 없다고 해서 백화사설초를 매일 150g씩 전탕으로 복용한 결과 3개월 만에 완치했다."고 했다.

●항암효과와 약리작용(임상보고)은 무엇일까?

실험에서 간암세포를 제거하고 박테리아를 억제하는 것으로 나타났다. 예를 들면 생쥐를 이용한 실험에서 암세포 억제와 암세포를 괴사시키고 백혈구의 탐식작용을 향상시켰다. 백화사설초는 다양한 종양과 염증치료에 효과가 뛰어나 소화기계와 임파계 종양에 효과가 좋았다. 더구나 직장염, 간염, 기관지염, 편도선염, 후두염 등의 염증에도 치료효과가 있었다.

●어떻게 섭취해야 효과적일까?

• 위암

백화사설초 90g, 백모근 90g, 율무씨 37.5g, 흑설탕 120g을 탕관에 담아 물로 달인 것을 1일분으로 하여 3번 나누어 마시면 된다. 또 백화사설초 75g, 용규 37.5g, 반리련 37.5g, 인동줄기 37.5g을 탕관에 담아 물로 달여 1일분으로 하여 여러 번 마시면 된다.

• 직장암

백화사설초 150g, 백모근 150g을 탕관에 담아 물로 달여 마시거나, 백화사설초 170g, 백모근 75g, 얼음사탕 300g을 탕관에 담아 달인 다음 차처럼 자주 마시면 된다.

• 간암

백화사설초 180g, 백모근 150g, 흰 설탕을 탕관에 담아 물로 달인 것을 1일분으로 하여 장복하면 된다. 특히 방사선치료 때 이 약을 함께 복용하면 효과가 좋다. 또 백화사설초 75~150g, 소철잎 30~45g, 대추 10~15개를 탕관에 담아 물 2~3사발을 붓고 1~1.5사발이 되도록 달여 잠자기 전에 마시면 된다.

• 자궁암

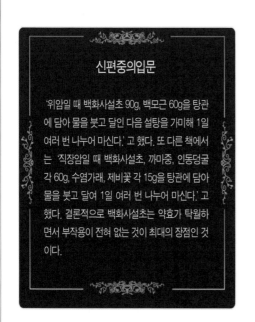

신편중의입문

'위암일 때 백화사설초 90g, 백모근 60g을 탕관에 담아 물을 붓고 달인 다음 설탕을 가미해 1일 여러 번 나누어 마신다.' 고 했다. 또 다른 책에서는 '직장암일 때 백화사설초, 까미중, 인동덩굴 각 60g, 수염가래, 제비꽃 각 15g을 탕관에 담아 물을 붓고 달여 1일 여러 번 나누어 마신다.' 고 했다. 결론적으로 백화사설초는 약효가 탁월하면서 부작용이 전혀 없는 것이 최대의 장점인 것이다.

백화사설초 37.5g, 반지련 37.5g, 백모근 18g, 얼음사탕 37.5g을 탕관에 담아 물을 붓고 달여 1일분으로 하여 마시면 된다.

방광암에는 백화사설초 37.5g, 백영 37.5g, 뱀 딸기 18g, 금전초 37.5g, 토복령 37.5g, 율무뿌리 37.5g을 탕관에 담아 물로 달여 1일분으로 하여 마시면 된다. 만약 소변이 나올 때 따가운 느낌이 있다면 구맥, 편축, 감초꼭지, 목통 등을 배합해 달이고, 소변이 잘 나오지 않으면 차전초와 택사를 더 배합하면 된다.

• **종양**(유선암, 식도암, 자궁경부암, 악하선암)

신선한 갈퀴덩굴 300g에서 짜낸 즙에 흑설탕을 적당하게 넣어 1일 1첩씩 더운 물에 타서
복용하거나, 마른 갈퀴덩굴 40g
을 깨끗이 씻어 자른 다음 물을
붓고 30~60분정도 달여 흑설탕을
적당히 넣어 1일 1첩씩 3~6회 나
누어 복용한다. 또 마른 것을 깨
끗이 씻어 자른 다음 가마솥에 넣
어 살짝 볶아 1일 40g씩 끓인 물을
붓고 우려내어 몇 번을 나누어 복
용한다.

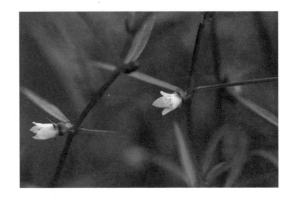

이렇게 해서 유선암, 식도암, 자궁경부암, 악하선암 등을 치료한 9례가 있다. 즉 임상적
치유(객관적인 검사에서 종양이 없어졌다고 판단된 다음 체력이 회복되면서 1년 이상의 관찰에서 재발하지 않
을 때) 1례, 현효(증상이 거의 사라지고 종양이 눈에 띄게 작아지면서 체력이 어느 정도 회복된 상태가 1년 이상
지속되었을 때) 2례, 무효 3례였다.

또한 양성종양 6례를 치료한 결과 현효 2례, 유효 4례였다. 치료기간은 가장 짧은 것이 1
개월 정도였고 가장 긴 것이 2년 정도였다. 장기간 복용해도 독성이나 부작용이 발견되
지 않았다. 다만 극히 일부환자에게서 현기증과 구역질 등이 나타났지만, 흑설탕을 가미
한 결과 반응이 가벼워졌다. 이와 동시에 자양강장의 토종약초를 함께 복용한 결과 저항
력이 강해져 반응이 거의 사라졌다.[임상보고, 중약대사전]

민간요법으로 마른 전초 36g을 1시간 정도 물로 달여 1일 여러 번에 나누어 복용하면 자
궁경부암, 유방암, 식도암 등을 비롯해 이하선염에 효과가 있다. 뿌리는 폐렴과 자궁내막
염 등에 처방한다.

백출(창출)

위쪽에는 피모, 중간에는 심과 위, 아래에는 허리와 배꼽 질환을 치료해준다.

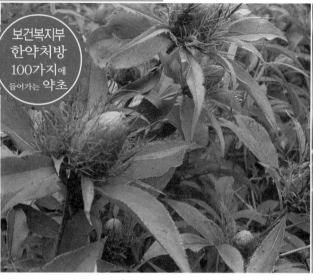

보건복지부
한약처방
100가지에
들어가는 약초

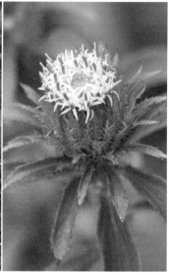

■■전문가의 한마디!

백출(창출)은 비위를 강하게 해주고 설사를 멎게 하면서 습을 제거해준다. 소화불량, 다한증, 곽란으로 인한 설사 등을 치료해준다. 단전 사이의 혈을 원활하게 만들어 오줌을 잘 통하게 해주고 허량한 위에 나타나는 이질을 낮게 해준다. 피부의 풍을 제거하고 위를 보해 주며 중초를 고르게 해준다.

128

●식물의 형태

삽주의 덩어리진 뿌리가 백출이다. 성질이 따뜻해 비위를 돕고 소화불량, 구토, 설사 등에 처방된다. 삽주는 국화과의 여러해살이풀로 키가 50cm까지 자란다. 잎은 어긋나고 흰색을 띤 분홍색 꽃은 줄기 끝이나 잎겨드랑이에서 두상 꽃차례로 한곳에 모여서 핀다. 굵은 뿌리를 가을에 캐서 햇볕에 말리는데, 이것을 백출 또는 창출이라고 한다. 흰 솜털로 덮여 있는 어린순은 봄철에 삶아서 나물로 먹는다.

●체취 시기와 법제 방법은?

늦가을에 뿌리를 채취해 손질한 다음 햇볕에 말리거나 불에 쬐어 건조시킨다. 쌀뜨물에 담가두면 조한 성질이 약해지고 정유일부가 없어진다. 프라이팬에 살짝 볶으면 맛이 더더욱 구수해지는데, 달이거나, 가루로 내거나, 술로 담가 항상 복용해주면 좋다. (본초)

●성분은 무엇이 들어있을까?

뿌리덩이에는 2~3.2%의 방향성 정유가 들어있는데, 정유의 성분은 아트락틸론이다. 이것은 후각을 자극해 반사적으로 위액분비를 촉진시켜주는 역할을 한다. 이밖에 '디아스타제', '이눌린' 등의 성분을 비롯해 비타민을 비롯한 다른 영양가도 많이 들어 있다. volantile oils, 베타세리빈, 아트락타론 등은 억균 작용이 있다.

●한의학적 효능은 무엇일까?

백출은 감기, 전염병, 코 막힘, 현기증, 당뇨병, 폐결핵, 류머티즘, 통풍, 신체 동통, 관절통, 근육통, 식욕부진, 구토, 어혈, 부기, 약한 근골, 이뇨, 더위, 과식, 하혈, 사지무력, 주색, 설사, 이질, 말라리아, 담음, 수종, 풍한으로 나타나는 습비, 족위, 야맹증, 울체된 기로 나타나는 체기, 습이 성하고 비장이 쇠약할 때 등을 낫게 해준다.

●항암효과와 약리작용(임상보고)은 무엇일까?

약리작용으로 정유는 진정 작용을 하고 간세포 손상에 따른 보호 작용이 뚜렷하다. 식도암 세포에 대한 억제작용이 있고 항균작용이 있다. 혈당강하 작용하며 이뇨작용을 한다.

임상보고서에는 소아구루병에 유효한 반응이 나타났고 호흡기 감염증에 뚜렷한 치료 반응이 나타났다. 소아복통설사에도 효과가 있었으며 심장박동에 과속이 나타났고 수두, 볼거리염, 성홍열, 감기, 기관지염 등에 소염작용이 있었다.

약리실험에서 생쥐의 체중증가와 함께 장기간 헤엄치는 능력증강과 망상내피 계통의 탐식능력을 증강시키면서 세포면역기능도 촉진시켰으며 달인 물은 장관의 억제작용과 흥분작용을 조절했으며, 항 궤양과 간의 기능보호 작용이 있었고, 면역기능 항진이 있었다. 혈관확장작용이 나타났으며 이뇨작용과 혈당강하작용이 나타났다. 항암작용도 알려졌다.

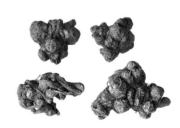

●어떻게 섭취해야 효과적일까?

보편적으로 1일 말린 백출 6~9g을 탕약, 고제, 산제, 환약 등의 형태로 만들어 복용하면 된다.

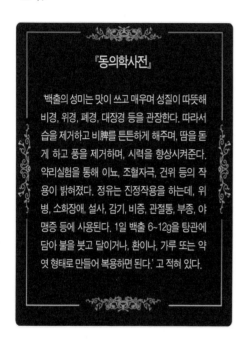

『동의학사전』

'백출의 성미는 맛이 쓰고 매우며 성질이 따뜻해 비경, 위경, 폐경, 대장경 등을 관장한다. 따라서 습을 제거하고 비脾를 튼튼하게 해주며, 땀을 돋게 하고 풍을 제거하며, 시력을 향상시켜준다. 약리실험을 통해 이뇨, 조혈자극, 건위 등의 작용이 밝혀졌다. 정유는 진정작용을 하는데, 위병, 소화장애, 설사, 감기, 비증, 관절통, 부종, 야맹증 등에 사용된다. 1일 백출 6~12g을 탕관에 담아 불을 붓고 달이거나, 환이나, 가루 또는 약엿 형태로 만들어 복용하면 된다.' 고 적혀 있다.

감기나 열이 내리지 않을 때 삽주 뿌리를 물로 달여 복용하면 된다. 중풍으로 입을 다물고 기절했을 때 백출 15g을 탕관에 담아 물 0.7 l 를 붓고 반이 되도록 달여 마시게 하면 된다.

말린 백출 3~12g을 탕관에 담아 물 200ml를 붓고 달여 1일분으로 복용한다. 이뇨증일 때 5g을 탕관에 담아 물 400ml를 붓고 달여 1일 3번 나누어 따뜻하게 마시면 된다. 또한 술에 담가 먹거나, 고를 만들어 먹거나, 환제로 먹거나, 가루로 내어 식혜를 만들어 먹어도 된다.

• 【약술】

삽주 뿌리를 깨끗하게 씻어 용기에 담아 알코올 도수가 높은 소주를 붓고 봉한 다음 6개월 뒤에 마시면 되는데, 이것이 유명한 백출주이다.

• 【요리】

봄에 어린 순을 채취해 나물로 먹는데, 향긋하고 맛이 좋기 때문에 무치거나 국 또는 쌈으로 먹는다. 쓴맛이 있기 때문에 끓는 물에 우려내면 제거된다.

• 【주의사항】

백출을 먹을 복용할 때 복숭아, 배, 자두, 참새, 비둘기, 송채, 청어 등과 함께 먹지 말아야 한다. [약성론, 본사방]

또 음허 내열, 기허로 땀이 많을 때도 삼가야 한다. [중약대사전]

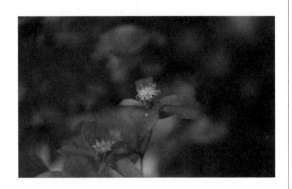

뱀딸기(사매)

뱀 딸기를 이명으로 사매로 부르는데, 뿌리를 포함한 전초를 약용으로 활용한다. 뱀 딸기의 성미는 맛이 달고 쓰면서 성질이 차갑다.

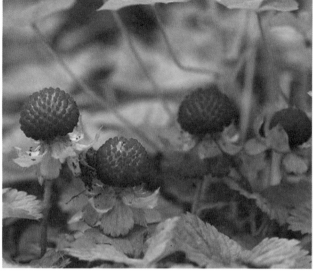
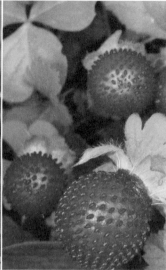

■■전문가의 한마디!

뱀 딸기는 열을 내려주고 혈을 식히면서 부종을 제거해주며, 해독효능이 있다. 따라서 간질병, 각혈, 감기, 당뇨병, 특히 방광암, 각종 암, 흉선암, 위암, 자궁경부암, 후두암, 인두암, 코암, 인후암 등에 효능이 많다.

●식물의 형태

장미과의 여러해살이풀로 덩굴이 옆으로 뻗으면서 뿌리가 마디에서 나온다. 둥근 달걀모양의 잎은 어긋나게 달리고 가장자리에는 톱니가 있으며, 뒷면에는 긴 털이 나 있다. 4~5월에 긴 꽃줄기에서 노란 꽃이 달리고 둥근 붉은 열매는 지름 1㎝정도의 크기이다.

●체취 시기와 법제 방법은?

초여름에 채취해 손질한 다음 햇볕에 말려 적당하게 썰어서 사용한다.

●성분은 무엇이 들어있을까?

뱀 딸기 종자에 들어 있는 지방산에는 linolieic acid가 63.1%을 비롯해 β시스테롤, 플라보노이드, 사포닌 등으로 구성되어 있다. 약리작용을 통해 일정한 항균과 항암 작용이 인정되었다. 임상보고서에 따르면 디프테리아 치유 율이 높게 나타났다. 또 세균성 이질에 매회 뱀

딸기 12g을 탕관에 담아 물을 붓고 달여 복용했고, 급성충수염, 복막염 등에도 뱀 딸기 12g을 복용해 치유반응이 높아졌다.

●한의학적 효능은 무엇일까?

사매는 장미과의 여러해살이풀인 뱀 딸기의 지상부를 말린 것이다. 성미는 맛이 달고 쓰며 성질이 차가워 청열양혈, 소종해독, 지해지혈 등을 관장해 청열로 나타나는 구내염, 인후염, 종기, 디프테리아, 습진, 화상, 유방염, 타박상, 뱀이나 독충에 물린 상흔일 때 달여서 복용하거나, 짓찧어 환부에 붙이면 낫는다. 최근 들어 위암, 자궁경부암, 코암, 인후암 등일 때 까마중과 배합해 복용한 결과 유효반응이 나왔다. 또 해수, 백일해, 코피, 토혈, 각혈, 자궁출혈 등에도 처방되고 있다.

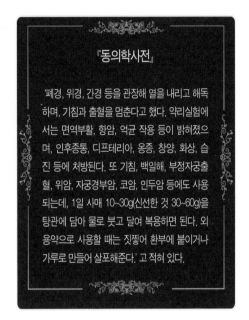

『동의학사전』

'폐경, 위경, 간경 등을 관장해 열을 내리고 해독하며, 기침과 출혈을 멈춘다고 했다. 약리실험에서는 면역부활, 항암, 억균 작용 등이 밝혀졌으며, 인후종통, 디프테리아, 옹종, 창양, 화상, 습진 등에 처방된다. 또 기침, 백일해, 부정자궁출혈, 위암, 자궁경부암, 코암, 인두암 등에도 사용되는데, 1일 사매 10~30g(신선한 것 30~60g)을 탕관에 담아 물로 붓고 달여 복용하면 된다. 외용약으로 사용할 때는 짓찧어 환부에 붙이거나 가루로 만들어 살포해준다.' 고 적혀 있다.

●항암효과와 약리작용(임상보고)은 무엇일까?

야산에서 흔하게 자생하고 있는 뱀 딸기가 암 치료와 면역증강에 탁월한 효과가 있다는 것을 서울대 미생물학과 정가진 교수가 97년도 유전공학 국제연찬회를 통해 발표했다. 즉 뱀 딸기 추출물을 암이 유발된 쥐에게 투여한 결과 탁월한 치료효과를 얻었다고 밝혔다.

●어떻게 섭취해야 효과적일까?

• 항암 치료할 때

후두암으로 후두가 건조하고 통증과 발열증상이 나타나면서 음식물을 삼키지 못할 때, 사매 30g, 수염가래(반변련) 37.5g, 백화사설초 19g을 탕관에 담아 달여 꿀이나 설탕을 가미해 복용하면 완화되거나 항암효과를 얻는다.

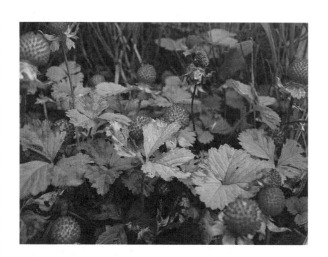

• 종양치료

인후염으로 인후 벽에 종창이 생기고 발열이 나타나면서 목 갈증이 심할 때, 사매 75g, 감초 3.75g을 탕관에 담아 달여 2일간 복용시키면서 여기에 약모밀(어성초), 도라지, 우방자, 감초 등을 배합해 달여 복용시키면 종양치료에 효과가 높다.

보편적으로는 1일 사매 12~20g(신선한 것 40~80g)을 탕관에 담아 물을 붓고 달여 복용한다. 외용으로 사용할 때는 짓찧어 환부에 바르거나 가루로 만들어 살포해주면 된다.

부처손(바위손, 권백)

생명력이 끈질긴 식물인데, 마치 붙어있는 잎이 쥔 주먹모습과 같고 잎은 잣나무와 같다고 붙여진 이명이 권백卷柏이다.

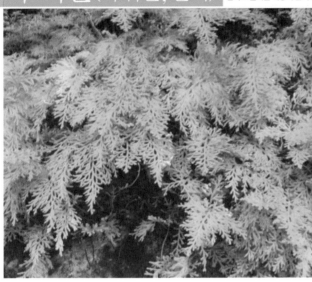
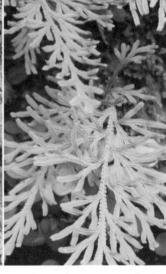

●식물의 형태

양치식물 부처손과의 상록 여러해살이풀로 담근체와 뿌리가 엉켜 줄기처럼 자란 끝에서 가지가 높이 20㎝정도까지 사방으로 뻗어서 자란다. 가지는 편평하게 갈라지고 앞면은 녹색, 뒷면은 다소 흰빛을 띤다. 건조하면 가지가 수축되어 공처럼 말렸다가 습기가 있으면 다시 펴진다. 잎은 4줄로 배열되고 끝이 실처럼 길며, 가장자리에는 잔 톱니가 나 있다. 포자낭 이삭은 잔 가지 끝에 1개씩 달리며, 포자는 큰 것과 작은 것의 2종류가 있다. 전초는 하혈, 통경, 탈항 등의 약재로 처방된다.

●체취 시기와 법제 방법은?

채취시기는 사시사철 가능한데, 뿌리를 제외한 위쪽 지상부를 잘라 깨끗이 씻어 말린 다음 사용한다.

■■■전문가의 한마디!

부처손과 비슷한 것으로 바로 바위손인데, 언뜻 보기에 구별이 안될 만큼 닮았고 동일한 약제로 사용된다. 중국에서는 부처손과 바위손이 암 치료제로 사용되고 있다. 즉 각종 동물실험결과 암 억제작용이 뛰어났고 작은 암에 더 큰 효과가 나타났다.

●성분은 무엇이 들어있을까?

 소테르플라본 C31 H20 O10, 아피게닌 C15 H10 O5, 아멘토플라본 C30 H12 O4(OH)6 등은 이당류 트레할로오스로 분리된다. 피멎이의 성분 트레할로오스는 물보다 알코올 추출 때 더 많이 분리된다. 이당류인 트레할로오스를 전기영동법으로 분해하면 간염치료에 좋은 글루쿠론산이 만들어진다.

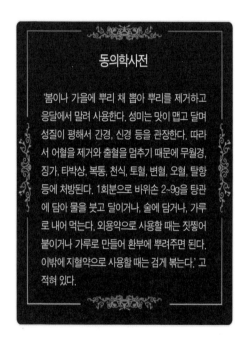

동의학사전

'봄이나 가을에 뿌리 채 뽑아 뿌리를 제거하고 응달에서 말려 사용한다. 성미는 맛이 맵고 달며 성질이 평해서 간경, 신경 등을 관장한다. 따라서 어혈을 제거와 출혈을 멈추기 때문에 무월경, 징가, 타박상, 복통, 천식, 토혈, 변혈, 오혈, 탈항 등에 처방된다. 1회분으로 비위손 2~9g을 탕관에 담아 물을 붓고 달이거나, 술에 담거나, 가루로 내어 먹는다. 외용약으로 사용할 때는 짓찧어 붙이거나 가루로 만들어 환부에 뿌려주면 된다. 이밖에 지혈약으로 사용할 때는 검게 볶는다.' 고 적혀 있다.

●한의학적 효능은 무엇일까?

 성미는 맛이 맵고 성질이 평하면서 독이 없어 혈분의 열사제거, 지혈, 가래천식, 소변원활, 부기 등을 관장한다. 따라서 천식, 황달, 수종, 토혈, 코피, 탈항, 하혈, 담수, 임병, 대하, 화상 등을 치료해준다. 전초를 권백으로 부르며, 한방에서 하혈 때 지혈제, 생리불순에서 통경제로 사용하며, 탈항에도 효과가 있는 것으로 알려졌다. 주의할 점은 임신부에겐 부처손을 먹이지 말아야 한다. 또 습열이 없는 증상에는 주의해서 사용해야만 한다.

●항암효과와 약리작용(임상보고)은 무엇일까?

 권백추출물을 실험형종양에 걸린 mouse의 생명을 연장할 수 있었다. 즉 권백추출물은 S-180(mouse), U-14(mouse의 자궁경암), L-160(mouse의 백혈병 model) 등에 억제작용이 나타났다.

 권백추출물의 제제가 융모막상피암, 후두암, 폐암, 소화도종양 등의 치료에 처방된다는 임상보고도 있다. 즉 융모상피암, 악성포상귀태, 코암, 폐암 등의 효과와 함께 합성항암제와 방사선치료와 협력효과가 나타났는데, 권백 전초 30~60g을 탕관에 담아 달여 먹거

136

나, 환제 또는 주사약으로 만들어 사용했다. 또 급성 편도염, 기관지염, 폐렴 등에도 달여서 복용하면 곧바로 열이 내렸다. 이밖에 황달성 간염, 담낭염, 간 경변 등에도 효과가 좋았다.

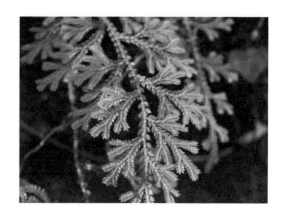

● 어떻게 섭취해야 효과적일까?

중국에서 부처손이 항암효과가 뛰어나다는 것이 밝혀지면서 암치료제로 사용되고 있다. 그 이유는 나쁜 것은 몰아내고 좋은 것을 향상시켜주는 작용인데, 이것은 암환자의 체력을 강하시키면서 암세포를 억제해주기 때문이다. 특히 방사선요법에 약한 암환자의 부작용을 막아주는데 효과적이다.

다양한 암에 부처손 30~60g을 탕관에 담아 물 1되를 붓고 1/2이 되도록 달여 1일 3~4회 나누어 마시면 암으로 나타나는 출혈을 막아준다. 또한 술에 담가 먹거나, 환제로 만들어 먹거나, 가루로 내어 먹어도 된다. 장복해도 부작용은 없지만, 경우에 따라 몸이 쇠약할 때 현기증이나 구역질증상 등이 나타날 수도 있다. 이것도 지속적으로 복용해주면 없어진다.

● 항암임상응용

간암, 폐암, 융모막상피암, 후두암, 비인암 등일 때 권백 50~100g, 돼지 살코기(비계 제거) 100g를 용기에 담아 물 2 *l* 를 붓고 500g이 되도록 고아서 1일 2회 나누어 고기와 국물을 먹는다. 주의할 점은 임산부는 먹지 말아야 한다.

봉아출

봉아출은 복수암과 간암세포 억제와 파괴, 위암, 폐암, 간암, 림프선암, 결장암, 식도암, 자궁경부암, 항균, 건위, 피임효과, 관상동맥질환, 만성기관지염, 천식에 효과가 있었다.

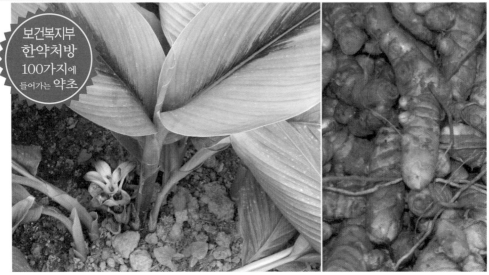

보건복지부
한약처방
100가지에
들어가는 약초

138

■■ 전문가의 한마디!

봉아출의 성미는 성질이 따뜻하면서 맛이 쓰고 매우면서 독이 없기 때문에 기를 원활하게 해주고 월경을 통하게 하며, 어혈을 제거하고 명치 밑의 복통을 멈추게 한다. 현벽을 삭이고 분돈(신기의 적)으로 배꼽 아래에서 명치까지 치밀어 통증이 심하게 나타난다을 치료한다.

●식물의 형태

생강과에 속한 여러해살이풀인 봉술의 뿌리줄기이다. 봉술은 생강과의 여러해살이풀로 줄기의 높이가 40~50cm이다. 꽃은 잎보다 먼저 자란 꽃줄기 끝에서 수상 꽃차례로 달린다.

●체취 시기와 법제 방법은?

가을과 겨울에 채취해 진흙을 깨끗이 털어내고 손질한 후 증숙을 거쳐 햇볕에 말려 사용한다. 뿌리모양이 닭이나 오리 알과 비슷하지만, 크기가 일정하지 않다. 음력 9월에 채취해 찐 다음 햇볕에 말린다. 이 약은 딴딴해서 잘 부서지지 않기 때문에 뜨거운 잿불 속에 묻은 다음 구워서 뜨거울 때 절구에 넣어 짓찧으면 쉽게 가루가 된다. [본초]

●성분은 무엇이 들어있을까?

뿌리줄기에는 essential oils 성분이 1~1.5%가 들어 있는데, 주성분은 sesquiterpene류가 대부분이다. 뿌리줄기에서 분리된 sesqtiterpene은

zederone, zedoarone, furanodiene, curzerene, furanodienone, isofuranodienone, curzerenone, eqicurzerenone, curdione, curcolone, curcumenol, procurcumenol, isocurcumenol, curcumol, curcumadiol 등이고 curcumin, dehydrocurdione 등도 약간 들어 있다. 말린 뿌리에는 64% 의 전분이 들어 있다.[중약대사전]

●한의학적 효능은 무엇일까?
아출의 성미는 맛이 쓰고 매우며 성질이 따뜻하면서 독이 없기 때문에 간, 폐, 심, 신, 비 경 등에 관장해 기의 순환을 촉진시키고 엉긴 혈을 정리해주며, 체기를 삭이고 통증을 완 화시켜준다. 따라서 심복창통, 징가(여성의 뱃속에 덩어리가 생기는 병), 적취(뱃속에 덩어리가 생기 는 병), 식체, 어혈과 월경중지, 타박상 동통을 치료해준다. 주의할 점은 기혈양허, 비위가 약하고 적취가 없는 사람은 조심스럽게 처방해야 하고 임신부는 먹지 말아야 한다.

●항암효과와 약리작용(임상보고)은 무엇일까?
약리작용을 보면 복수암과 간암세포를 억제하고 파괴하는 작용이 있고 약물 달인 물은 항균작용을 한다. 건위작용을 하며 피임효과가 인정되었다.
임상보고에는 관상동맥질환에 약침제제로 사용해 효력을 높였고 만성기관지염, 천식 등에도 현저한 반응이 있었다. 위암, 폐암, 간암, 림프선암, 결장암, 식도암 등에도 약침제 제로 사용해 효력을 높였다. 신경성피부염에 곡지와 혈해에 약침을 시술해 효과를 보았 고 정신질환자에게 사용했는데, 호전반응이 있었다.

• 항종양 작용
자궁경부암에 봉아출 주사액을 병소에 주사하면서 정맥주사 까지 병용했다. 즉 초기와 말기의 다양한 유형의 자궁경부암 환자 80명을 대상으로 실시했다. 그 결과 초기는 평균 3개월, 말기는 평균 6개월 정도 투약으로 조기완치(국소종양이 소실되고 병

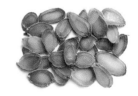

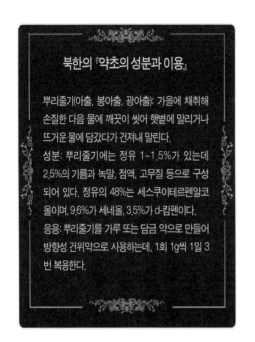

북한의 『약초의 성분과 이용』

뿌리줄기(아출, 봉아출, 광아출): 가을에 채취해 손질한 다음 물에 깨끗이 씻어 햇볕에 말리거나 뜨거운 물에 담갔다가 건져내 말린다.

성분: 뿌리줄기에는 정유 1~1.5%가 있는데 2.5%의 기름과 녹말, 점액, 고무질 등으로 구성되어 있다. 정유의 48%는 세스쿠이테르펜알코올이며, 9.6%가 세네올, 3.5%가 d-캄펜이다.

응용: 뿌리줄기를 가루 또는 담금 약으로 만들어 방향성 건위약으로 사용하는데, 1회 1g씩 1일 3번 복용한다.

리검사에 암 조직이 없었다. 3회 질세포 검사에서 음성이 나왔고 주위 침윤조직이 소실되거나 억제되었다. 또한 자각증상이 완전히 또는 거의 제거됨)가 30례, 현효(국소종양소실이 1/2 이상, 주위의 침윤조직이 억제되고 자각증상이 명확히 제거됨)가 15례, 유효(국소병소가 작아지고 주위 침윤조직이 억제되었으며, 자각증상이 호전됨)가 14례, 무효(자각증상과 객관적 검사에 변화가 없거나 악화된 것)가 21례였다. 초기(원인, 1기, 2기)와 채화형, 궤양형 등에 대한 효과가 매우 좋았다. 하지만 말기(3기, 4기)와 방사선치료 후 재발환자는 효과가 매우 적었다.

• 항균작용

정유 in vitro에서 황색포도상 구균, β용혈성 연구균, 대장균, 장티푸스균, 콜레라균 등을 억제했다.

• 기타

소화기에 대한 작용은 생강과 비슷하고 위장을 직접 흥분시키며, 간혹 복창성 급통에도 사용한다.[중약대사전]

●어떻게 섭취해야 효과적일까?

• 내장의 다양한 암 종류

봉아출 75g을 탕관에 담아 식초를 붓고 끓인다. 식초가 재료에 스며들면 건져내 불로 구운 다음 가루로 만들어 목향가루 37.5g을 배합해 1회에 2g씩 묽은 식초물과 함께 복용한다. 이때 목향도 구워서 가루로 만들어야 한다. 1일 5.5~11g을 탕관에 담아 물을 붓고 달이거나, 환제를 만들거나, 가루로 만들어 복용하면 된다.

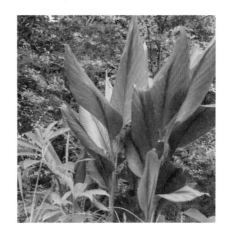

• 음부암, 피부암

초아출 10g, 초삼릉 10g을 1일 분으로 하여 탕관에 담아 물을 붓고 달여 마신다. 초아출은 봉아출을 식초물로 끓여 식초가 스며들게 한 다음 구워 말린 것이다. 초삼릉은 삼릉을 식초물에 담가 식초가 스며들게 한 다음 구워 말린 것이다. 이것들은 오래전부터 악성적취의 명 처방으로 쓰여 온 것이다. 다른 방법으로 봉아출 가루를 삼릉의 찐득찐득한 곰으로 만들어 먹어도 된다.

봉선화

봉선화는 자극수축, 항암, 피임(배란억제, 산소수축), 진통, 독사에 물린 상흔, 류머티즘, 타박상, 무좀, 활혈, 진통, 소종 등에 효능이 있으며, 이밖에 습관성 관절통, 월경통, 임파선염 등도 낫게 해준다.

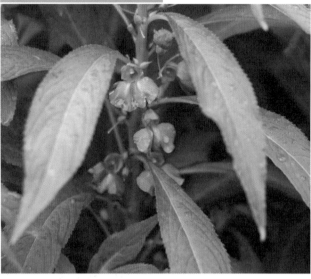
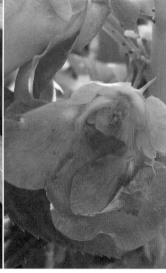

142

■■ 전문가의 한마디!

민간에서는 봉선화가 활혈, 진통, 소종 등에 효능이 있다고 하여 습관성 관절통, 월경통, 임파선염, 독사에 물린 상흔 등을 치료한다.

● 식물의 형태

인도, 말레이시아, 중국이 원산이고 지금은 전 세계에 널리 재배되고 있는 원예식물이다. 봉선화과의 한해살이풀로 높이가 60cm인 종류와 25~40cm로 작은 종류가 있다. 잎은 어긋나고 가장자리에 톱니가 있다. 여름에 분홍, 빨강, 주홍, 보라, 흰색 꽃이 핀다. 꽃잎을 따서 백반, 소금 등과 함께 찧어 손톱에 붉게 물을 들이는데 쓰고 방추꼴의 열매는 약재로 사용한다.

● 채취 시기와 법제 방법은?

여름과 겨울에 전초를 채집해 햇볕에 말려서 사용하거나, 가을에 성숙열매를 채취해 껍질 등의 잡질을 제거하고 햇볕에 말려 사용한다.

● 성분은 무엇이 들어있을까?

씨에는 50%의 지방산이 들어 있는데, 이것은 불포화도가 높은 파리나르산이다. 또 발사미나스테롤, 사포닌, 쿠에르세틴과 켐페롤의 배당체 등이 들어 있다. 싹튼 어린식물에는 인돌-3-ㅇ 세토니트릴, 줄기에 켐페롤, 쿠에르세 틴, 펠라르고니딘과 시아니딘의 3배당체(글루코시드)가 들어 있다. 꽃에는 라우손과 메틸에테르, 시아니딘, 델피니딘, 펠라르고니딘, 말비딘 등의 안토시안과 켐페롤, 쿠에르세틴 등이 들어 있다. 잎에는 1, 2, 4트리히드록시나프탈렌4글루코시드, 켐페롤과 3아라비노시드 등이 들어 있다. 뿌리에는 시아니딘모노글루코시드가 함유되어 있다.

● 한의학적 효능은 무엇일까?

봉선화 종자(급성자라고 부름)의 성미는 맛이 쓰고 매우며 성질이 따뜻하면서 독이 있어 간과 폐 2경을 관장해 파혈, 소적, 굳은 것을 무르게 처리한다. 따라서 식도암, 무월경, 무좀, 대하, 복통, 복통, 급성 편도선염, 돼지고기 쇠고기 개고기를 먹고 체한데, 모기물린데, 적괴, 외양견종, 목구멍에 뼈가 걸렸을 때, 독사나 벌에 물린 상흔, 생안손, 악창, 화독, 난산, 먹은 음식이 역류할 때, 치아가 흔들리고 빠질 것 같은 때, 음낭이 심하게 문드러졌을 때, 피임, 타박상 등을 치료해준다.

● 항암효과와 약리작용(임상보고)은 무엇일까?

씨를 달인 물은 자궁수축작용과 피임작용(배란억제, 산소수축작용)을 한다. 동의치료에서 씨를 독풀이와 월경불순에 처방한다. 또 줄기를 투골초라고 부르는데, 이픔멎이약, 염증약, 통경약으로써 류머티즘, 타박상, 폐경 등에 처방한다.

● 어떻게 섭취해야 효과적일까?

약성이 급해 효력이 즉시 나타난다고 붙여진 이름이 급성자이다.

위암, 대장암, 식도암 등의 소화기계통 암일 때, 흰 봉숭아씨앗을 탕관에 담아 물을 붓고 달여 1일 2번에 나누어 마시면 효과가 있다.

풍 제거, 혈액순환, 부기, 통증완화 등을 비롯해 풍습으로 나타

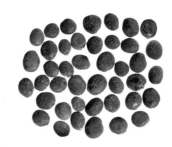

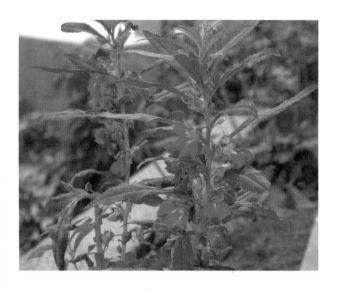

나는 반신불수, 독사에 물린 상혼, 요통, 견비통, 이뇨, 손발톱무좀, 정창, 냉증, 옹저, 월경중지로 나타나는 복통, 산후어혈, 죽은 태아 배출, 골절동통, 백일해, 토혈, 각혈, 백대하 등일 때 1일 급성자 2~4g(신선한 것은 4~12g)을 탕관에 담아 물로 붓고 달여 복용하면 된다.

또 가루로 만들거나, 술에 빚어 복용해도 효과가 있다.

외용으로 사용할 때는 짓찧어 즙을 낸 다음 귀에 떨어트리거나, 찧어서 붙이거나, 달여서 김을 쏘이거나 세척해주면 된다. 손톱에 봉선화 물을 들이면 수술할 때 마취가 어렵다.

• 오래된 궤양, 습으로 인한 발등부기, 옹저, 정창 등일 때

1일분으로 급성자 12~20g(신선한 것은 40~80g)을 탕관에 담아 물을 붓고 달여 복용하면 효과가 있다.

외용으로 사용할 때는 찧어서 붙이거나 달인 물로 새척하거나 김으로 쏘여준다. 몸이 냉할 때 봉선화 줄기나 잎으로 다려낸 물로 목욕하면 금방 더워진다.

●주의할 점

허약한 사람이나 임신부는 먹지 말아야 한다. 많이 섭취하면 인후를 자극시키고 독성이 있기 때문에 30개 이상을 섭취하면 사망에 이를 수도 있다.

비파나무

비장, 폐장, 간장, 만병을 물리치는 비파나무 잎은 각종 암, 복수, 출혈, 신장염, 고혈압, 방광염, 이뇨, 천식, 간염, 황달, 수종 등에 효능이 무척 뛰어나다.

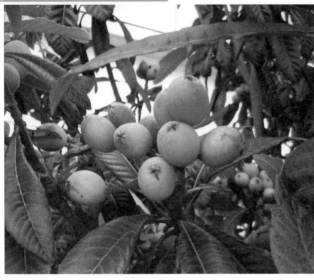
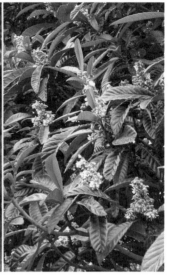

●식물의 형태

장미과의 상록교목으로 높이가 5~10㎝정도이다. 잎은 어긋나고 넓은 도피침형이며, 가장자리에 치마모양의 톱니가 있다. 10~11월에 원추 꽃차례로 흰 꽃이 피고 이듬해 6월에 구형 또는 타원형인 지름 3~4㎝의 황색 열매가 익는다.

●체취 시기와 법제 방법은?

9월 중순에 비파 잎을 채취해 잎 뒷면의 털을 깨끗이 제거한 다음 햇볕에 말리는데, 이것을 비파엽이라고 한다. 말린 비파 잎은 종이봉지에 넣어 통풍이 잘되는 곳에 저장한다.

●성분은 무엇이 들어있을까?

비파 잎에는 탄닌과 아미그달린 등이 들어 있다. 열매에는 수분이 90.26%, 질소가 2.15%, 탄수화물이 67.30%가 들어 있다. 탄수화물은 환원당이 71.31%, pentosan이 3.74%, 굵은 섬유가 2.65% 등으로 구성

■■전문가의 한마디!

145

비파나무의 잎은 한방에서 학질, 구토, 각기, 기침, 주독 등에 처방되는 약제이다. 최근 비파나무 잎에는 시안화수소산, 즉 청산이 함유되어 있음이 밝혀졌다. 이 성분은 희박한 가스체로 변해 체내로 흡수되면서 암세포증식을 저지하고 통증까지 완화시켜준다고 한다.

되어 있다. 과육에는 지방, 당, 단백질, cellulose, pectin, 탄닌, 회분(나트륨, 칼륨, 철, 칼슘, 인), 비타민 B1, C 등이 들어 있다. 과즙에는 glucose, fructose, sucrose, malic acid 등이 들어 있다. 잎에는 정유가 있는데, 성분은 nerolidol과 farnesol인데, 소량으로 αpinene, camphene, myrcene, p-cymene, linalool, αylangene, αfarnesene, βfarnesene, camphol, nerol, geraniol, α cadinol, elemol, cis-β r-hexenol, oleanolic acid, tartaric acid, citric acid, malid acid, 탄닌, 비타민 B, C 등을 비롯해 sorbitol 등도 들어 있다.

종자에는 amygdalin, ceryl alcohol, 아미노산, 4-methylene-DL-proline, trans-4-hydroxy methyl-D-proline, cis-4-hydroxymethylproline, 지방산(C12-20의 포화지방산과 C14-20의 불포화 지방산이 있다), sterol 등이 들어 있다. 이밖에 전분과 분리된 hydrocyanic acid(청산)가 들어 있다.

● 한의학적 효능은 무엇일까?

성미는 맛이 쓰고 성질이 서늘하며 독이 없기 때문에 폐를 맑게 해주고 위를 조화시키며, 기를 강하시키고 가래를 삭여준다. 따라서 폐열로 나타나는 가래기침, 각혈, 딸꾹질, 해수, 거담, 천식, 숨 가쁨, 해열, 더위, 각기, 궤양, 치질, 만성기관지염 등을 낫게 해준다.

● 항암효과와 약리작용(임상보고)은 무엇일까?

항암 임상응용에서는 각종 암일 때 신선한 비파나무 잎을 불에 쪼인 다음 환부에 붙여준다. [항암양방]

전립선암일 때 신선한 비파 잎 즙을 복용하거나, 따뜻한 물에 타서 마시거나, 비파 잎을 불에 쬐어 식기 전에 환부에 문지른다. [항암양방]

『묘약기방』 나오는 내용은 '많은 암을 고쳤다는 비파 잎에는 살구씨 성분인 '아미그다린' 즉 B17이 들어 있기 때문에 생 비파 잎을 구워 환부에 얹어 문지르기만 해도 암의 통증이 사라지고 암 자체가 호전되었다. 어떤 사람은 잎을 썰어서 무명주머니에 넣어 환부 표면에 올려놓고 그곳을 헤어드라이어 같은 온풍기로 가열해 부인의 자궁암을 고치면서 기계까지 고안해 시판하기도 했다. 또 엑기스를 사용하는 경우도 있고 생잎을 살 위에 덮어 위쪽에 불붙인 쑥 뭉치로 가열해 효과를 거두는 경우도 있었다.' 고 적혀 있다.

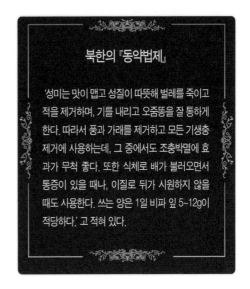

• 비파잎으로 위암, 췌장암, 식도암 치료

일본 오사카의 치과의사인 고토오 의학박사는 위, 췌장, 식도 등에 암이 생겼다고 진단받았지만 6년이 지난 지금까지 암이 악화되지 않았다. 그는 혈액검사를 받았는데, 그 결과 암의 흔적이 완전히 사라졌다. 그는 암 선고를 받은 이후부터 정신안정, 자연식, 검술, 비파 엽 요법을 종합적으로 실시해 암이 치료되었다고 생각했다.

• 비파잎으로 음경암이 치료한 사례

일본 오사카대학의 교수는 같은 대학의 의학부에 있는 교수의 이론에 따른 비파 잎 요법으로 음경암을 고쳤고 이것을 「인간의학」잡지에 발표했다. 그 내용을 보면 다음과 같다.

나는 실험결과를 누구나 쉽게 알 수 있도록 음경암 환자를 찾아서 입원시켰다. 비파 잎 요법만으로 치료하고 다른 요법은 전혀 사용하지 못하게 했다. 등줄기, 배, 국부 등의 순서로 1일 3회 1시간씩 치료하고, 1주일마다 조직사진을 찍었다. 사진이 49매가 되었을 때 암세포는 완전 전멸하고 건강한 조직이 재생되었다. 이에 담당의사가 깜짝 놀랐다

• 일본의 민간요법 「아까혼」

비파 잎 요법은 비파 잎을 쪄서 환부를 마찰하는 방법이다. 즉 잎에 함유되어 있는 주성분인 청산이 피부의 털구멍을 통해 내부에 흡수되는 요법이다. 매우 간단하면서 실시하

기 쉽고 비용도 적게 들며, 만병에 적용되어 위대한 효과를 나타낸다.

비파 잎을 수년간 연구해온 어느 의학박사는 비파 잎의 주성분은 일종의 독약에 속하는 청산(시안화수소산—hydrocyanic acid), 시안화수소를 몇% 정도 녹인 수용액이다. 페로시안화칼륨을 묽은 황산으로 증류시킨다. 매우 약한산이지만 시안화칼륨 수용액은 가수분해 때문에 강한 염기성을 띤다. 수용액은 천천히 분해되면서 포름산암모늄이 만들어진다. 시안(HCN)은 맹독성이지만, 보안기술이 진보되어 알데히드나 니트릴 등의 유기합성, 과수의 해충구제제, 금은 등의 전기정련, 도금공업 등에 널리 이용되고 있다. 시안화수소산의 존재는 피크르산탄산나트륨시험지가 황색에서 갈색으로 변하거나 벤지딘아세트산구리시험지가 푸른색으로 착색되는 것으로 알 수 있다. 이것이 희박한 가스체로 되어 체내에 흡수되면서 만병치료의 특효가 나타난다고 설명하고 있다.

●어떻게 섭취해야 효과적일까?

• 각종 암

비파 잎에는 살구씨 속 성분과 동일한 아미그달린(즉 B17)이 들어 있다. 신선한 비파 잎을 구워 통증부위에 놓고 문지르기만 하면 암의 통증이 사라지고 암자체도 호전된다.(6000가지 처방 제3권 360면)

• 위암

비파 잎을 잘게 썰어 무명주머니에 넣어 자그마한 방석을 만들어 배위에 올려놓는다. 그 위에 소금(불에 구워서 따끈한 것)주머니를 얹어 배를 데워준다. 이 소금주머니 위에 비닐 같은 것으로 감싸 비파 잎 성분이 새나가지 않게 하는 것이 좋다. [6000가지 처방 제3권 470면]

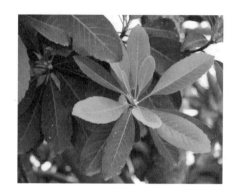

• 직장암

비파 잎(신선한 것)을 잘게 썰어 가마에 넣고 성분을 증기로 만들어 송풍기로 고무관으로 보내 통증 부위에 쏘여준다. [6000가지 처방 제3권 480-1면]

• 폐암

통증 부위에 비파 잎을 끓인 김을 쏘여준다. 또 천식, 기침, 기관지염 등의 호흡기계통 질병에 특효이기도 하다. 초여름에 달리는 비파열매와 잎으로 차를 끓여 마시면 천식증상이 다스려진다. 비파 잎에 꿀을 발라 살짝 볶아 1일 20g을 차로 끓여 마신다. [음식동의보감]

• 당뇨병

비파 잎을 1일 20g을 다관에 담아 차를 끓여 수시로 복용하면 개선이 된다. [음식동의보감]

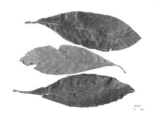

산닥나무

줄기와 뿌리껍질에는 페놀류와 플라보이드 성분이 들어 있어 항산화작용을 한다. 특히 뿌리껍질을 methanol로 추출해 실험한 결과 세포독성 효과와 암세포 성장억제 효과가 나타났다.

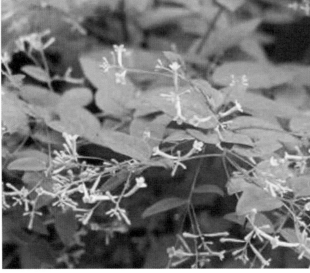
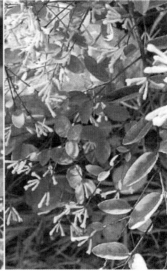

■ ■ ■ **전문가의 한마디!**

닥나무줄기를 저경이라고 하는데, 『증류본초』에 보면, 외용제로 은진양을 치료하고 가려움증에 사용한다고 했다. 또 『증류본초』에 보면, 소아신열, 식불생기, 악창 등의 치료에 사용한다고 했다.

●식물의 형태

팥꽃나뭇과의 낙엽활엽관목으로 높이가 1m정도로 자란다. 어린 가지는 적갈색을 띠고 잎은 마주나며, 난형 또는 타원상 난형이다. 7~8월에 노란색 꽃이 피고 수술은 8개인데, 4개씩 두 층으로 나누어져 꽃부리 속에 달린다. 9~10월에 열매가 익는다. 나무껍질은 한지의 원료로 쓴다.

●체취 시기와 법제 방법은?

줄기와 잎을 요가왕으로 부르는데, 9~10월경 열매가 성숙했을 때 전초를 채취해 햇볕에 말린 다음 줄기와 잎만 선별해 썰어서 사용한다.

●성분은 무엇이 들어있을까?

hexane, chloroform, ethylacetate, butanol, aqueous 등의 성분이 들어 있고, kazinol종류의 kazinol J와 플라보노이드종류인 luteolin을 함유하고 있다. 줄기와 뿌리에는 페놀성분이 들어 있다.

●한의학적 효능은 무엇일까?

산닥나무는 서향나무과의 식물로 우리나라 남해안 다도해 근처에서 자생하는 희귀나무이다. 독이 있기 때문에 외용으로만 사용하는데, 방법은 달이거나 짓찧어 환부에 발라준다. 성미는 맛이 쓰고 매우며 성질이 차갑다. 항암작용과 청열해독지통 등에 효과가 좋다. 주의할 점은 임산부는 절대 사용하지 말아야 하고 독이 있기 때문에 주의해서 다뤄야한다.

●항암효과와 약리작용(임상보고)은 무엇일까?

요가왕에는 항암작용이 강하다.

●어떻게 섭취해야 효과적일까?

• 자궁경부암, 폐암, 유선암, 인파암 등 일 때

1회분으로 12g을 탕관에 담아 물을 붓고 달여 사용한다. (부득이한 경우에만 해당된다)

• 피부암

소독용이나 외용으로 사용되는데, 이때 웅황, 산자고 등을 요가왕과 섞어 가루로 만든다음 유지와 배합해 사용한다.

산두근(땅비싸리)

인후통, 편도선염, 치질, 치통, 복부창만, 이질 등에 좋은 산두근은 열을 내리고 몸 안에 쌓인 독을 풀어주고 종기를 가라앉히며, 통증을 제거해준다. 초기 폐암과 인두암 등에 일정한 효과가 있다.

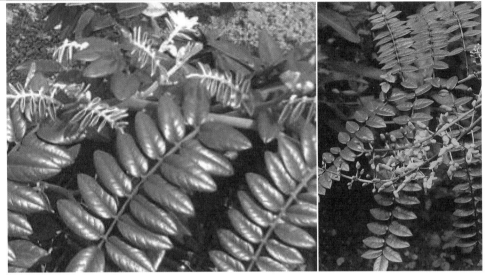

■■■전문가의 한마디!

산두근은 악성종양에 억제작용이 있고 해독, 소종, 진통효능이 있으며, 천식, 황달, 치질, 치통, 하리, 항암, 항균, 가려움증, 독사 및 해충, 개犬 등에 물렸을 때 해독과 상처를 치료해준다.

152

●식물의 형태

콩과의 낙엽활엽관목으로 높이가 70cm정도로 자라는데, 여러 개의 줄기가 올라오고 가지에 세로로 된 줄 모양의 돌기가 있다. 잎은 어긋나고 깃꼴 겹잎인데, 작은 잎은 7~11개로 두껍고 타원형 또는 거꿀달걀 모양이며, 양면에 털이 있다. 5월에 나비모양의 옅은 붉은색 꽃이 총상 꽃차례로 피고 꽃이 진 다음에 긴 협과인 열매는 콩과 비슷한 모양이다. 뿌리를 약재로 쓴다고 해서 산두근으로 부른다. 이명으로는 만년콩으로 불린다.

●체취 시기와 법제 방법은?

줄기와 뿌리는 봄과 가을에, 열매는 가을에 채취해 깨끗이 씻어 햇볕에 말려서 사용한다.

●성분은 무엇이 들어있을까?

뿌리에는 alkaloid로서 matrine, oxymatrine, anagyrine, N-methylcytisine

등을 비롯해 각종 flavon 유도체인 sophoranone, sophoradin, sophoradochromene, genistein, pterocarpine, maackiain, trifolirhizin, sitosterol, lupeol, caffeic산, docosanol ester인 고급 alcohol ester 등이 함유되어 있다.

●한의학적 효능은 무엇일까?

산두근의 성미는 맛이 쓰고 성질이 차기 때문에 열을 내려주고 신체 내에 쌓인 독을 풀어주며, 종기를 가라앉히고 통증을 제거해준다. 복용상 반응현상이 심해 장복하기가 힘이 드는데, 이럴 때 감초나 진피 등을 배합하면 깔끔하게 해결된다. 산두근은 위, 폐, 담낭부위의 암에 현저한 효과를 거두고 있으며, 백혈병, 전립선비대증, 뇌종양, 후두암 등에도 작용한다.

●항암효과와 약리작용(임상보고)은 무엇일까?

일본 산두근의 악성종양 치료효과는 뚜렷하다. 특히 부작용이 적어 안전하게 사용할 수 있는데, 백혈구를 감소시키지 않는 것이 특징이다.

임상실험 결과 산두근으로 치료된 흰생쥐의 혈청에서 항종양항체가 발견되었다. 이 항체는 후대에 유전되는 경향을 지니고 있다. 또 산두근의 수침액은 자궁암과 백혈병세포 등을 억제한다. 더구나 항암작용의 범위가 넓고 방암작용까지 있기 때문에 다양한 종양에 사용할 수가 있다. 하지만 성질이 쓰고 차가워 단방으로는 장기간 사용할 수가 없다.

산두근의 암 조직에 대한 작용은 세포독이나 항대사류의 화학치료 작용과는 전혀 다르다. 다시 말해 병원체 숙주자체로 항암면역기전을 조절해 종양생장에 저항하는 힘을 더해준다.

호남중의연구소에서 산두근에 자초, 감초, 천규자 등을 배합해 좌안의 혈관류를 수술했다. 그 결과 두부로 확산되어 심한 두통이 나타난 환자 1례를 치료했는데, 두통이 사라지고 시력까지 회복되어 일상생활로 되돌아갔다.

153

●어떻게 섭취해야 효과적일까?

• 각종 암 종류의 방제

산두근의 흡입제와 연고제로 사용한다.

• 후두암의 방제

산두근, 현삼, 대청엽 각 15g, 금쇄은개 30g을 탕관에 담아 물을 붓고 달여 복용한다.

• 식도암의 방제

산두근 10g, 선복화 10g, 대자석 20g, 나복자 15g, 울금 10g, 과루 20g, 도두자 15g, 초하거 20g, 진피 10g 등을 탕관에 담아 물을 붓고 달여 복용한다.

• 항문암

산두근 30~50g을 탕관에 담아 물 1000ml을 붓고 달인 다음 상처를 세척하고 청양고를 붙여준다. *청양고는 산두근, 우방자, 천화분, 황금, 감수, 산자고, 대극, 전갈, 선퇴, 홍화, 사퇴, 적작, 대황, 반하, 고삼, 행인 등을 섞어 제조한다.

산두근으루 약으로 사용할 때는 뿌리를 깨끗이 씻어 말린 다음 고운 가루로 만들어 1일 3회 복용하는데, 1회분 0.5g 내외이다. 1주일 후부터는 조금씩 늘려 0.7g 내외로 복용하면 된다. 이런 식으로 복용 량을 매주 늘려서 가는데, 1회 분량은 2g이상 초과하지 말아야 한다.

삼백초

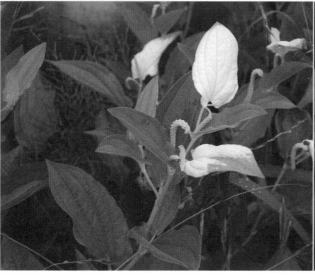
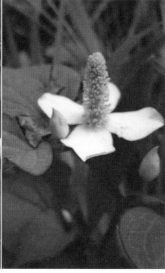

155

●식물의 형태

삼백초는 삼백초과의 여러해살이풀로 뿌리, 잎, 꽃 등이 모두 희기 때문에 삼백초라고 부른다. 높이가 50~100cm까지 자라고 뿌리줄기는 백색이며 진흙 속에서 옆으로 뻗어 자란다. 잎은 어긋나고 긴 난상 타원형이며 가장자리가 밋밋하다. 꽃은 양성인데, 6~8월에 흰색의 수상 꽃차례로 핀다. 잎은 마주나고 길이가 10~15cm이며, 꼬불꼬불한 털이 있고 밑으로 처지다가 곧추선다. 소포는 난상 원형이고 지름이 1.5mm 정도이며, 소화경은 길이가 2.3mm이고 꽃잎이 없다. 열매는 둥글고 종자는 각 실에 1개씩 들어 있다.

■■전문가의 한마디!

삼백초는 토종자생식물로 우리나라 멸종위기식물 제177호이다. 꽃 밑 잎 3개가 희다고 붙여진 이름이 삼백초인데, 항암과 성인병에 좋다고 알려지면서 멸종의 수난을 겪기도 했다. 삼백초는 제주도를 비롯해 우리나라 남부지방의 숲속 습기가 많은 곳에서 드물게 자라는 풀이다. 이명으로는 청성초, 수목통 등으로도 불린다.

●채취 시기와 법제 방법은?

7~9월경에 지상부분을 채취해 손질한 다음 햇볕에 말려 사용한다.

●성분은 무엇이 들어있을까?

전초에는 정유가 함유되어 있는데, 주성분은 methyl-n-nonene이다.

줄기에는 가수 분해성 탄닌 1.722%가 들어 있고, 잎은 puercetin, quercitrin, isoquercitrin, avicularin, flyperin, rutin 등을 비롯해 가수 분해성 탄닌 0.544%가 함유되어 있다.

● 한의학적 효능은 무엇일까?

삼백초의 성미는 맛이 쓰고 매우며 성질이 차가워 습열사를 제거하고 부기를 가라앉히며, 해독을 관장한다. 따라서 부종, 각기, 황달, 배뇨가 원활하면서 소변색이 뿌연 증상, 월경조절, 근골치료, 이질, 대하, 옹종, 정독 등을 치료해준다.

● 항암효과와 약리작용(임상보고)은 무엇일까?

천연약자원연구가가 쓴 『삼백초 건강법』을 보면, 항산화, 노화방지, 해독, 간암, 폐암, 위암 등의 항암, 편두통, 만성피로, 멀미, 숙변, 비만, 피부병, 간장병, 신장병, 정력증강, 변비, 가래삭임, 뱃속의 혹, 간장병, 당뇨병, 신장질환, 부종, 근골근육 강화, 이뇨, 혈액순환, 냉대하, 동맥경화, 고혈압, 심장병, 부인병, 뇌졸중 등을 예방한다.

삼백초는 염증을 제거하고 항암작용이 매우 강하다. 예를 들면 중국 조선족 여의사 박순식씨는 삼백초와 짚신나물 등을 이용해 다양한 말기 암환자 80명을 대상으로 치료한 결과 90%이상(72명)을 고쳤다고 발표했다. 다양한 암중에서 폐암, 간암, 위암치료에 효과가 탁월했는데, 이것은 삼백초의 성분 중 '수용성 탄닌' 때문이었다.

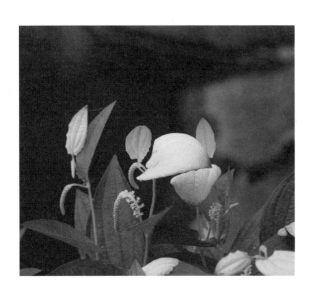

암, 결석, 백내장, 경화 등은 '과산화지질'에 의한 조직노화를 원인으로 보고 있다. 이 '과산화지질'을

조직세포에 생성되지 못하도록 해주는 성분이 바로 수용성 탄닌이다. 현대의 난치병 대부분이 파괴성 산소인 '프리래디컬'로 발생되고 있다. 삼백초에는 게르마늄 성분이 있어 파괴성 산소인 '프리래디컬'을 제거해주는 역할을 하고 있다. 이런 효능 때문에 일본을 비롯한 세계 각국에서 암 예방치료에 게르마늄을 사용하고 있는 것이다. 따라서 박순식씨 역시 삼백초를 재료로 한 함암제로 암 환자를 치료했던 것이다. 현대과학은 역시 삼백초 성분 중 '쿠에르치트린과 탄닌'이 항암작용을 한다고 밝히고 있다.

●어떻게 섭취해야 효과적일까?

• 복수가 있고 음식을 먹지 못하는 간암
삼백초 뿌리와 야개채, 대계 뿌리 각 113~150g을 별도로 달인다. 찌꺼기를 제거한 다음 백설탕을 적당하게 가미해 오전에는 삼백초 뿌리, 오후에는 개채근을 복용하면 된다.[중초약치종류자료선편]

삼백초는 뿌리, 잎, 줄기, 꽃 전체를 약으로 사용하는데, 차로 달여서 마시거나, 두부나 돼지고기 요리 등에 이용할 수 있으며, 생즙으로 복용할 수도 있다. 이밖에 술로 빚어서 먹기도 한다. 보통 1일분으로 삼백초 10~20g을 탕관에 담아 물로 달여 마시는 것이 일반적인 복용법이다. 다른 방법으로는 말린 삼백초를 볶아 가루를 만들어 1회에 삼백초 2~3g씩 1일 2~3번 물에 타서 복용하거나 다른 약차와 함께 마셔도 된다.

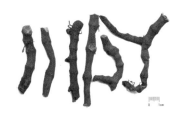

산수유

가을에 익은 열매를 채취해 씨를 제거하고 열매 과육만 햇볕에 말려 사용한다

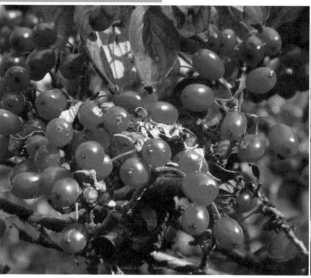

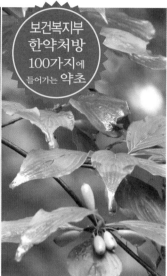

보건복지부 한약처방 100가지에 들어가는 약초

158

■■ 전문가의 한마디!

성미는 맛이 시고 성질이 약간 따뜻해 간경과 신경 등에 관장해 간신을 보하고 유정을 낫게 하며, 땀을 멈추게 한다. 약리실험에서 이뇨, 혈압강하, 단백질 소화, 항암, 억균, 백혈구의 증가 등이 나타났다. 따라서 신허로 허리와 무릎이 시큰거리면서 아플 때, 유정, 빈뇨, 음위증, 현기증, 이명, 이롱, 자한, 월경과다 등에 이 약을 처방한다.

●식물의 형태

층층나뭇과의 낙엽활엽교목으로 키가 7m까지 자라고 나무껍질이 비늘조각처럼 벗겨진다. 잎은 마주나는데, 앞면은 녹색이고 뒷면은 연녹색에 흰색을 띤다. 3~4월에 노란색 꽃이 잎이 나기 전에 피고 10월에 붉은 열매가 익는다.

●체취 시기와 법제 방법은?

열매껍질(산수유)이 성숙한 열매를 채취해 불에 쬐거나 뜨거운 물에 담갔다가 씨를 제거하고 열매 과육을 말려 사용한다.

●성분은 무엇이 들어있을까?

열매의 성분에는 결정성 유기산(녹는점 245℃), 몰식자산, 사과산, 포도산 등이 들어 있다. 열매껍질에는 이리도이드 배당체인 모르로니시드, 로가닌 등과 코르닌 사포닌 13%도 들어 있다.

●한의학적 효능은 무엇일까?

산수유는 간신을 보양하고 정기를 수렴 하며, 허탈한 기를 고착시켜준다. 따라 서 요슬산통, 현기증, 야뇨, 월경과다, 자 궁출혈, 대하증, 현기증, 빈혈, 과다성교 로 인한 요통, 조루증, 이명, 허리무릎통 증, 조루, 발기부전, 유정, 몽정, 다한증, 만성 중이염, 잠잘 때 다한증과 갈증과 요통이 나타날 때, 음위, 노인성 요통, 당

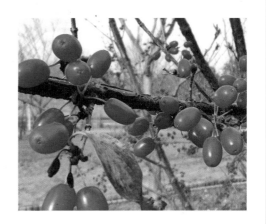

뇨병, 만성 콩팥염, 방광염, 동맥경화증, 신경쇠약, 강장약, 월경불순, 소변 빈삭, 간허한 열, 땀이 멎지 않는 증상, 심요맥산 등에 효과가 좋다.

●항암효과와 약리작용(임상보고)은 무엇일까?

동물실험에서 이뇨, 혈압강하 작용을 보였다. 달인 약물은 포도상구균, 이질균 등을 억 제하고 복수암 세포를 억제했고 혈당강하 작용도 나타났다. 심근수축력과 혈압상승에 있었고 역계통에 림프세포 증식작용이 있었다. 혈소판 응집에 대한 억제작용도 보였다.

●어떻게 섭취해야 효과적일까?

1일 5~12g을 탕관에 담아 물을 붓고 달이거나, 환제를 짓거나, 가루로 만들어 복용한다.

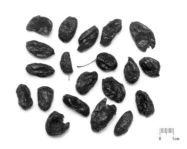

0   1cm

산자고

항암 성분이 들어 있어 종양치료제로 사용되며, 청열, 해독에도 효과가 있다.

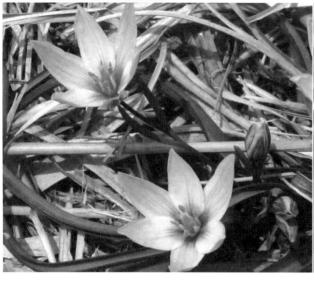

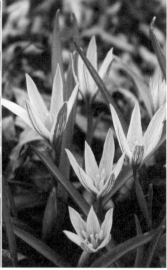

160

■ ■ 전문가의 한마디!

산자고는 인후종통, 임파선염, 통풍 등을 치료하는데 해독, 소종, 산결 등에서 작용하기 때문에 거의 외과질환에 사용되고 있다. 하지만 최근 들어 항암에 효과가 있다는 것이 발견되었다. 이밖에 편도선염, 후두염 등의 각종 인후질환에도 처방되고 있다.

●식물의 형태

백합과의 여러해살이풀로 양지바른 풀밭에서 자생한다. 비늘줄기는 난상 원형이고 길이는 3~4cm이며, 비늘조각은 한쪽으로 갈색 털이 빽빽이 나 있다. 잎은 선형이고 꽃은 4~5월에 30cm정도의 꽃줄기 끝에 달리며, 열매는 세모지고 둥글다. 비늘줄기를 소종이나 종양 치료제로 사용한다.

●체취 시기와 법제 방법은?

6~7월경에 채취해 줄기 잎과 수염뿌리를 제거하고 깨끗이 씻어 햇볕에 말린 다음 썰어서 사용한다.

●성분은 무엇이 들어있을까?

Colchicine 등 다종의 alkaloid 및 전분이 함유되어 있다.

●한의학적 효능은 무엇일까?

산자고는 약난초, 감자란, 두잎약난초 등의 비늘줄기이다. 산자고는 난초과의 여러해살이풀로 남부지방 숲속에서 자생한다. 약으로는 탕으로 달이거나 환제나 가루약으로 만들어 복용하면 된다. 외용으로 사용할 때는 짓찧어 붙이거나 갈아서 환부에 붙이면 된다. 산자고의 성미는 맛이 달고 매우며, 성질이 차가워 항암, 청열해독, 소종 등에 작용한다. 주의할 점은 독성이 약간 있기 때문에 몸이 허약한 사람은 삼가는 것이 좋다.

●항암효과와 약리작용(임상보고)은 무엇일까?

후두암일 때 산자고, 반변련(수염가래꽃), 백화사설초, 천화분(하눌타리뿌리), 사매(뱀 딸기) 등을 탕관에 담아 물을 붓고 달여 복용하면 효과가 있다. 이밖에 유선암, 비공암, 식도암, 폐암 등을 치료할 때는 내복으로 먹고, 피부암과 자궁암 등에는 외용으로 사용하면 된다. 보편적으로 산자고의 치료 질환은 인후질환, 편도선염, 후두발염, 성대발염, 후벽염 등이다. 인후종통일 때는 편폭갈(산두근), 판람근, 범부채 등과 배합해 달여서 복용하면 효과가 좋다.

●어떻게 섭취해야 효과적일까?

• 식도암

말린 산자고를 탕으로 달여 복용하면 된다. 약 난초는 내장산 이남 계곡 숲속에서 자생하는 여러해살이풀로 5~6월경에 연한 자주 빛을 띤 갈색 꽃이 핀다. 점액이 풍부한 뿌리줄기는 점활제로 사용한다.

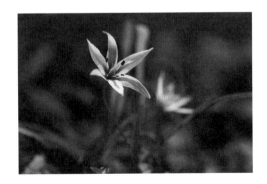

석산(꽃무릇)

석산은 가래를 삭이고 기침, 임파선염과 항암, 복수, 각종 종기 등에 신효가 있으며, 생으로 사용한다.
붉은 꽃에는 크리산테민, 리코리시아닌 등의 성분이 함유되어 있다.

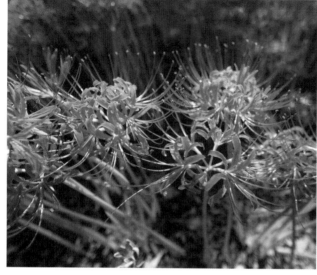
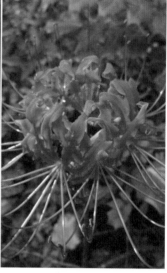

●식물의 형태

수선화과의 여러해살이풀로 땅 밑에 넓은 타원형의 수선화 같은 비늘줄기가 있다. 9~10월에 붉은색 꽃이 비늘줄기에서 나온 30~50㎝의 꽃줄기 끝에 산형 꽃차례로 달리며, 꽃이 진 뒤에 잎이 돋는다.

●채취 시기와 법제 방법은?

알뿌리를 약재로 사용하는데, 잎이 떨어질 때 채취해 깨끗이 씻어 잘게 썬 다음 햇볕에 말려 사용한다.

●성분은 무엇이 들어있을까?

『본초도경』에는 이 약을 석산과 식물로서 인경을 약용으로 사용한다. 중국 하남, 협서, 화남, 서남 각지에 분포하고 있다. 인경에는 다양한 알칼로이드가 함유되어 있는데, 이 가운데 주요한 것은 호몰리코린, 리코리치디놀 성분으로 모두 항암활성작용을 한다.

■■ **전문가의 한마디!**

가벼운 혈압강하와 혈당을 내리려주기도 했다. 주의할 점은 독성이 강하기 때문에 과량복용하면 구토가 나타나기 때문에 허약자는 복용을 삼가야 한다.

●한의학적 효능은 무엇일까?

석산은 수선화과의 여러해살이풀 꽃무릇(석산)의 비늘줄기이다. 성미가 맛이 맵고 성질이 따뜻하면 독이 있어 거담, 이뇨, 해독, 최토를 관장한다. 따라서 인후나 편도선염, 림프절염, 종기, 악창 등에 내복 또는 외용으로 처방한다. 이밖에 복막염, 흉막염 등에는 최토제로 활용하고 치루와 자궁탈수일 때는 달여서 환부를 세척해주면 된다. 석산에는 다양한 종류의 알칼로이드가 들어 있는데, 그 중에 호모리코린, 리코레닌, 프세우도리코린 등의 성분이 매우 중요하다. 약리실험에서 생쥐에게서 진통작용이 나타났고 중추신경계통에서는 생쥐의 조건반사형성을 방어하는 작용이 가속화되었다.

●항암효과와 약리작용(임상보고)은 무엇일까?

항암약리에서 체내와 시험관실험에서 호몰리코린은 좀흰생쥐 엘릿히복수암 세포의 호흡과 무산소 호흡을 억제해 암세포를 팽창시키고 용해시켰고 호몰리코린은 복수형 간암 AH 130과 길전육류에도 억제작용을 일으키고 좀흰생쥐육류-180의 높은 억제율도 나타냈다.

석산에서 추출한 슈도리코린(사후라닌도 이 성분이 있음)은 흰생쥐육류 와크씨-256에 뚜렷한 억제활성작용을 나타났으며 호몰리코린 중의 암모늄염이 양이온을 가졌기 때문에 음이온인 종양세포의 표면에 결합되며, 음이온인 페놀 이온근은 양이온을 띠는 종양세포 속에 들어가 항암작용을 일으킨다.

●어떻게 섭취해야 효과적일까?

암성흉복수에는 석산과 피마자를 반반씩 섞어 짓찧어 1일 1회 발바닥 중간에 붙인다. 발포가 되면 씻은 다음 꿀을 발라준다.「중의종류의방치」

• 피부암

석산, 파, 생강, 홍탕 등을 적당하게 섞어 짓찧은 다음 가제에 싸서 종양 펴면에 붙인다.

163

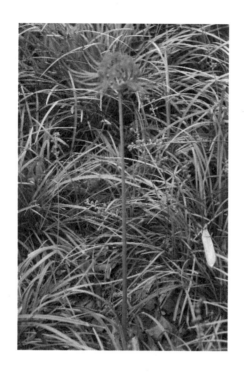

다양한 소화도 종양에는 호몰리코린 분자 내의 암모늄염을 정맥에 점상주사를 실시하는데, 1회 100~150mg을 5~10% 포도당 주사액 250~500㎖에 희석해서 사용한다. 매일 실시하거나 또는 하루건너 실시하면 된다. 1회 치료단계의 주사액 총량은 1500mg으로 정하고 일주일을 쉬고 다음 치료단계로 들어가면 된다. 「신중의 (1), 1979」

복수로 초를 다룰 때 석산, 아주까리, 달래뿌리 요법이 최고이다. 아주까리 70~80개를 으깬 것, 달래뿌리 20개를 으깬 것, 깨끗이 씻은 석산뿌리(큰 것은 1개, 작은 것은 2~3개)의 겉껍질을 벗기고 으깨것을 골고루 섞는다. 이것을 천에 발라 양쪽 발바닥에 붙인 다음 붕대로 동여매고 약 10시간이 지나면 물기가 소변 또는 대변으로 배출된다. 이런 방법으로 매일 2회 4~5일 동안 계속하면 치료가 된다. 이때 붕대 위를 뜨겁게 찜질해주면 더 큰 효과를 볼 수 있다. 복수로 초를 다투는 위급한 환자에게 이 방법을 사용하는데, 10일 동안 계속해도 낫지 않으면 중지한다.

기침, 가래, 임파선염, 각종 종기 등일 때 말린 약재를 1회 분량으로 0.5~3g을 탕관에 담아 물로 달여 복용하면 된다. 독성이 있기 때문에 소량을 복용해야 탈이 없다. 종기가 있을 때는 생뿌리를 짓찧어서 환부에 붙이거나 달인 물로 세척하면 된다. 독성이 있지만 남쪽지방에서는 알뿌리를 짓찧어 물에 주물러 여러 번 우려낸 다음 녹말을 사용하기도 한다.

살구씨

대장을 청결하게 해주고 해수, 천식, 기관지염, 폐질환에 성약인 살구 씨는 진해, 평천, 배변촉진, 항종양, 억균, 만성기관지염, 숨이 찬데, 대장청결, 해수, 천식, 기관지염, 폐의 성약으로 알려져 있다.

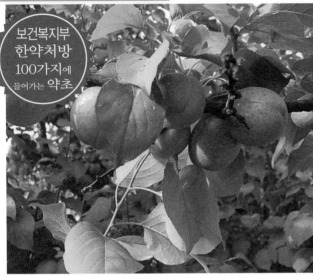
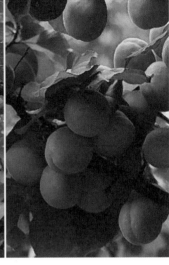

보건복지부
한약처방
100가지에
들어가는 약초

●식물의 형태

장미과의 낙엽교목으로 키가 5~10m까지 자란다. 잎은 넓은 타원형으로 어긋나고 잎 가장자리에 잔 톱니가 나 있다. 4월에 흰색 또는 분홍색 꽃이 잎보다 먼저 피고 7월에 둥근 열매가 노랗게 익는다.

●체취 시기와 법제 방법은?

살구나무의 성숙한 열매를 채취해 과육을 제거하고 씨를 취한다. 씨의 딱딱한 껍질을 제거하고 얻은 종인을 끓는 물에 담가 속껍질을 벗긴 다음 볶아서 사용한다.

●성분은 무엇이 들어있을까?

종인(속씨)에는 아미그다린 3%, 지방유 50%, 단백질과 각종 아미노산, amygdalose, prunase, pruansin 등이 들어 있다.

■■■전문가의 한마디!

살구나무의 성숙한 열매를 채취해 과육을 제거하고 씨를 취한다. 씨의 딱딱한 껍질을 제거하고 얻은 종인을 끓는 물에 담가 속껍질을 벗긴 다음 볶아서 사용한다. 살구에는 사과산, 포도당, 과당 등이 풍부해 갈증과 피로회복에 좋다.

165

●한의학적 효능은 무엇일까?

 종인의 성미는 맛이 쓰고 달며 성질이 따뜻해 폐경, 대장경 등을 관장한다. 따라서 기침을 멈추고 숨찬 것을 치료하며, 대변이 통하게 하고 땀을 나게 하면서 해독을 한다. 이밖에 다양한 원인으로 나타나는 기침, 변비, 고기를 먹고 체했을 때는 1일 6~12g을 탕관에 담아 물로 달이거나, 환제를 짓거나, 가루로 만들어 먹으면 된다.

 살구 술은 심장병, 고혈압, 암 예방 등에도 효과도 있으며, 식욕을 돋워주고 피로회복에도 좋다. 살구 씨는 미용에도 효과가 있기 때문에 화장품원료나 비누로도 활용된다. 여성들의 기미나 거칠어진 피부엔 살구 씨 분말 1큰 술, 계란 노른자 2개, 꿀 1작은 술을 섞어 눈 주변에 발라주면 좋다. 또 가래를 삭일 때도 좋은 효과가 있다.

●항암효과와 약리작용(임상보고)은 무엇일까?

 살구 씨는 동양에서 항암제나 기타 질병치료 등으로 이용되어 왔으며, 히말라야 산맥 속의 부탄왕국의 국민들은 매일 살구 씨를 먹고 살구 씨 기름을 피부에 바르고 있다. 그 결과 암에 걸리는 환자도 없고 보통 15년은 젊어 보이면서 피부 역시 아름답다.

 암을 포함한 모든 종양은 한결같이 비정상적인 피막으로 싸여 있다. 살구 씨가 세포의 이상피막을 공격해 항암과 암을 파괴할 수 있는 것은 살구 씨 속에 들어 있는 비타민 B17인 아미그달린 덕분이다. 그래서 살구 씨는 모든 종양의 명약으로 사용되고 있는 것이다.

 살구 씨를 사용할 때 주의할 점은 쌍인이거나, 벌레를 먹었거나, 상하거나, 반숙 등은 사용하지 말아야 한다. 또 속 씨의 껍질과 뾰족한 끝은 제거해야 한다. 더구나 생것으로 한 가지만 사용할 경우는 1회에 5개를 넘기지 말아야 한다.

 임상보고에는 만성기관지염일 때 살구 씨에 설탕을 넣고 분쇄해 조석으로 12g씩 10일간 복용했는데, 일정한 반응이 나타났다. 해수, 천식, 가래 등일 때는 치료효과가 있었다. 주의할 점은 종자 끝 뾰족한 부위는 독이 있어 제거해야 한다.

●어떻게 섭취해야 효과적일까?

• 모든 암

살구 씨는 세계에서 공인한 항암약이다. 복용방법은 살구 씨의 속껍데기를 벗기고 양쪽 끝을 제거한 다음 압착기로 기름을 짠다. 나머지는 가루로 만들어 40도 알코올을 붓고 용해시킨 다음 냉각하면 가루가 침전된다. 이 가루를 건조시켜 또다시 40도 알코올로 완전히 녹여서 침전시킨다. 이렇게 3번 정제시킨 것을 가루나 환제나 물약으로 만들어 1일 3g씩 복용하면 된다.

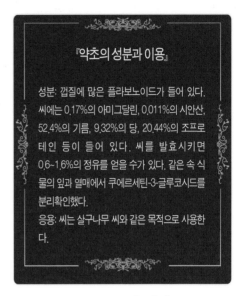

『약초의 성분과 이용』

성분: 껍질에 많은 플라보노이드가 들어 있다. 씨에는 0.17%의 아미그달린, 0.011%의 시안산, 52.4%의 기름, 9.32%의 당, 20.44%의 조프로테인 등이 들어 있다. 씨를 발효시키면 0.6~1.6%의 정유를 얻을 수가 있다. 같은 속 식물의 잎과 열매에서 쿠에르세틴-3-글루코시드를 분리확인했다.
응용: 씨는 살구나무 씨와 같은 목적으로 사용한다.

• 살구 씨 중독치료

살구나무껍질 75g을 준비해 속껍질(겉껍질표피를 깎아버리고 중간 섬유부분)을 남겨 물 500ml를 붓고 20분간 끓인 다음 여과해 따뜻할 때 복용시켰다. 80여명을 치료했는데 모두 완치되었다. 약물을 사용한 2시간 만에 증상이 호전되면서 의식이 점차 뚜렷해지고 호흡이 정상적으로 회복되었다. 또 오심, 구토, 치아노제 등의 증상도 점차 소실되었고 4시간 후에는 완전히 정상으로 회복되었다.

• 중독

고행인을 많이 복용하면 중독이 된다. 현훈, 돌연훈도, 심계(동계), 두통, 오심, 구토, 경궐, 혼미, 치아노제, 동공산대 및 빛에 대한 반사소실, 맥박이 약하고 늦어지며 호흡이 빨라지거나 늦어지면서 불규칙해진다. 곧바로 구급처치 하지 않으면 호흡곤란으로 사망에 이를 수가 있다. 중독된 환자에게 행수피(살구나무껍질), 행수근(살구나무뿌리)의 탕제를 복용시켜 구급할 수가 있다.[중약대사전]

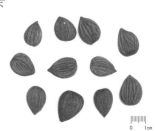

0   1cm

상기생(뽕나무 겨우살이)

상기생은 항암작용, 고혈압, 당뇨 등에 효능이 있는데, 민간에서 겨우살이를 달여서 먹고 위암, 신장암, 폐암 등을 치유한 사례가 있다고 한다.

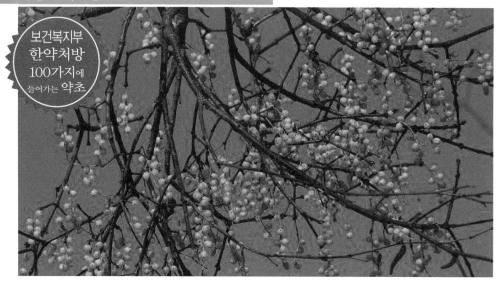

보건복지부
한약처방
100가지에
들어가는 약초

168

■ ■ **전문가의 한마디!**

상기생은 뽕나무에서 기생하는 겨우살이 식물이다. 참나무, 버드나무, 밤나무, 수양버들, 단풍나무, 오리나무 등에도 기생을 하는데, 뽕나무에서 기생하는 것만이 최고의 상품이다.

●식물의 형태

겨우살잇과에 속한 기생목으로 뽕나무에 붙어서 산다. 겨우살잇과의 상록기생관목이다. 암수딴그루로 참나무류, 물오리나무, 버들, 팽나무, 뽕나무 등에 기생한다. 잎은 마주나고 바늘모양으로 잎자루가 없으며, 가지는 둥글고 황록색이다.

●체취 시기와 법제 방법은?

뽕나무 겨우살이는 여름에 채취해 손질한 다음 잘게 썰거나 부리트려 응달에서 말린다.

●성분은 무엇이 들어있을까?

사포닌, 당당체, 황동류 화합물질, 루페올, 알카로이드, 렉틴, 비스코록신, 폴라보노이드싸이드, 아세틴콜린, 베타아마린 등이 함유되어 있다.

●한의학적 효능은 무엇일까?

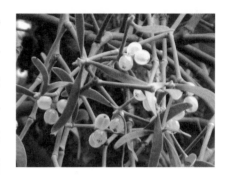

상기생의 성미는 맛이 쓰고 달며, 성질이 평하고 독성이 없기 때문에 보신과 보혈 약으로 사용했다. 따라서 뼈와 근육을 강화시키고 관절질환의 치료제로 널리 응용되었다. 또 산모에 투여하면 태아를 보호해준다. 특히 혈액순환을 촉진시켜 피부건조를 막아주고 생선비늘처럼 갈라지는 증상에 치료해준다. 또 혈압과 혈청콜레스테롤수치를 강하시키는 작용도 있다.

●항암효과와 약리작용(임상보고)은 무엇일까?

상기생은 암세포를 억제해주는 항암제이면서 면역성을 강화시켜주기 때문에 장복을 해도 안전한 항암약이다. 상기생에서 추출한 알칼리성 독단백은 실험쥐의 흉선을 자극해 T-임파구의 생성을 촉진하고 면역성을 강화했다. 또 종양이 발생한 실험쥐에 독단백을 투여한 결과 90% 이상 암세포성장이 억제되었다.

●어떻게 섭취해야 효과적일까?

상기생에서 추출된 독단백은 낮은 농도에서도 잘 작용하기 때문에 유방암, 자궁암 등의 치료에 많이 처방되고 위암, 폐암, 대장암 등에도 응용되고 있다. 1일 투여량은 100~200g 정도가 적당하고 식후에 1일 3번 복용하면 된다. 상기생을 투여할 때 1일 분량으로 대추 30g을 배합하면 항암효과를 더 높일 수가 있다.

삿갓나물

중국에서는 뇌종양, 비인후암, 식도암 등에 삿갓나물을 약재로 활용해 상당한 효과를 거두었는데, 이것은 삿갓나물 속의 사포닌 성분 때문으로 밝혀졌다.

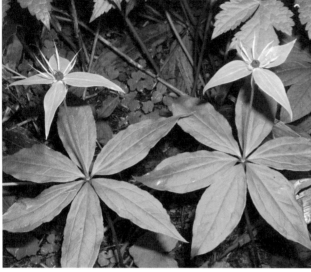
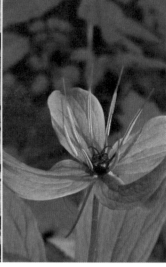

170

■■■ **전문가의 한마디!**

삿갓나물은 둥글게 배열된 잎 가운데 1개의 길쭉한 꽃대가 자라는데, 주의할 점은 구토, 설사, 전신마비 등을 일으키는 독성이 있다. 지방에 따라 어린순을 살짝 데친 다음 흐르는 물로 충분하게 우려내어 나물로 먹기도 한다. 하지만 가능한 한 먹지 않는 것이 좋다.

●식물의 형태

백합과의 여러해살이풀로 키가 40㎝로 자라고 뿌리줄기는 옆으로 뻗는다. 잎은 6~8장으로 줄기를 둥그렇게 감싸고 가장자리가 밋밋하며, 끝은 뾰족하다. 녹색 꽃은 6~7월에 줄기 끝에서 1송이씩 핀다.

●채취 시기와 법제 방법은?

사시사철 채취가 가능하지만, 가을철에 뿌리줄기를 채취해 햇볕에 말리거나 불에 쬐어 말려 사용한다. 이때 그늘에서 말린 다음 하룻밤 물에 담가 독을 제거해야 한다.

●성분은 무엇이 들어있을까?

뿌리줄기에 배당체 파리딘, 파리스티핀과 아스파라긴, 알칼로이드 등이 들어 있다. P. quadrifolia 잎에서 에크디존을 분리했다.

●한의학적 효능은 무엇일까?

삿갓풀은 백공초라는 이명으로 불리기도
한다. 삿갓풀(Paris tetraphylla A. Gray)의 전
초와 뿌리줄기를 말려 약재로 사용한다.
각 지역의 깊은 산 나무 밑에서 자생한다.
뿌리줄기에는 배당체 파리딘, 아스파라긴,
알칼로이드 등이 들어 있다. 민간에서 전
초를 건위제나 강장약으로 사용하는데, 신
경쇠약, 현훈증, 불면증, 소화불량증 등에

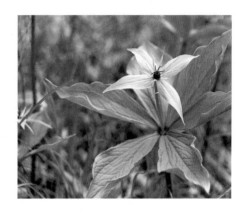

처방된다. 뿌리줄기를 소염제나 해열제 등으로 사용하는데, 기관지염, 림프결핵, 인후염,
편도염, 유행성뇌염 등에 처방한다. 1일 삿갓풀 3~6g을 달여서 먹는다.

●항암효과와 약리작용(임상보고)은 무엇일까?

중국에서는 뇌종양, 비인후암, 식도암 등에 삿갓나물을 약재로 활용해 상당한 효과를 거
두었는데, 이것은 삿갓나물 속의 사포닌 성분 때문으로 밝혀졌다. 독성이 강하기 때문에
지나치게 복용하면 부작용이 있고 특히 임산부는 복용을 금해야 한다. 인삼뿌리처럼 생
긴 뿌리를 조휴라고 부르는데, 암 치료약이나 뱀에 물렸을 때 해독약으로 사용한다.

●어떻게 섭취해야 효과적일까?

뿌리줄기를 염증약, 열내림약으로 사용하는데, 기관지염, 림프절 결핵, 급성인후염, 편
도염, 유행성 뇌염 등일 때 3~6g을 달여서 먹는다. 또 1일 3~12g을 달여서 먹거나, 가루로
먹거나, 짓찧어 즙을 내어 복용하기고 한다.

석창포

항암에 대한 효과가 매우 강한

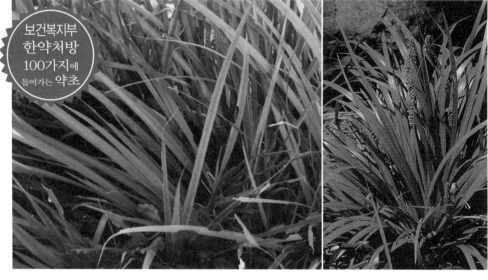

보건복지부 한약처방 100가지에 들어가는 약초

172

■ ■ ■ **전문가의 한마디!**

석창포의 성미는 맛이 쓰고 매우며 성질이 약간 따뜻하면서 독이 없기 때문에 심, 간, 비, 방광 등을 관장한다. 따라서 인체 9개의 구멍을 열어주고 가래를 삭이며 기의 순환을 조절해준다. 또 혈을 운행시키고 풍을 풀어주면서 습을 제거해준다.

●식물의 형태

 천남성과의 여러해살이풀이다. 물가에 자생하고 뿌리는 옆으로 뻗으며, 마디가 많고 밑에서 수염뿌리가 자란다. 꽃줄기는 잎처럼 생겼고 삼각형에 가까우며, 6~7월경에 꽃줄기 옆에 황색 꽃이 밀생한다.

●채취 시기와 법제 방법은?

 가을에 뿌리줄기를 채취해 잔뿌리를 제거하고 물에 깨끗이 씻어 햇볕에 말려 사용한다.

●성분은 무엇이 들어있을까?

 석창포에는 정유가 들어 있으며, 주성분은 아사론이다. 석창포 잎에는 정유 0.25%가 들어 있는데, 주요성분은 β아사론 73.4%, 아사론 13.7%, caryophyllene 4.0%, α humulene 2.0%와 sekishone(1-allyl-2, 4, 5-trimehtoxy-benzene)등으로 구성되어 있다. 대만에서 생산되는 약재와 신선한 잎에는 지방유가 0.5% 함유되어 있다. 주요성분은

methylchavicol 93.6%와 α-selinene 2.0%로 구성되어 있다.

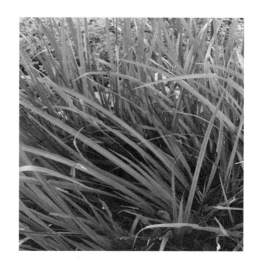

뿌리줄기에 0.5~0.9% 정유가 들어 있고 신선한 잎에는 0.25%의 정유가 들어 있는데, 정유의 63~81%가 β-아사론이다. 이밖에 α-아사론 8~14%, 카리오필렌 1~4%, 세키손 $C_{12}H_{16}O_3$ 0.8~3.4%, 사프롤 $C_{10}H_{10}O_2$ 0.1~1.2%, 시스-메틸이소오이게놀 0.3~6.8%, α-후물렌 0.8~2%, 칼라메넨 0.1~0.2%, 캄파 0.1~0.2%가 들어 있다.(뿌리줄기와 잎의 정유조성은 동일하다)이밖에 팔미트산, 페놀성 물질, 미량원소 등도 함유되어 있다.

●한의학적 효능은 무엇일까?

정신을 맑게 해주고 혈액순환을 원활하게 해주면서 풍, 습, 담 등을 제거한다. 입맛 촉진과 독을 풀어주며 5장을 보해준다. 약리실험에서 석창포는 위액분비를 항진시키고 약한 진정작용과 아픔멎이 작용이 나타났다. 석창포 20g을 탕관에 담아 물 100cc를 붓고 달여 복용하면 암세포가 완전히 제거된다.

●항암효과와 약리작용(임상보고)은 무엇일까?

석창포는 항암에 대한 효과가 매우 강하다. 앞에서 언급했듯이 석창포 달인 물이 암세포를 죽인다는 것이 밝혀졌고, 민간에서는 다양한 암 치료제로 사용되고 있다. 중국에서 실험결과 강한 발암독소를 지닌 균을 100% 억제했고 누런 누룩곰팡이 종류도 90%이상 억제하는 것으로 나타났다. 또 동물실험에서도 뚜

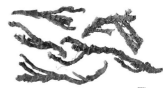

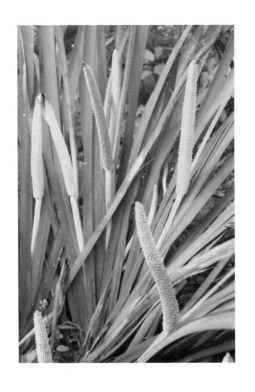

렷한 항암작용이 밝혀졌다.

석창포의 정유성분이 진정작용을 하기 때문에 마음이 흔들리는 암환자들에겐 더더욱 좋다. 석창포를 달일 때 주의할 점은 정유성분이 들어 있기 때문에 오래 달이면 증발된다. 따라서 오래 달이지 말고 다른 약재와 달일 때는 맨 마지막에 넣는 것이 좋다.

●어떻게 섭취해야 효과적일까?

다양한 암 치료 보조요법으로 사용할 때는 석창포 10g을 탕관에 담아 물을 붓고 달여 1일 4번 나눠 마시면 된다. 자궁암일 때는 석창포와 보골지를 반반씩 섞어 가루로 만들어 1회에 6g씩 석창포 달이나 석창포 우려낸 술과 먹으면 된다.

이밖에 보편적으로 석창포와 함께 짚신나물, 삼백초, 느릅나무 뿌리껍질, 꾸지뽕나무, 일엽초, 겨우살이, 마름열매, 부처손, 천문동, 산죽잎, 청미래덩굴 뿌리, 대추, 생강, 감초 등과 배합해 달인 다음 차로 마시면 암 치료에 효과를 불 수 있다.

일반적으로 석창포는 1일 복용량으로 3~9g이 가장 적당하다. 너무 많은 양을 섭취해도 오히려 두통과 구역질이 동반된다. 또한 달이는 것보다 분말로 먹거나 환제로 지어 소량을 꾸준하게 복용해야 한다.

불로장수로 신선이 되게 하는 삽주, 석창포 복용법은 삽주와 석창포 각 1,800g을 곱게 가루로 만들어 1회 12g씩 아침 공복과 저녁 끼니 전에 물에 타서 복용하면 된다. 주의할 점

은 복숭아, 자두, 참새고기 등은 먹지 말아야
한다.

「신농본초경집주, 일화자제가본초, 의학입
문」에 석창포를 먹어서는 안 되는 사람은 '빈
혈, 마음이 조급해 땀을 많이 흘리는 증상, 해
수, 토혈, 몽정환자' 등으로 적고 있다.

「일화자제가본초, 중약대사전」에서 석창포
를 먹을 때 금지해야할 과실은 '이당(엿이나 설
탕이나 감초 등 단맛이 나는 물질), 양고기, 피, 엿, 복
숭아, 매실 등이다. 또 약을 쇠그릇에 조제하
면 구토 한다.' 라고 기록하고 있다.

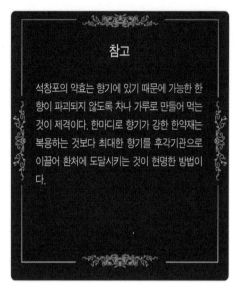

참고

석창포의 약효는 향기에 있기 때문에 가능한 한
향이 파괴되지 않도록 차나 가루로 만들어 먹는
것이 제격이다. 한마디로 향기가 강한 한약재는
복용하는 것보다 최대한 향기를 후각기관으로
이끌어 환처에 도달시키는 것이 현명한 방법이
다.

생강

생강을 강판에 갈아 먹으면 이런 약효를 누릴 수가 있다. 다시 말해 생강을 갈아서 표면력을 크게 하면 할수록 성분을 제대로 흡수할 수가 있다.

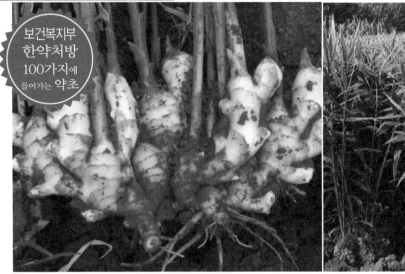

보건복지부 한약처방 100가지에 들어가는 약초

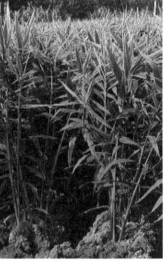

■■전문가의 한마디!

생강의 매운 맛이 암 예방에 도움이 된다는 것을 입증한 미국에서는 암예방효과가 높은 식품 베스트8 에 생강을 추천하고 있다. 또 혈전예방과 악성 콜레스테롤수치를 낮추고 지방소화 효소활성 등에도 입증되었다.

176

●식물의 형태

생강과의 여러해살이풀로 덩이줄기가 황색의 육질이고 향긋한 냄새와 매운맛이 난다. 덩이줄기의 각 마디에서 줄기가 곧게 자라 높이 30~50㎝에 이른다. 잎은 선형 피침형이고 밑부분이 긴 잎집이 된다. 우리나라에서는 꽃이 피지 않지만, 열대지방에서는 여름에 이삭모양의 꽃이 핀다. 번식은 덩이줄기에 의해서만 가능하다. 뿌리는 맵고 향기가 좋아 향신료, 건위제 등으로 사용한다.

●체취 시기와 법제 방법은?

가을에 생강뿌리줄기를 채취해 깨끗이 씻어 겉면의 코르크층을 깎아내고 햇볕에 말린다.

●성분은 무엇이 들어있을까?

생강에는 0.25~3.0%의 정유성분이 들어 있는데, 정유의 주성분은 zingiberol, zingiberene, phellandrene, camphene, citral, linalool, methylheptenone, nonylaldehyde, d-borneol 등으로 구성되어 있다. 이와 함께 매운 성분인 gingerol도 들어 있는데, 이것을 분해하면 기름모양의 매운 성분 shogaol과 결정성의 매운 성분 zingerone의 혼합물로 나눠진다. 그리고 asparagic acid, serine, glycine 등을 비롯해 나무진 형태의 물질과 전분도 들어 있다.

●한의학적 효능은 무엇일까?

생강의 성미는 맛이 맵고 성질이 따뜻하며, 독이 없기 때문에 폐, 위, 비경 등을 비롯해 심경, 간경, 담경 등을 관장한다. 더구나 표사를 발산시키고 냉기를 풀어주며, 구토를 다스리고 가래를 삭여준다. 따라서 감기, 풍한, 구토, 담음, 천식, 해수, 창만, 설사 등에 처방된다.

특히 기력향상과 혈액순환을 촉진시키고 냉풍을 제거시키며, 해독과 소염작용, 구내염, 치통, 습양 등에 효과가 있다. 또 반하, 후박, 천남성, 물고기, 새고기, 짐승고기 등을 먹고 중독되었을 때 해독시켜준다.

'건강'은 생강을 건조시킨 것으로 구토를 멈추게 하고 가래를 제거해주며, 기를 내리고 수종을 제거하며, 발한, 해열, 해독, 건위작용 등에 효능이 있다. 다른 생약과 배합해 사용하는데, 주로 방향성 건위제, 식욕증진, 신진대사기능촉진, 구토, 코 막힘, 오한, 발열 등에 처방된다. 관절염과 늑간 신경통일 때 생강즙과 토란을 으깨어 밀가루에 섞어 외용으로 사용한다. 차멀미를 예방할 때 생강분말 1/2작은 술을 물과 함께 먹으면 된다.

『의림촬요』

'강피의 성미는 맵고 차가운데, 껍질 대부분은 원래의 성미와는 반대이다. 따라서 수종과 부종을 치료해주고 피부의 풍열을 제거한다. 생강은 발한작용이 있지만, 강피는 지한작용이 있으며 약간 차갑다. 생강 잎인 강엽薑葉의 성미는 맛이 맵고 성질이 따뜻하면서 독이 없다. 따라서 얇게 썬 고기를 많이 먹고 소화되지 않아 나타나는 징병?病, 즉 적積에는 생강 잎 즙 1되를 마시거나, 짓찧어 짜낸 즙을 술과 함께 복용하면 해결된다.'고 적혀 있다.

177

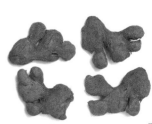

●항암효과와 약리작용(임상보고)은 무엇일까?

 일본에서 펴낸 『건강, 영양식품사전』에서 생강은 항응혈작용으로 주목을 받는다. 정유를 함유한 생강은 독특한 향기가 있다. 정유의 주성분은 진기베롤인데, 유성의 쇼가올을 함유하고 있다. 덴마크의 오덴세대학지역보건연구소의 스리버스터바는 생강이 쥐의 대동맥에서 강력한 항응혈작용을 나타낸다고 발표했다. 한마디로 혈전을 방지하는 것인데, 마늘이나 양파보다도 더 강하다고 했다. 즉 혈전형성의 최초단계에서 혈소판응집을 촉진시키는 호르몬인 크롬복세인이 혈액세포로 합성됨을 생강이 효과적으로 억제한다는 것이다. 이에 따라 코넬대학연구자들은 생강에 들어 있는 항응혈물질이 진기베롤이라고 생각하고 있다. 이것은 강력한 항혈전화합물인 아스피린과 매우 흡사한 화학구조라고 설명했다.

●어떻게 섭취해야 효과적일까?

 생강의 효능을 살리기 위해서는 매운맛을 그대로 살리는 것이 중요하다. 따라서 강판에 갈 때 껍질째로 갈아야 강한 약효를 얻을 수가 있다. 단 미리 갈아두면 약효가 떨어지기 때문에 주의해야 한다. 생강의 매운 성분은 지용성이기 때문에 불고기나 생선구이 때 함께 섭취하는 것이 좋다. 숙취제거, 감기초기, 냉증 일 때 생강즙 소주잔 1잔을 따뜻한 물과 함께 먹으면 해결된다.

 토란과 생강을 이용한 민간요법으로 위암, 장암, 자궁암, 유방암, 후두암 등을 고친 경우가 있다. 생강 2개를 잘게 썰어 천주머니에 담아 탕관에 넣어 물 1되를 붓고 끓인다. 끓인 생강탕에 수건을 적셔 통증부위에 넓게 깐 다음 위쪽을 마른수건으로 덮고 비닐로 깐다. 그 위해 또다시 헝겊으로 덮는데, 이런 방법으로 하룻밤에 2회 정도를 찜질해준다.

 다른 방법으로는 토란즙을 환부에 넓게 바른 다음, 왕소금 2~3홉 구워서 주머니에 넣고 위쪽에 얹어 뜨겁게 찜질해준다. 이때는 생강즙이 필요 없다.

소리쟁이(소루쟁이)

항암, 피부병, 변비, 출혈, 화상, 백혈병 등에 효험이 있는 소리쟁이는 급성간염, 만성 기관지염, 방광염, 백혈병, 뇌종양, 위암, 폐암, 간암, 피부암 등에 효능이 탁월하나.

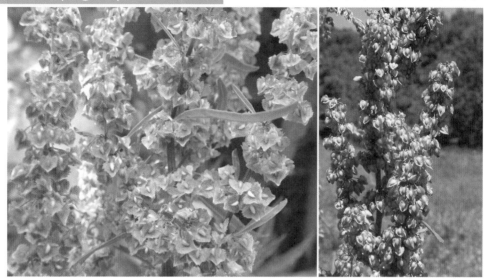

●식물의 형태

마디풀과의 여러해살이풀로 키가 30~80cm까지 자라고 줄기가 녹색 바탕에 자주색을 띤다. 뿌리에서 나온 잎은 넓은 바늘모양에 가장자리가 우글쭈글하고 줄기 잎은 긴 타원형이다. 잎겨드랑이에서 꽃줄기가 나와 6~7월에 연한 녹색 꽃이 달린다.

●체취 시기와 법제 방법은?

초가을에 채취해 잎, 줄기, 수염뿌리를 제거하고 깨끗이 씻어 햇볕에 말려 사용한다.

●성분은 무엇이 들어있을까?

뿌리에는 크리소파놀산(chrysophanic acid), 옥시안트라퀴논 (oxyanthraquinone) 등의 유도체인 에모딘(emodin), nepodin(즉 2-acetyl-1,8-dihydroxy-3-methyl-naphthaline), 탄닌(tannin), 수산 등이 풍부하다. 소리쟁이에는 일종의 혈당강하성분(융점 103~104℃)이 함유되어 있다.

■■전문가의 한마디!

신선한 잎에는 아스코르브산 200mg%, 마른 잎에는 1,000mg%이 들어 있다. 전초에는 크리소파놀, 에모딘, 브라시딘산, 프란굴라에모딘, 안트라퀴논 유도체, 싱아산 칼슘, 정유, 탄닌질 등이 함유되어 있다. 뿌리에는 루미신, 싱아산, 라나틴, 점액, 피스시엔, 3~6%의 탄닌질, 4.2%의 옥시메틸안트라퀴논 등이 들어 있다.

●한의학적 효능은 무엇일까?

동속식물 단산모(Rumex confertus Willd)의 알코올추출물수용액은 동물의 지속적인 중추성 혈압저하작용을 한다. 대황과 비슷한데, 소량이면 수렴작용을 하고 다량이면 가벼운 설사가 나타나며, 반사적 이담작용과 지혈작용도 약간 있다. 소리쟁이를 소가 지나치게 섭취하면 위에 이상이 생겨 피부염에 걸린다고 한다. 이것은 초산에 중독되기 때문이다.

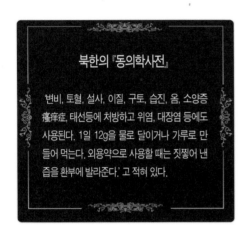

북한의 『동의학사전』

변비, 토혈, 설사, 이질, 구토, 습진, 옴, 소양증 瘙痒症, 태선등에 처방하고 위염, 대장염 등에도 사용된다. 1일 12g을 물로 달이거나 가루로 만들어 먹는다. 외용약으로 사용할 때는 짓찧어 낸 즙을 환부에 발라준다.' 고 적혀 있다.

주의할 점은 중국의 「본초휘언」에서 비위허한이나, 심한설사로 식사가 불가능한 사람은 복용을 삼가야 한다고 했다. 「사천중약지」에서 비가 허해 설사하는 사람은 금기한다고 했다. 「식료본초」에서 많이 먹지 말아야 한다고 했다.「본초도경」에서 많이 먹으면 소변이 잘 나오지 않는다고 했다. 「본초연의보유」에서 많이 먹으면 대부가 설활될 수 있다고 했다.

민간에서 모든 위장병에 사용되고 소리쟁이 새싹을 삶은 물을 먹고 위암을 고쳤다는 설도 있다.

●항암효과와 약리작용(임상보고)은 무엇일까?

항암약리에서 좀흰생쥐에 육류를 접종한 6일 뒤, 소리쟁이뿌리에서 추출한 알코올을 피하에 주사했다. 48시간 뒤에 종양파괴 작용이 나타났으며, 소리쟁이 뿌리의 산성추출물은 효능이 더 강했다.

소리쟁이뿌리 팅크제는 in vitro에서 다양한 종류의 병원성진균에 대해 강한 억제작용을 했다. 뿌리의 탕액과 Asia A형 influenza virus를 in vitro에서 직접 접촉시켜 닭의 배에 주입시킨 결과 인플루엔자 감염을 예방했고 요막액 단백질이 크게 내려갔다.

소리쟁이뿌리의 탕액을 농축한 다음 추출해낸 알코올은 급성 림프성 백혈병, 급성 단구성 백혈병, 급성 과립구성 백혈병 등의 환부혈구탈수소효소에 대한 억제작용(시험관내 methylene blue 탈색 시험법)이 나타났다. 즉 전자 2개의 백혈구 흡수에 대해서는 상당한 억제작용(와루블그호흡기 측정법)이 있었다.

미국에서 미국 소리쟁이(R. hymenosepulus)의 뿌리 침출액으로 피부암을 치료했다. 방법은 침출액을 가제에 묻혀 환부에 붙이고 자주 갈아주었다.

● 어떻게 섭취해야 효과적일까?

• 급성백혈병

소리쟁이뿌리 30~60g을 1일 1첩씩 물에 달여 복용한다. (내과수책)

소리쟁이뿌리, 지치뿌리 각 30g, 저양앙(갈퀴덩굴) 60g, 목단피 9g을 1일분으로 탕관에 담아 1첩씩 물로 달여 복용한다. (실용항암약물수책)

민간에서는 뿌리를 짓찧어 개선, 음종 등에 붙였고 뿌리를 달여 방광염, 담낭질병, 열내기, 비장질환, 혈액질환, 림프절질환, 다양한 암 치료 등에 쓰였다. 이밖에 발한 해열약으로 감기, 폐결핵, 기침, 기관지염 등에 처방되었고 이뇨약으로 콩팥질환에 처방되었으며, 기타 벌레떼기약으로도 쓰이고 있다.

뿌리 달임 물은 급성림프성 백혈병, 급성단구성 백혈병, 급성과립성 백혈병 환자의 혈구탈수소 효소를 억제하며 백혈구의 호흡도 억제해 백혈구를 줄여준다.

수리취(산우방)

청열해독, 인후염, 각종 암, 당뇨병 등에 신효로 민간에서는 열매와 뿌리를 이뇨제, 진통제, 부기, 통풍, 류머티즘, 암, 매독, 발한해열 등의 치료제로 사용한다.

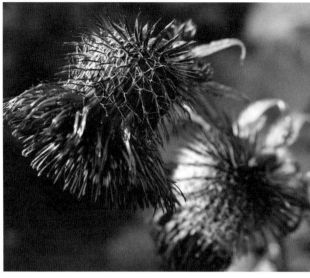
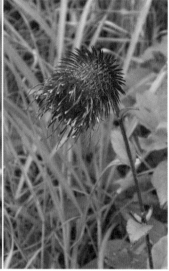

▪▪▪ 전문가의 한마디!

수리취는 청열해독, 고혈압, 소종, 소염, 이뇨, 홍역, 인후종통, 당뇨병, 두드러기, 반진, 헌데, 부종, 변비, 피부병, 이하선염, 폐렴, 기관지염, 탈모증, 각종 암, 가래, 곪는 상처, 악성종양, 마진, 풍진, 통풍, 류머티즘, 매독, 신석증, 위염, 위, 십이지장궤양, 소화제, 구풍제, 폐결핵, 화상 등을 치료하는 데 효과가 높다.

●식물의 형태

국화과의 여러해살이풀로 키가 1m정도이다. 줄기에는 세로로 줄이 있고 흰털이 밀생을 한다. 잎은 뿌리에서부터 줄기로 어긋나면서 올라간다. 겉에 꼬불꼬불한 털이 있고 뒷면에는 부드러운 흰털이 촘촘히 나 있으며, 가장자리에는 톱니가 있다. 9~10월에 지름 5㎝정도의 자색 꽃이 원줄기 끝이나 가지 끝에서 밑을 향해 핀다.

체취 시기와 법제 방법은?

어린잎은 식용으로 먹고, 여름에 전초를 베어 깨끗이 손질한 다음 햇볕에 말려 약용으로 사용한다.

가을에 성숙한 열매를 채취해 종자를 털어 햇볕에 말려 사용한다.

●성분은 무엇이 들어있을까?

성분은 사포닌이 함유되어 있는데, 청열해독, 소종 등을 치료해준다. 나력즉 림프절에 생긴 멍울을 치료할 때 1일 10~30g을 달여서 복용한다.

●한의학적 효능은 무엇일까?

 수리취의 성미는 맛이 맵고 성질이 평해서 폐경, 위경 등을 관장한다. 따라서 풍열을 제거하고 해독하며 발진을 완화시켜준다. 약리실험에서 소염, 이뇨, 억균 작용 등이 밝혀졌다. 따라서 감기기침과 열, 홍역, 인후종통, 두드러기, 반진, 헌데, 부종, 변비, 이하선염 등에 효능이 있고 폐렴과 기관지염 등에도 처방한다. 최근엔 우엉뿌리 추출액이 항암에 효능이 있다고 밝혀지기도 했다.

> ## 북한의 『약초의 성분과 이용』
>
> '열매는 이뇨, 항염, 배농, 강심, 뇌일혈, 감기, 악성종양, 염증약, 해독약, 열내림약, 가래약, 기침, 곪는 상처, 피부병, 인후종통, 마진, 풍진 등을 치료해주며, 항암성분도 들어 있다. 어린잎은 살균, 항염, 진통작용이 있으며, 신선한 생잎은 화상, 피부염증의 환부에 붙이기도 한다.' 고 적혀 있다.

●항암효과와 약리작용(임상보고)은 무엇일까?

 항암과 혈압강하에 작용하며, 급만성 백혈병에 탁월한 효능이 있다. 복용방법은 달이거나, 생즙으로 마시면 된다.

●어떻게 섭취해야 효과적일까?

 우방자탕은 목안에 생기는 다양한 질환에 사용하는데, 우방자열매 8g, 현삼 뿌리, 서우뿔, 승마뿌리줄기, 속썩은풀뿌리, 으름덩굴줄기, 도라지뿌리, 감초뿌리 각 4g을 탕관에 담아 물 200㎖를 붓고 반이 되도록 달여 1일 3번 나누어 뜨거울 때 마신다.

수염가래꽃

신장암, 위암, 간암 등에 효과과 있는 수염가래꽃은 약리실험에서 이뇨, 항염증, 혈압강하, 항암작용이 밝혀졌다. 수염가래꽃이 암 치료에 쓰인다는 것은 오래전부터 알려져 왔다.

종양세포를 억제하고 해독작용을 하는

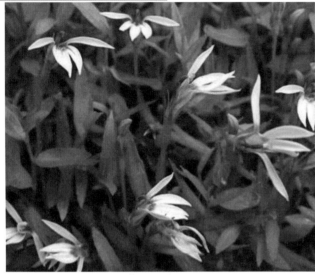
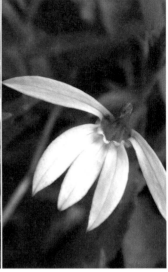

■■ **전문가의 한마디!**

수염가래꽃은 꽃, 잎, 줄기 등을 약재로 사용하는데, 꽃이 필 무렵에 채취해 잡질을 제거한 다음 햇볕에 말려 사용한다. 종종 신선한 생풀을 사용하기도 한다. 효능은 이뇨, 소염, 해독에 좋으며, 신장염, 간염, 간경화로 생긴 복수, 황달, 천식, 간암, 위암, 직장암 등의 치료제로 처방되기도 한다.

●식물의 형태

숫잔댓과의 여러해살이풀로 논둑이나 습지에서 자라고 키가 15cm 미만으로 옆으로 뻗는다. 뿌리는 줄기의 곳곳에서 나온다. 잎은 피침형으로 어긋나 2줄로 배열하고 가장자리에 둔한 톱니가 있다. 꽃은 5~8월경 1~2개가 연한 자주색으로 잎겨드랑이에서 핀다. 꽃잎은 5장이지만, 위로 2장, 아래로 3장이 몰려 달려 좌우대칭으로 꽃구조를 이룬다. 열매는 삭과로 익는다.

●체취 시기와 법제 방법은?

7~8월에 전초(뿌리포함)를 채취해 깨끗이 씻어 햇볕이나 응달에서 말려 사용한다.

●성분은 무엇이 들어있을까?

전초에는 alkaloid, flavonoid배당체, saponin, amino acids 등이 들어 있다.

●한의학적 효능은 무엇일까?

 이수, 소종, 해독 등에 효능이 있으며, 황달, 수종, 팽창, 하리, 독사교상, 정창, 종독, 습진, 개선, 타박과 염좌로 나타나는 종통 등을 치료해준다.

●항암효과와 약리작용(임상보고)은 무엇일까?

 수염가래꽃을 동물실험에서 Hela세포와 S-37육종에 대해 항암작용이 있음이 입증되었다. 즉 종양세포를 억제하고 해독작용을 하며 생체의 면역력을 높이는 작용이 증명되어 신장암, 위암, 간암 등에 활용하고 있다. 주의할 점은 방사선 치료 후 국소적 또는 전신적으로 수분이 부족해 입이 마르고 속열이 있는 음허내열증에 환자에게는 사용하지 말아야 한다.

●어떻게 섭취해야 효과적일까?

• 신장암에는

수염가래꽃 120g을 달여 차로 복용한다.

• 말기암 복수자에게는

수염가래꽃, 채송화, 생율무, 길경이씨 각 30g, 까마중 15g, 감초 3g을 달여 복용한다.

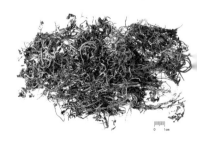

순채

순채 잎 점액질은 항암작용에 신효이고 순채 잎 뒷부분 점액은 항암작용과 혈압을 낮추는 효능이 있는 것으로 밝혀졌다. 이것은 산성의 디당류일종으로 면역계통을 강화시키고 항암작용을 한다.

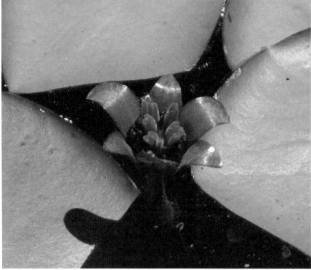
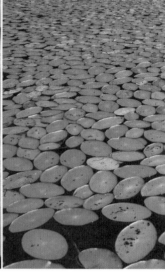

■■■ **전문가의 한마디!**

순채는 청열, 이수, 소종, 해독효능이 있다. 따라서 열리, 해열, 담증, 황달, 소갈, 열비, 옹종, 정창, 백독, 제창 등을 치료해 준다. 외용으로 사용할 때는 전초를 짓찧어서 환부에 붙여준다.

●식물의 형태

수련과의 여러해살이 물풀인데, 뿌리줄기가 옆으로 뻗으면서 길게 자라 잎이 수면에 뜬다. 잎은 어긋나고 타원형이며, 뒤쪽이 자줏빛을 띠고 중앙에 긴 잎자루가 달린다. 5~8월에 긴 꽃대 끝에 꽃이 피고, 열매는 달걀 모양이다. 우무 같은 점질로 싸인 어린순을 식용으로 한다.

●채취 시기와 법제 방법은?

5~7월 경 개화기에 전초를 채취해 손질한 다음 햇볕에 말리거나 신선한 생으로 사용한다.

●성분은 무엇이 들어있을까?

소량의 비타민 B12가 들어 있고 잎 뒷면에서는 한천과 유사한 점액을 분비해서 신엽의 점액이 더더욱 많아진다.

●한의학적 효능은 무엇일까?

연한 새잎은 종양, 건위, 강장 등에 효능이 뛰어나다. 『본초강목』에 위와 대소장을 보하고 종기를 치료해주고 백약의 독을 없애주며 위기를 열어준다. 민간에서는 순채를 짓찧어 종기에 붙이면 잘 치료된다고 했다.

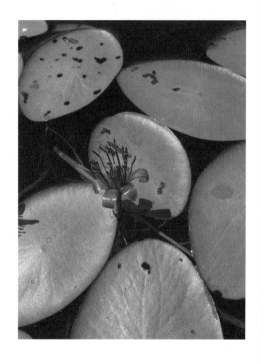

●항암효과와 약리작용은 무엇일까?

식도암 및 위암 등에 효과가 좋은데, 잎을 물에 달여 끈끈한 점액이 되면 2시간 간격으로 마시면 된다.

●어떻게 섭취해야 효과적일까?

순치로 위암을 치료한 경우가 있는데 처방은 다음과 같다.

순채를 탕관에 담아 약 5배의 물을 붓고 반이 될 때까지 은근하게 달인다. 달인 물을 1/2잔씩 데워 2시간마다 마시는데, 3일이 지나면 통증이 멈추고 5일이 지나면서부터 대변이 순조롭게 통한다. 하지만 약의 성질이 냉하기 때문에 체질이 차가운 사람은 먹지 말아야 한다.

신선초

모세혈관강화, 자양강장, 피로회복, 고혈압 등에 좋은 신선초는 모세혈관강화, 항암작용, 유즙분비촉진, 변비, 보혈, 당뇨병, 간염, 고혈압, 자양강장 등에 효능이 뛰어나다.

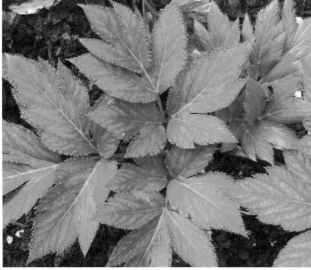
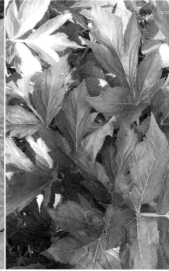

188

■■ 전문가의 한마디!

신선초에는 게르마늄, 비타민 B12, 엽록소 등이 풍부하고 각종 미네랄, 미타민 C 등도 다량 함유되어 있다. 성분가운데 게르마늄은 혈액정화, 항암, 간 기능향상, 위장병, 콜레스테롤, 고혈압, 저혈압, 동맥경화, 정장, 견비통, 피로회복, 혈액순환등이 들어 있다.

● 식물의 형태

미나리과의 여러해살이풀로 뿌리부근에서 잎이 나고 긴 잎자루에 달린 잎은 3갈래로 자란다. 잎은 인삼과 모양이 비슷하고 계란 모양이며, 두껍고 연하면서 짙은 녹색으로 광택이 있다. 줄기나 잎을 자르면 연한 노란색 즙이 나온다.

● 체취 시기와 법제 방법은?

종자를 11월에 파종하면 보통 이듬해 9~10월경부터 수확할 수 있다.

● 성분은 무엇이 들어있을까?

비타민 B1, B2, B6, B12, C, 철분, 인, 칼슘 등이 풍부하게 들어 있다. 또 칼콘, 트리테르페노이드 성분도 들어 있다.

● 한의학적 효능은 무엇일까?

신선초는 고혈압, 당뇨병, 신경통 등에 효과가 뛰어나며, 특수 성분으로 이뇨완화, 강심작용, 식욕증진, 피로회복, 건위정장, 신진대사 등을 관장해 병후, 산후, 냉증, 탈모방지 등에 매우 유용한 약초이다. 신선초가 어리지 않으면 쓴맛이 매우 진해진다.

●항암효과와 약리작용(임상보고)은 무엇일까?
 신선초는 절단하면 이뇨, 강심, 완화작용 등에 효능이 좋은 누런 즙이 나온다. 또 목욕제나 보온, 미용효과에도 좋다. 신선초에는 게르마늄성분이 들어 있어 증혈, 항균, 간 기능촉진과 해독, 말초혈관확장, 항알레르기 등에 작용한다. 특히 유기 게르마늄, 플라보노이드 성분들은 암세포의 성장을 억제해주는 역할을 한다. 이와 함께

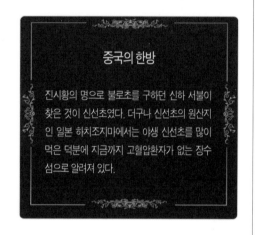

중국의 한방

진시황의 명으로 불로초를 구하던 신하 서불이 찾은 것이 신선초였다. 더구나 신선초의 원산지인 일본 하치조지마에서는 야생 신선초를 많이 먹은 덕분에 지금까지 고혈압환자가 없는 장수섬으로 알려져 있다.

암 예방에 좋은 비타민 A, B, C, 섬유질, 엽록소 등도 풍부하게 들어 있다. 아연성분은 인슐린 구성요소로서 인슐린분비를 촉진시킨다. 후로쿠마린 성분인 프소탈렌은 혈당저하작용을 담당해 당뇨병을 치료해준다.

●어떻게 섭취해야 효과적일까?
 줄기와 잎은 녹즙으로 만들어 마시는 것이 가장 효과적이다. 쓴맛이 강하기 때문에 처음엔 조금씩 시작해 차츰 양을 늘리면 된다. 어린 순은 데쳐서 먹거나 튀김으로도 요리하거나 열매를 약술로 빚어 먹는다.

씀바귀

민간에서 쓴나물인 쌔랭이, 쌔랑부리 등으로 불리던 씀바귀의 추출물이 토코페롤보다 항산화효과가 14배, 항박테리아효과가 5배, 콜레스테롤 억제 효과가 7배에 달했다.

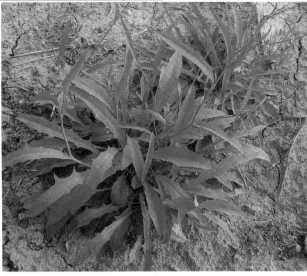
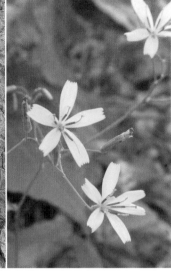

■ ■ 전문가의 한마디!

흰색과 노란색 꽃이 피는 씀바귀는 추위에 매우 강한데, 항산화 비타민 A, B1, 철분 등이 풍부하게 들어 있다. 이 가운데 칼슘, 철, 비타민 함량은 시금치보다 훨씬 높다. 최근 들어 골수암세포를 억제해주는 항암효과와 콜레스테롤수치를 낮춰주는 효능이 밝혀졌다.

●식물의 형태

국화과의 여러해살이풀로 높이가 25~50㎝정도까지 자라고 위쪽에서 가지가 갈라진다. 뿌리에서 나온 잎은 잎자루가 있고, 줄기에 달린 잎은 잎자루가 없으며, 가장자리에 톱니가 있다. 5~7월에 노란색 꽃이 핀다.

●체취 시기와 법제 방법은?

이른 봄에 채취해 손질한 다음 햇볕에 말려 사용한다.

●성분은 무엇이 들어있을까?

항종양 성분이 풍부하게 들어 있다.

●한의학적 효능은 무엇일까?

씀바귀의 성미는 맛이 쓰고 성질이 차갑기 때문에 설사를 멎게 하고 부기를 가라앉친다. 『본초강목』에 '오장의 나쁜 기운과 내열을 제거

하고 심신을 안정시켜주며, 악창을 다스린다. 또한 다양한 암 예방과 치료에도 효과가 있다.'

● 항암효과와 약리작용(임상보고)은 무엇일까?
 2002년 9월11일, '흔한 씀바귀도 뛰어난 약초' 라는 기사가 실린 적이 있다. 국산 자생식품인 씀바귀가 성인병예방에 탁월한 효과가 있는 것으로 밝혀졌다. 원광대 인체과학연구소 (생체공학)팀은 '야산이나 논두렁에 흔한 씀바귀가 항스트레스, 노화방지, 피로 등을 억제해주는 항산화효과 등 성인병예방 성분을 다량 함유하고 있다.' 고 했다. 이 팀은 보건복지부에서 의료기술 연구개발 사업비를 지원받아 2년간 씀바귀성분을 조사해왔다.

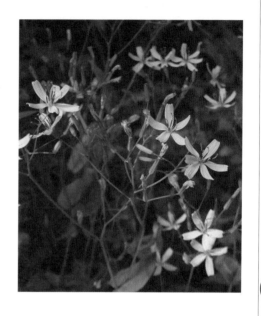

그 결과 민간에서 쓴나물인 싸랭이, 싸랑부리 등으로 불리던 씀바귀의 추출물이 토코페롤보다 항산화효과가 14배, 항박테리아효과가 5배, 콜레스테롤 억제 효과가 7배에 달했다. 이밖에 항스트레스, 항암, 항알레르기에서도 효과가 높은 것으로 조사됐다. 씀바귀 추출물이 이처럼 높은 효과를 보이는 것은 알리파틱과 시나로사이드 성분이 풍부하기 때문이다. 이 팀은 '이번 연구를 통해 씀바귀가 성인병예방에 탁월한 기능성식품이라는 것과 천연 신약개발의 소재임을 확인할 수가 있었다' 고 했다.

● 어떻게 섭취해야 효과적일까?
 잎과 뿌리 전초를 달여 마시거나, 뿌리를 살짝 삶아 반찬으로 먹는다. 또 전초 10g에 물 700ml를 붓고 달여서 1/2로로 나누어 아침저녁에 복용한다.

와송(바위솔)

항암작용에 좋은 와송(바위솔)은 강한 항암성분으로 암세포를 제거하고 암 세포의 전이나 번식을 예방하는데 뛰어난 효과가 있다. 동물실험을 통한 암 치료에서 77%가 호전되었다.

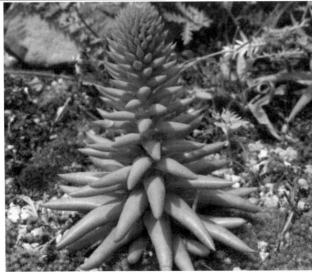
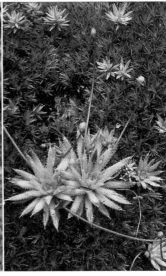

■ ■ **전문가의 한마디!**

와송은 오래된 기와지붕에서 자생하는 것으로 기와솔, 바위솔, 신탑, 탑송 등의 이명으로 불리기도 한다. 바위 솔은 지붕이나 담장을 비롯해 바위 위에서 자생한다. 대량의 oxalic acid 성분을 함유하고 있으며, 성미가 맛이 시고 쓰면서 서늘하며 독이 있기 때문에 청열해독, 지혈, 이습, 소종 등을 관장한다.

●식물의 형태

돌나물과의 여러해살이풀로 높이가 10㎝정도로 자란다. 육질의 잎은 녹색 또는 자주색을 띠고 다닥다닥 포개어 난다. 뿌리에서 나오는 잎은 땅 위에서 Rosette형태로 퍼지고 잎 끝이 굳어 가시처럼 된다. 줄기에서 나오는 잎은 잎자루가 없이 돌려나기 형태로 붙고 끝이 뾰족하지만 딱딱하지는 않다. 꽃이 피고 씨앗이 맺히면 죽는 것이 특징이다.

●체취 시기와 법제 방법은?

여름철에 채취해 손질한 다음 햇볕에 말려 약으로 사용하는데, 9월 초에 채취한 것이 약효가 가장 좋다고 한다.

●성분은 무엇이 들어있을까?

α카로틴, β카로틴, 라이코펜 등의 키로티노이드류인 사이토카인(TNF) 9종의 플라보노이드성분, 7종의 트리페르펜류, 5종의 스테롤류,

10종의 지방산 에스테르류 등 총 31가지의 성분이 들어 있다. Oxalic acid가 함유되어 있다.

●한의학적 효능은 무엇일까?

와송의 성미는 맛이 시고 쓰며 성질이 서늘해 간경, 폐경 등을 관장한다. 따라서 열을 내여주고 해독하며, 출혈을 멈추고 습과 부종을 제거해준다. 열 강하, 해독, 지혈, 습 제거, 부기 등을 관장한다. 따라서 토혈, 코피, 열성병, 간염, 말라리아, 월경불순, 콩팥질병, 열림, 치질, 습진, 옹독, 정창, 화상 등도 치료해준다. 또한 이질출혈, 치질출혈, 자궁출혈, 종기, 악창, 등에는 짓찧어 붙여주면 된다. 위암, 재발 자궁암, 폐암, 설암, 뇌종양, 간암, 식도암, 후두암, 전립선암, 유암, 코암, 피부암, 갑상선암, 백혈병, 골수암 등에도 효과가 높고 혈액의 흐름을 원활하게 해준다.

●항암효과와 약리작용(임상보고)은 무엇일까?

항암작용에 좋은 와송(바위솔)은 강한 항암성분으로 암세포를 제거하고 암 세포의 전이나 번식을 예방하는데 뛰어난 효과가 있다. 동물실험을 통한 소화기계통 암 치료에서 77%가 호전되었고, 한의학 임상실험에서도 71%의 종양억제 효과가 나타났다. 위암, 재발 자궁암, 폐암, 설암, 뇌종양, 간암, 식도암, 후두암, 전립선암, 유암, 비암, 피부암, 갑상선암, 백혈병, 골수암 등을 다스려준다.

와송은 12세기부터 항암효과가 있다는 것은 기록으로 남아 있다. 또한 18세기 중국서 발간된 『의종금감』과 『만병의약고문』에도 '종양을 삭여주고 지혈, 진통, 소독 등에 효능이 있다' 고 기록되어 있다. 『본초강목』에도 '해열, 지열, 학질 등이나 간염, 습진, 이질, 악성종양, 화상 등에 효능이 있다' 고 적혀있다. 민간에서 위암을 비롯해 소화기계통의 암에 좋은 효과가 있는 것으로 알려졌다.

국내에서 와송연구가로 이름을 떨치는 사람이 있는데, 「한방

114」에 이렇게 적고 있다.

'현대의학으로도 암은 공포의 대상이며, 암 치료의 특효약은 아직 발견되지 못한 실정이다. 최근에는 의학적인 방사선치료나 화학약품 등으로 암환자를 살리고 있지만, 아직도 많은 암환자의 생명이 꺼져가고 있다. 암은 예방법이 없기 때문에 조기에 발견되면 치유되는 경우가 많지만, 시기를 놓치는 순간 사형선고나 다름없다. 그는 암 연구에만 30여년을 보냈고 그가 임상한 암환자 수만 700여명이 훨씬 넘었다. 치유한 암환자는 위암, 재발 자궁암, 폐암, 설암, 뇌종양, 간암, 식도암, 후두암, 전립선암, 유암, 코암, 피부암, 갑상선암, 백혈병, 골수암 등으로 이루 헤아릴 수 없을 만큼 사례가 많다.

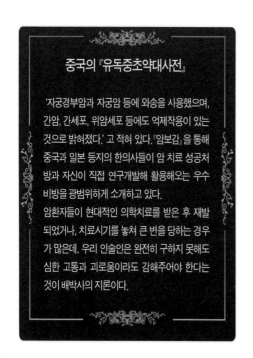

중국의 『유독중초약대사전』

'자궁경부암과 자궁암 등에 와송을 사용했으며, 간암, 간세포, 위암세포 등에도 억제작용이 있는 것으로 밝혀졌다.' 고 적혀 있다. 『암보감』을 통해 중국과 일본 등지의 한의사들이 암 치료 성공처방과 자신이 직접 연구개발해 활용해오는 우수 비방을 광범위하게 소개하고 있다.

암환자들이 현대적인 의학치료를 받은 후 재발되었거나, 치료시기를 놓쳐 큰 변을 당하는 경우가 많은데, 우리 인술인은 완전히 구하지 못해도 심한 고통과 괴로움이라도 감해주어야 한다는 것이 배박사의 지론이다.

직접 처방 제조하여 효과를 본 식물은 와송이다. 자신이 개업하고 있는 한의원 옥상에 고옥의 기와를 구입해 국내 유일의 와송을 재배하고 있다. 그가 처음 암과 와송과의 관계를 연구하게 된 것은 암이라는 단어가 생소했던 30여 년 전의 일이다.

재학시절에 악성종양에 와송이 최고라는 말을 듣고 암에 대한 연구를 시작하게 되었다.

와송을 구해 자궁암 환자에게 와송을 솥에 달인 다음 환자에게 5일 정도 투여했는데, 하혈이 멈추고 통증도 가라앉았다. 이후 산두근, 의이인, 보두, 감초, 백반 등을 넣고 삶은 다음 1일 3번 빈속에 복용하게 했는데, 50여일이 지나자 놀라운 효과가 나타나게 된 것이었다. 환자는 그 이후부터 지금까지 건강하게 살고 있다고 말한다.

이후부터 30여년을 암환자를 접해오면서 7백 여 명의 암환자의 임상기록과 식도암에 걸렸던 부인의 암 체험기록을 토대로 24종으로 구분되는 다양한 암의 원인과 증세, 예방,

치료방법 등을 임상통계로 활용해 구체적인 자료와 함께 『암보감』을 저술했던 것이다.

『암보감』을 통해 중국과 일본 등지의 한 의사들이 암 치료 성공처방과 자신이 직접 연구개발해 활용해오는 우수비방을 광범위하게 소개하고 있다.

암환자들이 현대적인 의학치료를 받은 후 재발되었거나, 치료시기를 놓쳐 큰 변

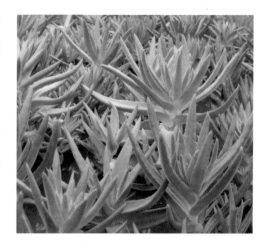

을 당하는 경우가 많은데, 우리 인술인은 완전히 구하지 못해도 심한 고통과 괴로움이라도 감해주어야 한다는 것이 배박사의 지론이다.

●어떻게 섭취해야 효과적일까?
약리실험을 통해 해열작용이 밝혀졌으며, 토혈, 코피, 혈리, 학질, 열림, 치질, 옹종, 정창, 습진, 화상 등에도 처방이 되고 간염에도 사용된다. 1일 15~30g을 달임 약이나, 알약형태로 먹거나, 신선한 것을 짓찧어 즙으로 만들어 복용하면 된다.

외용약으로 쓸 때는 짓찧어 붙이거나 달인 물로 세척해준다. 또 꺼멓게 볶아서 가루로 만들어 기초제에 개어 환부에 붙이기도 한다.

보통 1일 4~12g을 탕관에 담아 물로 달여 복용하거나, 찧은 즙이거나 환제로 지어 먹는다.

애기똥풀(백굴채)

피부병, 기침, 위암, 피부암 등에 좋은 애기똥풀은 항암(위암, 식도암, 간암, 담도암, 피부암 등, 옻, 피부가려움, 부종, 옴, 사교창, 기침, 기관지염 등에 효능이 좋다.

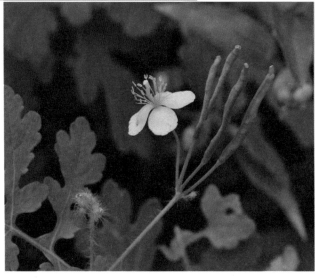
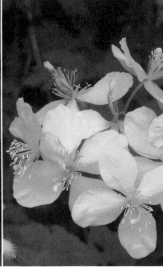

■■전문가의 한마디!

줄기나 잎을 꺾으면 독성이 있는 황색 즙이 나오는데, 공기와 닿으면 적갈색으로 변한다. 황색 즙이 애기 똥과 비슷하다고 붙여진 이름이 애기똥풀이다. 이 식물의 특징은 즙에 유독한 알카로이드 성분이 들어 있는데, 이것은 아편의 알카로이드와 작용이 비슷하다.

196

●식물의 형태

양귀비과의 두해살이풀로 곧은 뿌리가 굵고 등황색이며, 줄기의 높이가 30~80㎝정도 자란다. 잎과 함께 분백색을 띠고 상처를 내면 등황색 즙액이 나온다. 꽃은 5~8월에 피고 황색이다. 삭과는 원기둥꼴이고 길이가 3~4㎝이다. 마취와 진정효과가 있어 약용한다.

●체취 시기와 법제 방법은?

여름철 꽃이 필 때 전초를 베어 손질한 다음 깨끗이 씻어 말려 사용하는데, 이것을 백굴채로 부른다.

●성분은 무엇이 들어있을까?

애기똥풀의 전초에는 0.97-1.87%의 Alkaloid가 들어 있는데, 알칼로이드(Alkaloid)는 Chelidonine, Chelerythrine, Protopine, Sanguinarine, Methoxychelidonine, α. β, r-Homochelidonine, Spartenine, Oxychelidonine, Oxysanguinarine, Coptisine 등이다. 이상의 알칼로이드

들은 Chelidon산, 사과 산, 레몬 산, 호박산과 염으로 결합이 된다. 이밖에 Allocryptopine, Berberine, Choline, Histament, Tyramine, Saponine, Flavonol, Vitamin A와 C, Carotine 등도 함유되어 있다. 유즙에는 Chelidonine, Chelerythrine, Protopine, 수지, 지유 등이 들어 있다.

● 한의학적 효능은 무엇일까?

꽃을 포함한 줄기와 잎을 약재로 사용하는데, 꽃이 피고 있을 때 채취해 응달에서 말린 다음 잘게 썰어 사용한다. 진통, 진해, 이뇨, 해독에 효능이 있고 기침, 백일해, 기관지염, 위장통증, 간염, 황달, 위궤양 등을 치료해준다. 옴, 종기, 뱀이나 벌레에 물렸을 때는 신선한 생풀을 짓찧어 낸 즙을 바르면 낫는다.

어린 순을 나물로 먹기도 하지만 독이 있기 때문에 과용은 좋지 않다. 성미는 맛이 쓰고 매우며 성질이 따뜻하고 독이 있기 때문에 통증완화, 가래, 소변원활, 해독 등을 다스린다. 따라서 급만성 위장염, 위, 십이지장궤양, 담낭염으로 나타난 복부동통, 이질, 황달간염, 피부궤양, 결핵, 옴, 버짐, 풍습성 사지마비 동통 등을 치료해준다. 또한 항종양, 억균, 백일해 등에도 효과가 있으며, 만성기관지염일 때 감초를 배합해 복용하면 낫는다. 사마귀를 제거할 때는 신선한 즙액을 붙이면 해결된다.

● 항암효과와 약리작용(임상보고)은 무엇일까?

항암약리에서 성분 Chelidonine은 유사분열을 중지시키는 독작용을 한다. 즉 체외에서 애기똥풀(백굴채) 5㎎/ml을 배양한 결과 Eeca-109(식도암세포-109)를 하루에 50%를 죽일 수 있었다. 애기똥풀(백굴채) 달인 약재는 mouse 백혈구의 식균 능력을 강하게 했고 Chelidonine은 mouse의 Sarcoma-180, Ehrlich 종류에 대해 억제작용이 나타났다. 독성이 가열하고 부작용이 크지만,

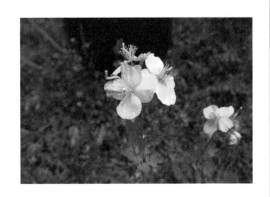

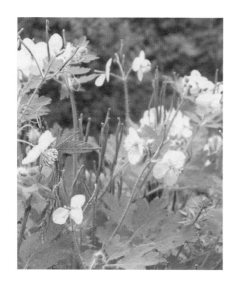

애기똥풀(백굴채) 40% 메탄올 추출액의 항암작용은 Chelidonine보다 좋았다. 또 Protopine도 항암작용이 있었다.

항암임상응용에서는 식도암, 위암일 때 정향, 현호색, 전갈, 오공(지네) 등을 배합한다.

간암, 담도암일 때 인진, 산치자, 반지련(채송화), 차전자(질경이씨) 등을 배합한다.

어떻게 섭취해야 효과적일까?

달인 물과 즙액에는 항암작용이 있는데, 특히 간암, 위암, 장암, 피부암 등에 효과가 좋다.

어성초(약모밀)

항암과 항돌연변이 효과에 뛰어난 어성초는 인체의 다양한 독을 제거해주는 해독초로 혈액정화가 뛰어난 약초이다. 항암과 항돌연변이 효과에 뛰어난 어성초는 일찍부터 제1의 민간약초로 알려왔다.

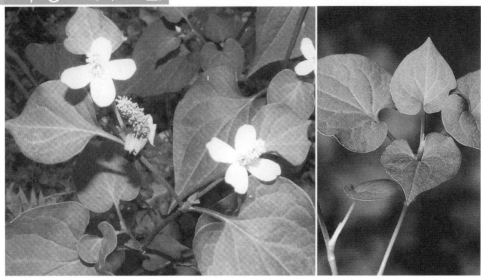

●식물의 형태

삼백초과의 여러해살이풀로 잎과 줄기에서 고기비란내가 나기 때문에 어성초라고 부른다. 가는 뿌리줄기는 기면서 가로로 뻗어나가고 이것으로 영양번식을 한다. 잎은 고구마 잎과 모양이 비슷한 심장 모양이다. 초여름이면 줄기 위쪽에 엷은 황색의 작은 꽃들이 이삭모양으로 달린다. 꽃차례 밑에는 4개의 흰 총포조각이 십자형으로 달려 있어 마치 꽃잎처럼 보인다. 수술은 3개로 씨방 밑쪽에 붙어 있고 암술은 3개의 심피로 이루어져 있다.

●체취 시기와 법제 방법은?

여름에서 가을사이에 뿌리부터 잎까지 전초를 채취해 응달에서 말리 다음 부위별로 사용하면 된다.

●성분은 무엇이 들어있을까?

주요성분은 다음과 같다.

■ ■ 전문가의 한마디!

어성초는 고혈압, 당뇨치료 등 각종 질환에 탁월한 효능을 가지고 있다. 특히 우리나라에서 무공해 무농약으로 재배되면서 일본이나 중국산보다 미네랄이 2배 이상 많고 셀파민의 4만 배에 이르는데, 호흡기계통, 혈관, 심장, 위장, 간장계통을 비롯해 피부질환 등에도 탁월한 효과가 있다

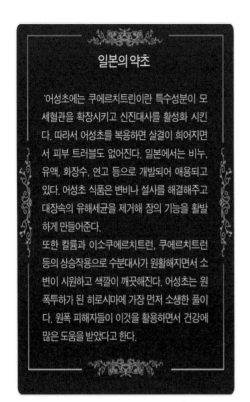

- 테카노일아세트알레히드 : 항균항바이러스 진균억제작용.(비린내성분)
- 플라보노이드 : 이뇨, 강심, 배변촉진, 혈액정화, 혈관강화, 혈압조정.
- 크로로필(염록소) : 육아조직 재생작용, 항궤양작용.
- 칼륨염 : 이뇨작용을 향상시키고 체내 과잉염분배출.
- 벤즈아미드 : 혈소판 응집 억제작용과 혈압조정.
- 게르마늄 : 혈액정화, 암 치료 및 예방.

기타 비타민, 미네랄, 아미노산 등 40여 가지의 미량효소 함유.

●한의학적 효능은 무엇일까?

어성초는 줄기와 잎에서 물고기 비린내가 난다고 하여 붙여진 이름이 어성초이다. 우리나라에서는 약모밀로 부르는데, 이명으로 즙채, 중약, 십약 등이다. 어성초는 염증약, 이뇨 해독약으로 사용되는데, 임질, 요도염, 방광염, 자궁염, 폐렴, 기관지염, 복수, 무좀, 치루, 탈홍, 악창, 갖가지 암 등에 처방된다. 더구나 암 치료처방에 보조 약으로 많이 사용된다.

●항암효과와 약리작용(임상보고)은 무엇일까?

중국에서는 백합고금환 처방에 어성초를 가미해 폐암 중기 환자 38례를 치료한 결과 22례의 증상이 호전되었으며, 더 이상 병이 진전되지 않고 안정되었다고 한다. 절강중의학원 종양연구실에서 23례의 폐암환자를 어성초와 불갑초 등으로 치료한 결과 모두 1년 이상 생명이 유지됐다고 한다.

어성초는 3000년 전부터 중국과 일본 등에서 민간약으로 널리 사용되어 왔다. 연구에 따

르면 녹즙기로 간 어성초 즙액을 발암물
질인 아플라톡신이 주입된 살모넬라균
주에 넣었다. 그 결과 전체 76-98%에서
돌연변이가 방지되었다. 말린 어성초를
가열한 액을 투입했을 때도 86-97%에서
항돌연변 방지효과가 나타났다. 또 다른
발암물질 MNNG에 투입했을 때도 60%
정도의 항돌연변이 효과가 있었다.

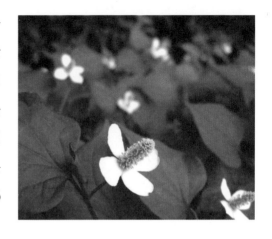

연구팀은 실험결과에 대해 '생명체 돌연변이는 암 유발 초기단계에서 매우 중요한 작용
을 한다. 현재까지 밝혀진 대부분의 발암물질이 돌연변이가 원인이었다. 한마디로 돌연
변이를 억제할 수 있는 물질은 암을 예방한다는 것을 의미한다.' 고 설명했다.

부산일보에 '어성초에는 기존 항생제보다 최고 4만 배가 높은 항균력을 지닌 유효성분
과 10만 배의 물에 희석시켜도 강력한 이뇨작용을 한다.' 라는 기사가 있었다. 어성초의
비린내 성분은 테카노일아세트히드와 라우린알데히드인데, 이것은 신선한 것에만 함유
되어 있다.

●어떻게 섭취해야 효과적일까?

어성초는 암으로 나타난 복수를 배출하는데 효능이 있는데, 이럴 때 어성초 30g, 적소두
(붉은팥)90g을 탕관에 담아 물을 붓고 달여 1일 2~3번 나누어 복용하면 된다. 또 다양한 암
일 때는 어성초 20~30g을 탕관에 담아 물 400㎖ 을 붓고 달여 차
처럼 마시면 된다.

옻나무

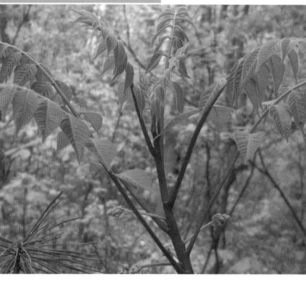

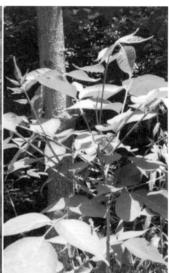

●식물의 형태

옻나뭇과의 낙엽교목으로 높이가 7~10m까지 자란다. 잎은 여러 개의 작은 잎으로 된 깃 모양의 겹잎으로 어긋맞게 난다. 암수딴그루로 5~6월에 녹황색 꽃이 피고 10월에 노란 열매가 익는다. 나무에서 나오는 진을 옻이라고 하는데, 칠감으로 사용한다. 독성이 있어 몸에 닿으면 염증이 생긴다.

●채취 시기와 법제 방법은?

칠통 안에 남은 칠각을 취해서 햇볕에 말리는데, 밀폐하여 보존하면서 불을 피한다. 말린 Resin은 불규칙하고 거친 과립덩어리 또는 벌집 모양의 광택표면으로 흑갈색 또는 다갈색을 띤다. 질은 단단하고 쉽게 부스러지지 않으면서 약한 옻 냄새가 난다. 불을 붙이면 검은 연기를 내고 옻 냄새가 강해진다. 좋은 품질은 모양이 완전하면서 검은 색을 띠고 단단하며 옻 냄새가 진하다.

■■■ 전문가의 한마디!

연구의 따르면 옻 성분에는 휘발성 물질이 없고 그 대신 우루시올 성분이 원인이라고 했다. 옻에 예민한 사람은 1㎍의 우루시올에도 피부염이 나타난다. 히드로우루시올은 독성이 약하고 동일한 피부염을 일으키기 위해서는 100㎍이 필요하다. 옻의 피부염을 알레르기성 피부염으로 진단하며, 탈감작제로 치료가 된다.

암이나 난치병 치료에 옻은 산삼과 비교할 정도의 효과

●[법제하는 방법]

깨끗한 건칠을 작은 덩어리로 깨뜨려 솥에 넣고 위에 주둥이가 약간 작은 가마로 덮은 다음 흰 종이를 붙인다. 두 가마가 합쳐진 틈은 누런 진흙으로 막고 붙인 흰 종이가 누른 색으로 변할 때까지 가열시킨다. 불을 끄고 가마가 식으면 내용물을 꺼내 잘게 부스러뜨려 약용으로 사용한다. 또한 가마에 약성이 남을 정도로 검게 될 때까지 연기가 나지 않도록 볶아준다.

마른 옻은 반드시 아래처럼 법제하는 것이 좋다.

1. 옻나무의 진을 잘 선택해 말려 가루로 만들어 생것을 사용하는데, 중독을 막기 위한 대비책을 잘 세워야 한다.

2. 선택한 마른 옻을 가열된 가마에 넣고 열을 골고루 받도록 잘 볶아준다. 볶이는 정도는 재료가 타지 않도록 천천히 열을 받아 거멓게 탄화될 때까지가 적당하다.

3. 마른 옻에 물을 붓고 끓여서 말린 다음 가열된 가마에 다시 넣어 볶아서 사용한다.

4. 옻나무 진을 달걀에 넣어 굽거나 젓에 담갔다가 사용하는 방법도 있다. 이것은 중독을 막기 위한 방법 중의 하나인데, 적은 양을 필요로 할 때의 방법이다.

●성분은 무엇이 들어있을까?

생 옻의 성분은 우루시올, 고무질, 소량의 만니트 등이다. 우루시올은 산환 효소인 락카아제의 작용으로 공기 속 산소를 흡수시켜 검은색 수지덩어리로 변한다. 생 옻의 우루시올 함량은 전체의 약 80%를 차지하고 히드로우루시올은 소량이 들어 있다. 즉 우루시올은 210~222℃(0.4~0.6mm)에서 증류되는 액체인데, 4가지 물질로 이뤄진 혼합물이다. 열매에는 기름이 약 20%정도 함유되어 있는데, 팔미트산, 올레산, 에이코잔-디카르복시산(C20 H40(COOH)2)(6.3%)의 글리세리드 등으로 구성되어 있다. 동일 속 식물 잎에는 미리세틴, 쿠에르세틴, 켐페롤, 피세틴 등이 들어 있다.

0   1cm

●한의학적 효능은 무엇일까?

건칠의 성미는 맛이 맵고 성질이 평하거나 따뜻하며 독이 있기 때문에 간, 비경 등을 관장한다. 비교적 파혈작용이 강해 월경폐색, 징가, 풍한습이 원인인 사지마비, 골절상, 적체증상, 간디스토마, 어혈, 살충하는 효능이 있다. 따라서 무월경, 골수염, 관절염, 어혈, 기침, 회충, 좌골신경통, 신경통, 근육류머티즘, 해수, 소화불량, 늑막염, 간경화로 인한 복수, 위염, 위궤양, 신장 방광 담낭결석, 초기 위암, 냉증 등을 치료해준다. 민간에서는 위암 치료에 100년 묵은 옻나무를 달여 먹는다.

• 건칠(마른 옻)

소장을 통하게 하고 회충을 제거하며, 단단한 적을 허물고 혈훈을 낫게 하며 3충을 박멸한다. 이밖에 전시의 피로함도 치료해준다.

• 생칠(생 옻)

회충을 죽이는 작용이 있는데, 장복하면 몸이 가벼워지고 늙지 않는다.

• 건칠(마른 옻)

무월경, 징가, 어혈, 회충증 등에 처방한다. 이런 증상일 때 검게 볶아 1일 3~6g을 환제로 짓거나, 가루로 만들어 복용한다. 단 임신부나, 몸이 허약하거나, 어혈이 없거나, 피부 알레르기가 있으면 먹지 말아야 한다.

●항암효과와 약리작용(임상보고)은 무엇일까?

다양한 암이나 난치병치료에 옻은 산삼과 비교할 정도로 효과가 크다. 더구나 암 치료의 신약으로 알려져 있는 오핵단의 제조에 필요한 5가지 동물의 사료로 사용된다.

옻은 매우 훌륭한 방부제이면서 살충제이기 때문에 암의 뿌리를 치료하기 위해서는 반드시 필요하다. 왜냐하면 옻독으로 소멸된 암 균은 살아나지 못하고 중화된 옻독은 인체의 색소를 파괴하지 않기 때문이다.

또 위장에서는 소화제로 간에서는 어혈약으로 염증을 다스린다. 심장에서는 청혈제로 모든 심장병을 다스린다. 폐에서는 살충제가 되어 결핵균을 멸한다. 콩팥에서는 이수약이 되어 오장육부의 질병을 치료한다. 또한 신경통, 관절염, 피부병 등에도 훌륭한 치료약이 된다.

● 어떻게 섭취해야 효과적일까?

• 자궁암

집오리 1마리에 마른 참 옻 껍질, 금은화 각 600g을 넣어 오래 달인 다음, 찌꺼기는 버리고 약물만 1되가 되게 졸여 금단 50알과 함께 복용한다. 금단은 유황을 법제해서 만든 알약이다.

• 유종과 유암

집오리 1마리에 마른 참 옻 껍질과 금은화 각 300g, 포공영(민들레) 600g을 탕관에 담아 물을 붓고 달인 국물을 1일 3번 식후 30분에 복용한다.

적대, 백대, 황대일 때는 자궁암 치료법을 사용한다. 위장병, 대, 소장질환, 폐질환, 관절염, 신경통 등일 때는 집오리 대신 묵은 토종 장닭 1마리에 옻 600g, 나복자와 볶은 백개자 각 600g, 볶은 살구 씨 600g, 금은화 300g, 토종 마늘 1접을 한곳에 담아 물을 붓고 달여 1일 3번 복용한다.(상세한 용법은 신방편 참조)

• 신장염

집오리 1마리, 마른 참 옻 껍질 600g, 상백피 600g, 금은화 600g, 팥 1되를 솥에 넣어 물을 붓고 푹 고아서 복용한다.

율무

자양강장, 피부미용, 고혈압, 동맥경화, 중풍 등에 좋은 율무는 비장과 폐를 보하고 신장을 다스리기 때문에 자양강장, 항암, 당뇨병, 동맥경화, 피부미용, 중풍 등에 탁월한 효능이 있다.

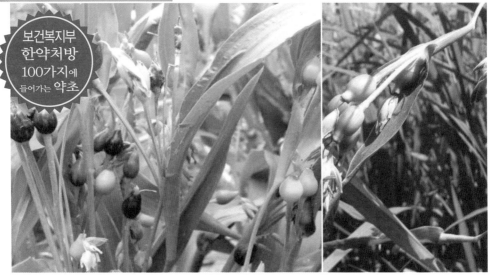

보건복지부
한약처방
100가지에
들어가는 약초

206

■■■ **전문가의 한마디!**

율무는 독종을 파하고 건위와 이뇨 등에 좋고, 기침과 경련 등을 가라앉히는 약으로 처방된다. 독종은 암을 의미한다. 율무의 항암작용은 단백을 분해하는 산소와 특이한 지방산이 들어 있기 때문이다. 이 지방산은 가열해도 파괴되지 않기 때문에 끓이거나 생으로 먹어도 효능이 그대로다.

●식물의 형태

벗과의 한해살이풀로 줄기가 1~1.5m 정도로 자라고 씨의 속이 딱딱하다. 잎은 어긋나고 피침형이며, 너비가 2.5㎝ 정도로 밑 부분이 잎집이 된다. 7~9월에 흰색 꽃이 핀다. 씨방이 다 자라면 잎집이 딱딱해지고 검은 갈색으로 변한다.

●체취 시기와 법제 방법은?

가을에 율무가 익을 때 전초를 베어 햇볕에 말린 다음 타작해서 얻는다. 타작한 율무의 외각과 황갈색 겉껍질을 벗겨내고 불순물을 골라낸 다음 햇볕에 말려 사용한다. 율무를 법제하는 방법은 냄비에 율무를 담아 약한 불로 노릇노릇해질 때까지 볶다가 불을 끄고 식히면 된다. 이밖에 소금물에 끓이는 방법도 있다.

●성분은 무엇이 들어있을까?

성분은 단백질 8~20%, 기름 2~8%, 탄수화물 50~78%, 회분 0.5~2.3%

등이 함유되어 들어 있다. 단백질을 물분해한 아미노산은 류신 21%, 티로신 2%, 알라닌 0.5%, 페닐알라닌 1.2%, 글루탐산 15%, 아르기닌 1.7%, 트로핀 2%, 아스파라긴 0.2%, 히스티딘 0.15%와 트립토판 약간 등이다. 기름은 팔미트산, 스테아르산, 미리스트산, 시스8-옥타데센산(코익신산)의 글리세리드 등으로 구성되어 있다. 비누화되지 않는 부분에는 β시토스테롤(기름의 약 1.3%), 약간의 α시토스테롤, 캄페스테롤, 스티그마스테롤 등이다. 탄수화물의 대부분은 녹말로 이뤄져 있다. 회분에는 P, Mg, Mn, Ca, Fe, Al, Zn, Ba, Cu, MO, Sn, Ni 등으로 구성되어 있다.

율무의 아세톤 추출액에는 코익세놀리드 C38H70O4가 들어 있는데, 이 물질은 시스-9-헥사데센산과 트랜스-11-옥타데센산이 한 분자씩 결합된 것이다. 또 콜린 약 150mg/%(유리형 또는 결합형)와 유기산 등도 들어 있다. 유기산의 35%는 버터산, 60%는 옥시프로피온산과 약간의 다른 유기산 등이 들어 있다.

뿌리의 성분에는 스테아르산과 팔미트산의 글리세리드로 된 기름, β시토스테롤, r-시토스테롤, α시토스테롤, 스티그마스테롤, 정유 0.1%, 코익솔 C8H7O3N(6-메톡시벤즈옥시졸론, 녹는점 섭씨 151~152도) 등이다.

● 한의학적 효능은 무엇일까?

율무가 항암작용이 있지만, 모든 암에 효과가 있다는 것이 아니라 폐암과 장암에서만 암세포의 확장을 억제해준다. 율무를 한의에서 의이인으로 불리는데, 수분대사조절, 류머티즘관절염, 부종 등에 많이 처방된다. 또 위장기능이 약해 나타나는 설사에도 효과가 좋다.

폐암과 장암에 사용할 때는 반드시 노릇노릇하게 볶아 죽으로 쑤어 먹어야 한다. 몸의 부기나 류머티즘관절염일 때 율무를 볶지 않고 가루로 만들어 복용한다. 최근 들어 율무가 물사마귀를 제거하는데 좋은 효과가 있다는 것이 임상실험에서 입증되었다.

●항암효과와 약리작용(임상보고)은 무엇일까?

율무의 단백질함량은 쌀이나 밀보다 많고 류신을 비롯한 필수아미노산도 더 많이 들어 있다. 따라서 항염증과 콜레스테롤수치를 낮춰준다. 코익세놀리드는 에를리히 복수암에 대해 증식억제작용을 한다. 뿌리에서 얻은 코익솔은 아픔멎이작용, 진정작용이 있는데, 작용의 세기는 코익솔 100mg/kg에 아미노필린 145mg%가 해당된다. 이밖에 혈당량을 줄여주는 작용도 한다.

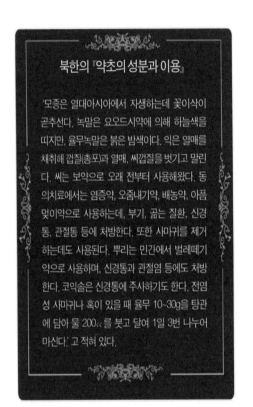

북한의 『약초의 성분과 이용』

'모종은 열대아시아에서 자생하는데 꽃이삭이 곧추선다. 녹말은 요오드시약에 의해 하늘색을 띠지만, 율무녹말은 붉은 밤색이다. 익은 열매를 채취해 껍질(총포)과 열매, 씨껍질을 벗기고 말린다. 씨는 보약으로 오래 전부터 사용해왔다. 동의치료에서는 염증약, 오줌내기약, 배농약, 아픔멎이약으로 사용하는데, 부기, 곪은 질환, 신경통, 관절통 등에 처방한다. 또한 사마귀를 제거하는데도 사용된다. 뿌리는 민간에서 벌레떼기약으로 사용하며, 신경통과 관절염 등에도 처방한다. 코익솔은 신경통에 주사하기도 한다. 전염성 사마귀나 혹이 있을 때 율무 10~30g을 탕관에 담아 물 200㏄를 붓고 달여 1일 3번 나누어 마신다.'고 적혀 있다.

●어떻게 섭취해야 효과적일까?

위암일 때는 율무를 달여 먹거나, 생으로 씹어 먹어도 된다. 병이 깊어 유동식만 섭취할 때는 율무를 중탕해서 복용시킨다. 중탕방법은 쌀밥을 중탕하는 것처럼 하면 되는데, 쌀보다 2배정도 더 끓인 다음 건더기를 체에 받쳐 물만 복용한다. 복용량은 1일분으로 율무 15~40g을 냄비에 담아 물을 붓고 달이거나 가루로 만들어 복용한다. 주의할 점은 변비가 있는 사람이나 임신부는 먹지 말아야 한다.

으름덩굴

항암, 강심, 혈압, 염증, 이뇨 등에 사용하는 으름덩굴은 항암, 이뇨, 강심, 혈압높임, 염증제거 등을 비롯해 젖이 잘 나오지 않거나, 열과 함께 가슴이 답답하거나, 부스럼 등일 때 효과가 매우 좋다.

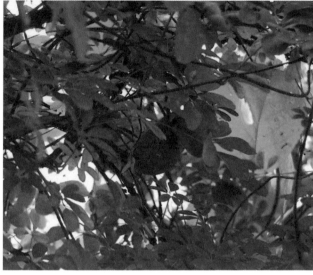
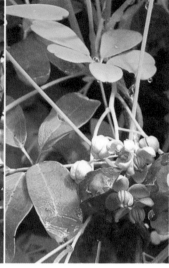

●식물의 형태

으름덩굴과의 낙엽활엽 덩굴나무로 길이가 5m 내외로 뻗으며, 가지는 털이 없고 갈색을 띤다. 잎은 5개의 작은 잎으로 된 손꼴 겹잎이고 4~5월에 연한 자줏빛 꽃이 핀다. 열매는 타원형의 삭과로 익는다.

■ ■ ● 전문가의 한마디!

줄기를 목통, 열매를 팔월찰, 씨를 예지자로 부르며, 모두 항암제로 사용된다. 성미는 맛이 맵고 달며 성질이 평하다. 약리실험에서 소염, 이뇨, 강심, 항암 작용 등이 입증되었다. 물에 넣고 달인 다음 1일 3번 복용하거나, 가루로 만들거나, 환제로 지어 먹는다.

●체취 시기와 법제 방법은?

8~9월에 으름덩굴 열매인 팔월찰을 채취해 햇볕에 말리거나 끓는 물에 충분하게 담갔다가 건져 햇볕에 말려 사용한다. 9월에 으름덩굴줄기인 목통을 채취해 줄기는 버리고 겉껍질을 벗긴 다음 응달에서 말려 사용한다.

●성분은 무엇이 들어있을까?

목통과 삼엽목통 뿌리에는 stigmasterol, β-sitosterol, β-sitosterol-β-D-glucoside 등이 들어 있다. 목통뿌리에는 akeboside Stg1, Stg2, Sth, Stj 등이 더 많이 함유되어 있다. 성미는 맛이 쓰고 성질이 평하며 독이 없

기 때문에 풍사제거와 이뇨, 기와 혈액순환을 촉진시켜준다. 풍습관절통, 소변곤란, 위장 기창氣脹, 산기, 월경중지, 타박상 등일 때 1일 11~19g을 탕관에 담아 물을 붓고 달여 마시면 된다. 다른 방법으로는 갈아서 즙으로 먹거나, 술에 담가 먹는다. 외용약으로 사용할 때는 짓찧어 환부에 발라준다.

목통줄기에는 akeboside 11종 외 betulin, myoinositol, sucrose 등이 함유되어 있으며, 칼륨도 0.254%정도 들어 있다. 목통과 삼엽목통 줄기에는 stigmasterol, β-sitosterol, β-sitosterol-β-D-glucoside 등이 함유되어 있는데, 약리작용을 통해 이뇨, 항균작용 등이 입증되었다. 성미는 맛이 쓰고 성질이 서늘하며 독이 없기 때문에 심, 폐, 비, 소장, 방광경 등에 관장한다. 따라서 화를 사하고 수를 통하게 하며, 혈맥통리에 효능이 있다. 이에 소변적삽, 배뇨곤란, 수종, 흉중번열, 후비인통, 전신 견인통, 폐경 등을 비롯해 젖이 잘 나오지 않는 증세를 치료해준다. 이럴 경우 1일분으로 목통줄기 3.75~7.5g을 탕관에 담아 물을 붓고 달여서 복용한다. 다른 방법으로는 환제를 짓거나 가루로 만들어 먹는다. 주의할 점은 습열하지 않고 진액이 부족하며, 기약, 정활, 빈뇨, 임신부는 먹지 말아야 한다.

●한의학적 효능은 무엇일까?

모든 풍을 치료하면서 오로칠상을 보하는 효능을 가지고 있다. 따라서 현벽, 기괴, 천행온질, 중오로 나타나는 실음과 탈모 등을 낫게 해준다. 숙식제거와 번민을 멈추고 소변불통과 약독 등을 치료해준다. 이밖에 외용으로 뱀, 벌레 등에 물린 상흔에 발라준다. 복용방법은 달이고 졸여서 약엿이나 고제, 환제로 만들면 된다. 외용으로 사용할 때는 가루로 만들어 갠 다음 환부에 발라준다.

『신농본초경』에 주의할 점을 보면 '일반적으로 비가 허해 설사하는 사람은 삼가야 한다.'로 기록되어 있다.

●항암효과와 약리작용(임상보고)은 무엇일까?

으름덩굴 달임 물을 체외 실험한 결과 JTC-26암세포 억제 율이 90%이상이었고 열매에서는 50~60%가 나타났다. 으름덩굴에서 에틸알코올을 추출해 좀흰생쥐의 사르코마-180암 억제 율이 4.4%였고 달인 물은 21.5%로 나타났다.

중국에서 펴낸 『항암본초』에 보면, '췌장암, 구강암, 임파선종양 등일 때 으름

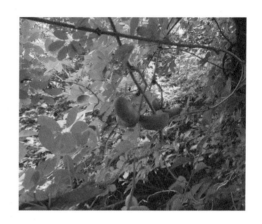

덩굴, 차전자 각 0.027g, 반묘 0.015g, 활석가루 0.03g을 배합해 만든 환제를 1일 1~2알씩 먹는다. 방광암으로 혈뇨가 나올 때 으름덩굴, 우슬, 생지황, 천문동, 맥문동, 오미자, 황백, 감초 각 3g을 물에 달여 복용한다' 고 기록되어 있다.

항암약리에서 동물체내실험에서 예지자는 종류세포에 대한 억제작용이 입증되었다. mouse의 Sarcoma-180, Sarcoma-37 등에 대해서도 억제작용이 나타났다. 체외시험에서도 종류세포에 대해 억제작용이 나타났다.

●어떻게 섭취해야 효과적일까?

항암임상응용에서 위암은 으름덩굴열매, 소철엽, 백화사설초, 반지련 각 30g, 봉방, 백출 각 9g을 배합해 쓴다. [상해중의약잡지, 1984년 8월회]

폐암에 사용할 때는 으름덩굴열매, 석연, 마편초, 각 30g을 배합해 쓴다. [일용항암약물수책]

식도, 위종유에 사용할 때는 석견천, 구귤리, 급성자를 배합해 쓴다.

간암에 사용할 대는 천련자, 합환피, 울금 등을 배합해 쓴다.

음나무

해동피는 각종 암에 대해 항암효과와 진통작용이 강하기 때문에 암환자는 뿌리나 속껍질을 달여 복용하면 좋다. 또 풍습을 제거하고 경맥을 잘 통하게 해준다.

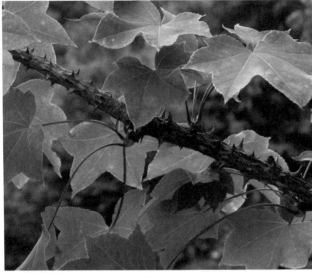

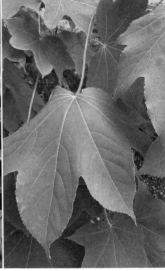

■■■ 전문가의 한마디!

엄나무는 풍습제거와 경맥을 뚫어주고 통증을 멈추게 해주며, 중추신경계통흥분(소량), 진정(다량), 위액분비항진, 거담, 소염, 억균, 비증, 허리와 다리마비, 복통, 이질, 곽란으로 나타나는 구토와 설사, 옴, 치통, 저산성 위염, 유방암, 피부병, 궤양, 상처 등에 효능이 뛰어나다.

212

●식물의 형태

두릅나뭇과의 낙엽교목으로 높이가 25m까지 자라고 가지에는 가시가 많다. 잎은 어긋나고 여러 갈래로 갈라지며, 잎의 가장자리에는 작은 톱니가 있다. 황록색 꽃은 7~8월에 산형꽃차례로 무리지어 달린다. 10월에 검은색 열매가 익고 어린잎은 나물로 먹는다.

●채취 시기와 법제 방법은?

사시사철 채취가 가능한데, 봄에 채취하면 껍질을 벗기기가 쉽다. 건조한 껍질을 벗겨 가시와 먼지를 제거하고 햇볕에 말려 사용한다.

●성분은 무엇이 들어있을까?

나무껍질에 erythraline, amino acid 등과 유기산이 함유되어 있다. 종자는 지방유를 함유하는데, 지방유에는 포화 유기산 36.7%와 불포화 유기산(oleic acid, linolenic acid) 63.3%로 구성되어 있으며, 이밖에 hypaphorine도 들어 있다.

●한의학적 효능은 무엇일까?

 성미는 맛이 쓰고 성질이 평해서 비경, 위경, 간경, 신경 등을 관장해 풍습을 제거하고 경맥을 통하게 하며 통증을 멈춘다. 약리실험에서 중추신경계통흥분(소량), 진정(다량), 위액 분비항진, 거담, 소염, 억균 작용 등이 밝혀졌다. 비증, 허리와 다리 마비, 복통, 이질, 곽란으로 구토하고 설사할 때, 치통 등에 처방된다. 이밖에 저산성 위염에도 사용된다. 1일 6~12g을 물에 달이거나 술로 담가 먹고 외용약으로 사용할 때는 달인 물로 세척하거나 가루로 만들어 뿌려준다.

●항암효과와 약리작용(임상보고)은 무엇일까?

약리작용에서 엄나무껍질의 침제(1:3)는 in vitro에서 자색 백선균, 쉔라인 백선균, 녹색 소아포선균, 서경표피균 등의 피부진균에 대해 정도의 차이는 있지만 억제작용을 했다. 엄나무껍질의 Erythrina sp.는 in vitro에서 황색 포도상구균에 대해 억제 작용이 나타났다.

●어떻게 섭취해야 효과적일까?

 유방암, 유방 종양에는 엄나무껍질 19g, 홍당 37.5g을 탕관에 담아 물을 붓고 달여서 복용한다.[귀주초약] 또 1일분으로 엄나무껍질 7.5~15g을 탕관에 담아 물을 붓고 달이거나 술에 빚어서 복용한다. 주의할 점은 혈허한 사람은 복용하지 말아야 한다.

213

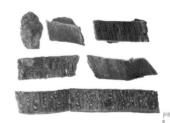

0   1cm

이질풀(노관초)

항암항균, 진해, 살균, 급?만성 장 질환에 좋은 이질풀은 항암(각종 암, 자궁경부암, 폐암, 직장암, 후두암, 전립선암, 유방암, 백혈병 등), 항균, 항바이러스, 중풍, 악창 등에 효능이 좋다.

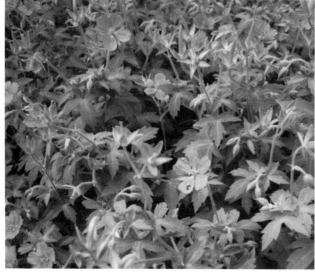
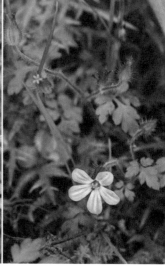

214

■ ■ ■ **전문가의 한마디!**

설사와 배 아픔, 적리 등에 수렴성 설사멎이약으로 사용한다. 민간에서는 낭창, 각기, 감기, 심장병, 고환염, 폐렴, 결막염 등에 사용되고 있다. 또 상처, 피부결핵, 종양 등에 즙을 내 바르거나 짓찧어 붙이면 된다. 이밖에 게라본, 손잎풀알약, 지사탕, 지사환 등을 제조하는 처방에 사용된다.

●식물의 형태

쥐손이풀과의 다년생풀로 광지풀, 현초玄草, 현지초玄之草라고도 불린다. 줄기는 옆으로 비스듬히 자라거나 기듯이 뻗으면서 자라고, 길이가 50㎝정도이다. 전체에 털이 많고 뿌리는 여러 개로 갈라진다. 손바닥 모양의 잎은 마주나고 3~5개로 갈라진다. 잎의 앞뒷면에 검은색 무늬와 털이 나 있다. 8-9월에 연한 홍색, 홍자색, 흰색 꽃이 피고 하나의 꽃자루에 1~2개의 꽃이 달린다. 5개의 씨가 들어 있는 열매는 10월에 익는데, 위로 말리는 삭과이다. 열매껍질이 용수철처럼 말리는 힘으로 씨를 멀리 퍼뜨린다.

●체취 시기와 법제 방법은?

여름철에 줄기를 베어 손질한 다음 햇볕에 말려 사용한다.

●성분은 무엇이 들어있을까?

전초에 탄닌질 4~6%, 플라보노이드로 쿠에르세틴과 켐페리트린

C27 H30 O14, 켐페롤-7-람노시드 C21 H20 O10 등이 들어 있고 신선한 잎에는 0.17~0.28%의 아스코르브산이 함유되어 있다. 뿌리에는 탄닌질이 풍부하다.

●한의학적 효능은 무엇일까?

설사와 배 아픔, 적리 등에 수렴성 설사멎이약으로 사용된다. 이 약초는 달이는 시간에 따라 사용하는 곳이 각각 다르다는 자료도 있다. 짧은 시간에 달이면 플라본화합물이 주로 추출되기 때문에 오줌내기약으로 사용한다. 오랜 시간 달이면 탄닌질이 우러나오기 때문에 수렴성 설사멎이약으로 사용한다.

동의치료에서는 같은 속 식물의 전초를

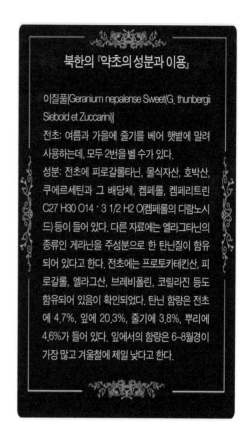

노학초라고 부르는데, 바람을 배출시키고 경락을 통하게 하며, 뼈를 튼튼하게 해주기 때문에 류머티즘, 타박상, 중풍 등에 사용한다.

●항암효과와 약리작용(임상보고)은 무엇일까?

항암약리에서 체외실험에서 박테이로파아제법으로 나타난 결과 이질풀에서 항암활성작용이 있음을 알게 되었고 같은 속 식물인 국화쥐손이의 열수침출물은 육류(육류)-180 억제 율이 45%였다.

국화쥐손이에 함유되어 있는 제라니올(Geraniol)은 발암성 곰팡이의 일종인 누른누룩곰팡이를 억제했다.

●어떻게 섭취해야 효과적일까?

• 자궁경부암

흰꽃국화쥐손이 12g, 망강남 15g을 탕관에 담아 물을 붓고 매일 달여서 먹는다. [근세부과

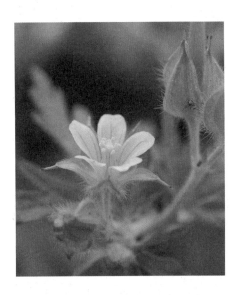

중약처방집]

또 국화쥐손이 15g, 차전자, 어성초 각 9g, 결명자, 재실(개오동나무 열매) 각 15g을 탕관에 담아 물을 붓고 달여 1일 1번씩 3일 동안에 나누어 복용한다. [근세부과중약처방집]

• 폐암, 직장암, 후암, 전립선암, 유방암, 백혈병

노관초 전초로 엑기스를 만들어 복용한다. (양의 다소를 불문함)[중초약통신, 1974년 6월호]

216

• 각종 암 종류

노관초 줄기와 잎 10g을 탕관에 담아 물 200㎖를 붓고 달인 것을 1일분으로 3번 나누어 복용한다. [중의약연구자료; 1978년 6월호]

인동덩굴(금은화)

만병의 약으로 불릴 만큼 약성이 뛰어난 식물로 암 치료제로도 흔히 사용된다. 물에 달여 차처럼 수시로 마시면 위암이나 폐암에 효과가 좋다.

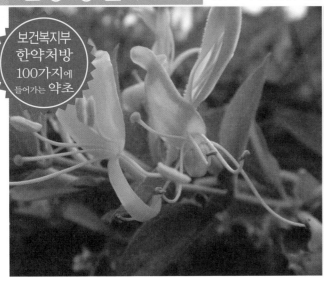

보건복지부 한약처방 100가지에 들어가는 약초

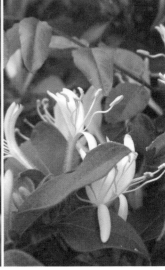

●식물의 형태

인동과의 반상록 덩굴성 관목으로 잎이 마주 달리고 긴 타원형이다. 가지는 길게 뻗어 다른 물체를 감으면서 올라간다. 꽃은 5~6월에 피고 백색이지만, 연한 홍색을 띠고 황색으로 변해 2개씩 잎겨드랑이에 달리면서 향기가 짙다. 꽃 밑에는 잎처럼 생긴 포가 마주나고 둥근 열매는 10~11월에 검게 익는다.

●체취 시기와 법제 방법은?

인동덩굴과 잎을 가을이나 겨울에 잎이 달린 줄기를 베어서 손질한 다음 햇볕에 말린다. 인동덩굴 열매인 은화자는 상강부터 입동사이에 채취해 햇볕에 말린 후 솥에 넣고 볶는다. 특히 손으로 만져 뜨거운 느낌과 함께 점성이 생길 때까지 볶아준다.

●성분은 무엇이 들어있을까?

잎에는 lonicerin 즉 luteolin-7-rhamnoglucoside, luteolin 등의 플라보노

217

■■전문가의 한마디!

꽃봉오리인 금은화 종류 수는 향기가 그윽하고 맛이 달다. 열을 내려주고 더위를 해소해주며, 독을 제거하는 효능을 가지고 있다. 서습으로 나타나는 목마름, 혈액보충, 갈증 해소, 홍역, 천연두, 악성 종기, 매독, 적리, 식욕증진, 태독, 열독, 심장, 간장, 신장, 쓸개, 삼초의 열을 낮게 해준다.

이드류가 들어 있고 줄기에는 탄닌, 알칼로이드 등이 들어 있다.

● 한의학적 효능은 무엇일까?

금은화의 성미는 맛이 달고 성질아 차가워 폐, 위경 등을 관장하는데, 열 강화와 해독하는 효능이 있다. 따라서 발열, 적리, 종기, 종독, 간질, 급성 전염병, 갈증, 옴, 혈액보충, 장염, 세균성 이질, 홍역, 이하선염, 패혈증, 맹장염, 유행성 B형 뇌염, 유행성 뇌척수막염, 담도감염, 급성인후염, 매독으로 나타나는 가래톳, 골수염, 급성유선염, 유방암, 비인암, 중만기 암환자의 재감염, 인후부종류, 농약중독, 폐렴, 어린이 설사, 화농성 질환, 급성 눈염증, 두드러기, 외상감염, 어린이 땀띠, 감기, 나력, 치루, 일사병 등을 낫게 해준다. 주의할 점은 비위허한과 기허하고 묽은 고름이 나오는 종기가 있을 땐 먹지 말아야 한다.

● 항암효과와 약리작용(임상보고)은 무엇일까?

금은화는 만병의 약으로 불릴 만큼 약성이 뛰어난 식물로 암 치료제로도 흔히 사용된다. 물에 달여 차처럼 수시로 마시면 위암이나 폐암에 효과가 좋다. 『항암본초』에는 '금은화가 복수암 세포에 대한 억제작용을 한다. 또 비인암, 유선암, 자궁경부암 등에 회화나무 꽃, 전갈, 벌집 등과 배합해 쓴다.'고 했다.

● 어떻게 섭취해야 효과적일까?

암으로 열이 나고 통증이 있을 때

인동줄기 200g을 나무망치로 짓찧어 감초 40g과 함께 질그릇에 담아 물 2사발을 붓는다. 약한 불로 은은하게 끓여 반이 되면 다시 맑은 술 1사발을 붓고 끓여 짠 다음 1일 3번으로 나누어 먹는다. 병세가 심할 땐 1일 2번 끓여서 복용하면 대소변이 시원하게 통하면서 효과가 있다.

• 오래 된 유방암이 점점 커지고 빨간 물이 흘러나오며 속이 썩어 깊은 구멍이 생겼을 때

금은화, 황기(생것) 각 18.5g, 당귀 29.6g, 감초 6.7g, 구귤엽 50개 들을 탕관에 담아 물과 술 각 반반씩을 붓고 달여서 먹는다. [죽림여과]

• 등에 생긴 옹저, 장옹, 내옹, 무명종독, 상한과 비슷한 오한 장열일 때

줄기를 딴 인동초, 노두를 제거한 황기 각 188g, 당귀 45g, 볶은 감초 300g을 가루로 내어 1회 7.5g씩 술 1컵 반을 붓고 1컵이 되도록 달인다. 병이 위쪽에 있으면 식후에 복용하고 병이 아래쪽에 있으면 식전에 복용하는데, 한숨을 쉬었다가 다시 1회를 마시면 된다. 찌 꺼기는 버리지 말고 외용으로 붙여준다. 아직 화농되지 않았으면 안으로 삭고 이미 화농 된 것은 곧바로 터진다. [국방, 신효탁리산]

• 모든 옹저일 때

신선한 인동덩굴 188g, 대감초절 37.5g을 탕관에 담아 물 2사발을 붓고 1사발이 되도록 달 인다. 여기에 무회주 1사발을 넣고 다시 몇 번 비등시키면서 달인 다음 찌꺼기를 버리고 1 일분으로 3회 나누어 마신다. 병이 중하면 하루에 2첩을 쓰는데, 대소변이 통하면 복용을 멈춘다. 별도로 인동덩굴 1줌을 짓찧어 소량의 술을 섞어 주위에 붙인다. [외과정요, 인동주]

• 등에 난 초기 악성 종기일 때

금은화 250g을 탕관에 담아 물 10사발을 붓고 2사발이 되도록 달인 다음 당귀 74g을 넣고 다시 1사발이 되도록 달여 단숨에 마시면 된다. [동천오지, 귀화탕]

• 체내 외에 생긴 다양하고 작은 종기일 때

금은화 148g, 감초 111g을 탕관에 담아 물을 붓고 달여 1회에 마신다. 만약 술을 마실 수 있다면 술로 달여서 먹으면 된다.

[의학심오, 인동탕]

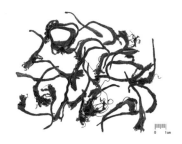

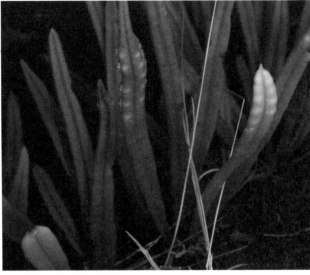

일엽초

항암, 이뇨, 지혈, 해수, 토혈 등에 좋은 일엽초(파초일엽초, 우단일엽초, 주걱일엽초)의 이명은 와위, 검단, 칠성초, 골패초, 낙성초 등으로 불린다.

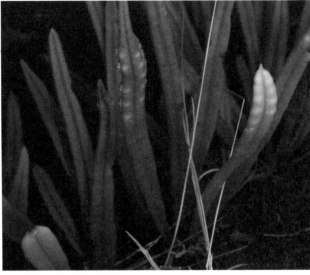

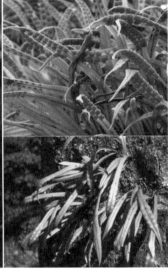

기를 보하는 약초

220

■■ 전문가의 한마디!

일엽초는 이뇨작용이 있기 때문에 오줌을 잘 통하게 하고 지혈작용으로 출혈을 멈추게 해준다. 기침할 때 가래에 피가 섞여 나오는 증상을 해결해 준다. 따라서 이질, 해수, 토혈, 요도염, 신장염, 방광결석, 신장결석, 부종, 경풍, 주마아감, 안목성예, 임질, 타박상, 하리, 뱀에 물린 상처, 대장염 등에 처방된다.

● 식물의 형태

양치식물 고란초과의 여러해살이풀로 높이가 20㎝ 미만으로 자라는데, 바위나 고목표면, 오래된 기와지붕 등에서 자생한다. 단단하고 굵은 뿌리줄기는 옆으로 뻗고 잎이 무더기로 자라며, 뿌리줄기는 비늘조각으로 덮여 있다. 잎은 좁은 피침형으로 끝이 뾰족한 모양이며, 잎이 한 개씩 달린다고 일엽초라고 부른다. 포자낭군은 잎 뒷면 위쪽에 2줄로 달려 있으며, 식물체를 약으로 사용한다.

● 체취 시기와 법제 방법은?

5~8월경에 잎이 무성할 때 지상부를 채취해 손질한 다음 그늘에서 말려 사용한다.

● 성분은 무엇이 들어있을까?

일엽초 잎의 성미는 맛이 싱겁고 성질이 차가우며, 독이 없다. 뿌리줄기의 성비는 맛이 쓰다. 일엽초의 성분에는 특이하게 곤충의 변태

호르몬 엑디스테론을 들어 있다. 그래서 일본에서는 감기, 임질, 산기, 고환과 음낭질환 등에서 나타나는 신경통, 요통을 비롯해 음낭이 붓고 통증이 있을 때 약으로 처방한다. 복용법은 뜨거운 물에 달여서 마신다.

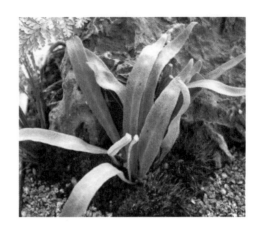

●한의학적 효능은 무엇일까?

혈액순환장애, 요도염, 신장염, 방광결석, 신장결석, 요로결석, 부종, 임질, 대장염, 이질 등을 치료해주고, 신경통과 요통을 완화시켜주며, 오래전부터 위암과 자궁암 등에 효과가 있다고 알려져 왔다.

●항암효과와 약리작용(임상보고)은 무엇일까?

일엽초는 민간에서 위암, 자궁암, 유방암 등에 효과가 있다고 알려져 왔다. 최근 연구결과 일엽초의 페놀성 성분이 항암의 핵심작용인 항산화와 면역세포 등을 증진시켜주는 효과가 있다고 밝혀졌다.

●어떻게 섭취해야 효과적일까?

• 위암, 자궁암, 유방암 등일 때

1일분으로 일엽초 10~15g을 탕관에 담아 물을 붓고 달여 3번에 나누어 마신다. 외용으로 사용할 때는 약성이 남을 정도로 구워서 가루로 만들어 뿌려주면 된다.

익모초

여성에게 신비의 명약인 익모초는 월경이상과 혈액순환이 잘 안 돼 붓는 증상 등 여성들에게 명약이기 때문에 일명 어머니에게 이로운 풀이라고 의미에서 붙여진 이름이다.

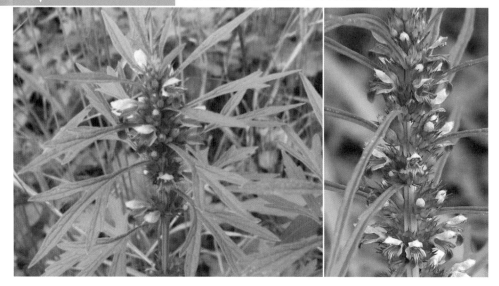

■ ■ **전문가의 한마디!**

익모초는 여성 질환에 효과가 매우 좋다는 약초인데, 산전산후 부인들의 보약으로 널리 처방되고 있다. 예를 들면 자궁수축, 지혈, 혈압강하, 강심, 이뇨, 항암작용 등의 약리작용으로 거의 모든 질환에 사용되고 있다.

●식물의 형태

꿀풀과의 두해살이풀로 높이가 약 1m 내외로 자란다. 가지가 갈라지고 단면이 둔한 사각형이고 흰 털이 있어 백록색을 띤다. 꽃은 7~8월에 피고 마디에 층층으로 달리며, 연한 홍자색이다.

●체취 시기와 법제 방법은?

7~8월 꽃이 피기 전에 지상부를 채취해 그늘에서 바람 잘 통하는 곳에 걸어서 말린다.

●성분은 무엇이 들어있을까?

주요 성분은 알카로이드, 일리도이드, 지텔벤, 후라보노이드, 카페인산, 탄닌 등이며, 전초에는 알카로이드가 들어 있다. 익모초는 매우 쓴 맛이 나는데, 이것은 쓴맛물질인 피토스테린, 정유, 사포닌, 쿠마린 등이 들어 있기 때문이다. 잎에는 레오누린, 레오누리딘, 루틴, 비타민 A, 지방유 등이 들어 있다.

●한의학적 효능은 무엇일까?

자궁수축, 지혈, 강심, 혈압강하, 이뇨작용 등과 함께 항암에도 효과가 있다. 질환으로는 고혈압, 협심증, 심근염, 신경쇠약, 월경과다, 산후출혈, 생리통, 생리불순, 산후복통, 산전산후 허약증, 유방암, 자궁암 등에 효능이 있다.

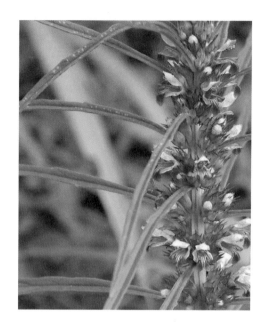

●항암효과와 약리작용은 무엇일까?

익모초는 항암작용을 강하기 때문에 암 치료에도 처방되고 있다. 실험에서 흰생쥐의 암을 78% 억제했으며, 익모초 달인 물은 높은 항암작용과 함께 몸을 보하는 작용이 강하다. 유방암일 때는 익모초를 진하게 달여 환부를 자주 씻고, 자궁암이나 위암일 때는 익모초 15~20g을 달여 1일 3회 나누어 복용한다.

●어떻게 섭취해야 효과적일까?

몸이 허약하고 불임일 때 익모초 30~60g, 대추 15g을 탕관에 담아 물을 붓고 달여서 차처럼 수시로 마신다. 장기복용하면 효과가 나타난다. 심한 생리통일 때 익모초 30~60g을 탕관에 담아 물 1되를 붓고 1/3이 되도록 약한 불로 달여 삶은 닭고기와 국물과 함께 먹는다. 만약 닭이 없으면 오리를 대신 사용해도 좋다.

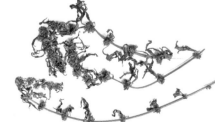

적작약

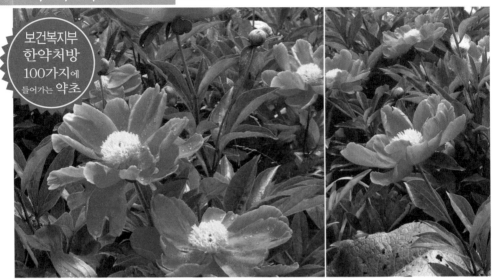

보건복지부
한약처방
100가지에
들어가는 약초

224

■ ■ ■ **전문가의 한마디!**

적작약은 모과의 적작뿌리를 약용으로 사용한다. 주성분은 페오니플로닌, 시스테스테롤 등이 들어 있다. 적작약의 약리작용은 진경, 진통작용과 함께 위와 자궁평활근의 수축력을 약화시키고 운동을 억제시켜준다.

●식물의 형태

함박꽃은 미나리아재비과 모란속의 여러해살이식물로 높이가 90㎝ 정도 자란다. 줄기 밑 부분 잎은 2번 갈라진 세겹 잎이고 줄기 위쪽 잎은 홑잎이며, 3갈래 또는 갈라지지 않는다. 잎 가장자리에는 톱니가 없다. 5~6월에 줄기 끝에서 빨간색, 보라빨간색, 흰색 꽃이 한 송이씩 피고 꽃잎은 여러 겹 또는 외겹이며, 활짝 피지 않는다. 꽃받침은 3개이고 꽃잎은 5~7개이다. 수꽃술은 많고 노란색이며, 암꽃술은 3~4개이다. 8월에 열매가 익는다. 꽃이 아름다워 관상용으로 많이 심는다.

●체취 시기와 법제 방법은?

가을에 채취해 물로 깨끗이 씻어 줄기의 겉껍질을 벗기고 햇볕에 말려 사용한다.

●성분은 무엇이 들어있을까?

 뿌리에는 배당체 페오놀리드, 페오니플로린 C22 H28 O11 1.5~6%(흰 무정형가루, 알칼리와 함께 데우면 살리실산이 생기고 산분해하면 살리실산과 포도당, 붉은색의 수지물질이 생긴다)와 알칼로이드인 페오닌, 탄닌질, 수지, 당, 녹말, 살리실산 0.37%, 메틸살리실라트, 정유 등이 들어 있다. 페오니플로린과 함께 소량의 알비플로린, 옥시페오니플로린, 벤족실페오니플로린 등이 함유되어 있다. 단 페오니플로린 함량은 산지, 시기, 종에 따라서 각기 다르다. 꽃에는 안토시안 색소인 페오닌(클로리드 C28 H33 O16 Cl.5H2O), 플라보노이드인 켐페롤, 켐페리드, 켐페롤-3-글루코시드, 켐페롤-3, 7-디글루코시드 등이 들어 있다.

●한의학적 효능은 무엇일까?

 적작약을 가공할 때는 생 뿌리를 5분 동안 뜨거운 물에 담갔다가 건져서 겉껍질을 벗기고 말려야 한다. 이때 페오니플로린의 함량은 약간 줄어들지만 별 변화는 없다. 페오놀은 확인되지 않았다는 자료가 있다.

●항암효과와 약리작용(임상보고)은 무엇일까?

 적작약의 배당체는 중추신경 억제, 위액분비 억제, 지한, 이뇨, 항바이러스, 관상동맥확장 등에 작용한다. 타박과 어혈치료에도 많이 응용되었는데, 이것은 적작약의 성분이 활혈시키는 작용이 강하기 때문이다. 적작약의 항암작용을 살펴보면, 탐식세포의 기능을 강화시켜 면역성을 높여준다. 적작약 추출물은 암세포 내의 CAMP함량을 증가시켜 항암작용을 한다. 따라서 강한 활혈작용으로 종양주위의 울혈현상을 개선시키는 약으로 처방되어왔다. 또 항암제나 방사선 치료 때 발생하는 부작용도 개선시켜준다.

 알칼로이드 페오닌은 아코니틴과 비슷한 작용이기때문에 자궁에 대한 자극작용이 뛰어나다.

 페오니플로린은 진정작용이 있는데, 뇌실 안에 넣어주면

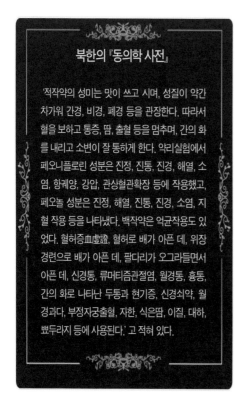

북한의 『동의학 사전』

'적작약의 성미는 맛이 쓰고 시며, 성질이 약간 차가워 간경, 비경, 폐경 등을 관장한다. 따라서 혈을 보하고 통증, 땀, 출혈 등을 멈추며, 간의 화를 내리고 소변이 잘 통하게 한다. 약리실험에서 페오니플로린 성분은 진정, 진통, 진경, 해열, 소염, 항궤양, 강압, 관상혈관확장 등에 작용했고, 페오놀 성분은 진정, 해열, 진통, 진경, 소염, 지혈 작용 등을 나타냈다. 백작약은 억균작용도 있었다. 혈허증血虛證, 혈허로 배가 아픈 데, 위장 경련으로 배가 아픈 데, 팔다리가 오그라들면서 아픈 데, 신경통, 류머티즘관절염, 월경통, 흉통, 간의 화로 나타난 두통과 현기증, 신경쇠약, 월경과다, 부정자궁출혈, 자한, 식은땀, 이질, 대하, 뾰두라지 등에 사용된다.' 고 적혀 있다.

수면상태에 빠진다. 이런 작용은 주입량에 정비례하고 다시 정상으로 회복이 된다. 아픔멎이, 열내림 등에는 약한 작용이 있다. 하지만 장티푸스, 파라티푸스 등의 혼합백신에 대한 열나기에는 열내림 작용이 없는 대신 약간의 진경작용은 있다. 말초작용으로는 약한 소염작용, 궤양 예방 효과가 있었고 호흡운동에는 영향이 없었다.

혈압내림작용에서 아세틸콜린, 히스타민, 이소프로테레놀 등과는 관계가 없다. 심장에 대한 직접적인 작용도 거의 없다. 심장과 뒷다리의 핏줄을 확장시키고 위와 자궁의 평활근 운동과 긴장도를 억제해주고 낮춰준다. 결론적으로 페오니플로린의 혈압내림작용은 주로 말초혈관확장에 있다고 추측이 된다. 이것은 이 약물이 평활근을 이완시키기 때문이다. 심장에 대한 작용을 심전도와 분리한 심장에서 실험한 결과는 거의 없다.

페오리플로린은 데스벤조일페오니플로린과 안식향산으로 분해되는데, 두 물질은 약리활성이 없다. 뿌리 추출물을 먹이거나 배 안에 주입해도 뚜렷한 효과가 없었다. 추출물을 중성으로 해도 작용이 약해진다.

●어떻게 섭취해야 효과적일까?

• 달임약

적작약 6~12g을 탕관에 담아 물 200cc를 붓고 달여 1일 3번 나누어 마신다.

• 작약감초탕

급성 배 아픔, 손발 통증, 경련, 신경통일 때 함박꽃뿌리, 감초뿌리 각 4g을 탕관에 담아 물을 붓고 달여 1일 3번 나누어 뜨거울 때 마신다.

• 당귀작약탕

부인들의 배 아픔, 부인과 질병일 때 당귀뿌리, 궁궁이뿌리줄기 각 3g, 함박꽃뿌리, 복령, 창출, 택사덩이줄기 각 4g으로 탕관에 담아 물을 붓고 200㎖가 되도록 달여 1일 3번 나누어 뜨거울 때 마신다.

> ## 허준의 『동의보감』
>
> '적작약의 성미는 맛이 쓰고 시며, 성질이 평하고 약간 차가우며 독이 약간 있다. 혈비를 치료하고 혈맥을 통하게 하며, 속을 완화시키고 궂은 피를 헤치며, 옹종을 삭게 해준다. 복통을 멈추게 하고 어혈을 삭게주며 고름을 제거한다. 여성의 모든 병과 산전산후의 다양한 병에 처방하고 월경을 통하게 한다. 장풍으로 피를 쏟거나, 치루, 등창, 짓무르고 헌데, 눈에 피가 지고 군살이 살아나는 증상 등에 쓰이고 시력을 향상시켜준다.'고 적혀 있다.

조릿대(산죽)

죽력은 푸른 대쪽을 불에 구워서 받은 기름인데, 성질이 차가워 열담이나 번갈, 중풍 등에 처방된다. 죽여는 담죽의 얇은 속껍질인데, 성질이 차서 열로 나타나는 해수, 담, 복통, 하혈 등에 처방된다.

보건복지부 한약처방 100가지에 들어가는 약초

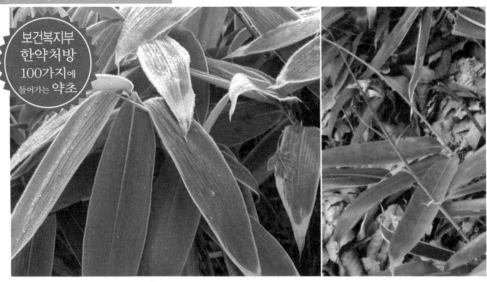

228

■■전문가의 한마디!

죽여는 약리작용에서 백색포도상구균, 고초열균, 대장균, 티푸스균 등에 대해 강력한 억제작용을 나타냈다. 임상보고에서도 신경성구토, 폐결핵의 식은땀 등을 멈추게 하고 급성이질, 안면 신경염, 소아기관지염, 야제, 구강염 등에 유효성을 보였다.

●식물의 형태

볏과에 속한 여러해살이식물로 높이가 1~2m까지 자란다. 줄기는 2~3년간 포로 싸여 있고 긴 타원상 피침모양의 잎이 달려 있다. 꽃차례는 털과 흰 가루로 덮여 있고 작은 이삭은 2~3개의 꽃이 되며, 밑 부분이 포로 싸여 있다. 꽃은 자줏빛으로 산과 들에서 자생한다. 줄기는 조리를 만드는데 사용하고 잎은 열을 다스리는데 약으로 처방된다.

●체취 시기와 법제 방법은?)

푸른 대쪽을 사시사철 채취한 다음 잘게 썰어 응달에서 말려 불에 구워 받아내면 죽력이 된다. 죽여는 푸른 대쪽의 생육이 중단된 10월에서 이듬해 2월 사이에 대쪽을 채취해 겉껍질을 벗기고 속 줄기의 살을 긁어내면 된다.

●성분은 무엇이 들어있을까?

 조릿대는 인삼을 능가한다는 약성을 지니고 있어 당뇨병, 고혈압, 위염, 위궤양, 만성 간염, 암 등의 난치병을 완치시킨 경우도 많다. 조릿대는 알칼리성이 강해 산성체질을 알칼리체질로 전환시켜주는 작용을 한다. 조릿대 잎과 줄기, 뿌리를 잘게 썰어 응달에서 말렸다가 장복하면 체질이 바뀌면서 허약체질이 건강하게 바뀐다.

●한의학적 효능은 무엇일까?

 조릿대에는 열을 내리고 독을 풀며, 가래를 삭이고 소변을 잘 통하게 하며, 염증치료와 암세포를 억제하는 효과가 있다. 특히 암세포를 억제시키지만, 정상세포에는 아무런 영향을 끼치지 않는다. 여름에 더위를 먹었거나, 더위를 이기는 데는 조릿대 잎으로 차를 끓여 마시면 된다. 조릿대 잎은 방부작용도 하는데, 떡을 조릿대 잎에 싼 다음 며칠간 두어도 상하지 않는다. 팥을 삶을 때 조릿대 잎을 넣으면 빨리 익고 잘 상하지 않는다.
 죽엽은 심열과 위열로 가슴이 답답하고 팔다리를 가만히 두지 못하거나 갈증 등에 효과가 좋다. 심화로 혓바늘과 혀가 갈라지는 것을 낫게 한다. 열로 소변불통과 붉은 소변이 나오거나 입 안이 헤지는 것을 치료해준다.
 죽력은 중풍으로 가래가 심하고 소아경풍, 전간 등에 효과가 있다. 열이 많고 가슴이 답답하며, 갈증을 있을 때 좋다. 혈압강하와 고혈당의 혈당치를 내리는 작용에도 효능이 있다.
 죽여는 폐열로 해수와 가래가 끈끈한 황색일 때 치료해준다. 담열로 담과 위의 기능이 부조화해 가슴이 답답하고 가래가 많으며, 불면증과 구토가 있을 때 처방한다. 위열과 위허로 나타나는 구토, 딸꾹질, 임신구토 등에도 효과가 매우 좋다.

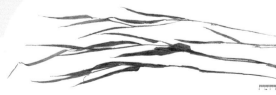

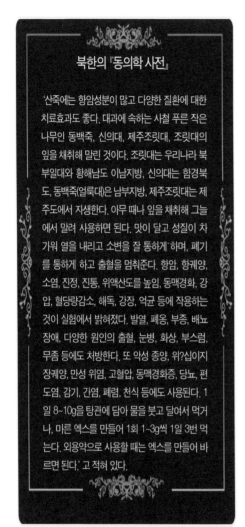

●항암효과와 약리작용(임상보고)은 무엇일까?

산죽 잎은 항암, 살균, 항궤양 작용이 뚜렷했고 특히, 정상세포에는 영향을 주지 않으면서 암세포를 억제했다. 일본 산죽에서 추출한 다당류 물질은 간복수암에 대해 100% 억제작용이 입증되었다. 이 추출물은 사르코마-180암을 옮긴 동물에게 하루건너 30일간 먹였다. 그 결과 종양이 70~90%가 줄어들면서 사르코마-180암에 대한 억제 율이 96.9%나 되었다.

북한에서는 산죽 잎에서 항암 활성물질을 추출해 암 치료에 활용하고 있다. 북한의 연구결과에 의하면, 산죽 추출물을 흰 생쥐에게 1일 50kg씩 10일간 먹인 다음 엘리히 복수암세포를 옮겼을 때 약 절반이 암에 걸리지 않았다. 또 사르코마-180암세포를 옮기면 100%가 암에 걸리지 않았다고 한다.

북한에서 펴낸 「동의과학연구논문집」에서도 산죽의 엑기스가 항종양작용이 있다고 실험결과를 발효하고 있다. 산죽은 항암작용 외에도 고혈압, 위, 십이지장궤양, 만성간염, 당뇨병 등에도 뚜렷한 치료효과가 있었다. 북한의 임상실험을 보면, 산죽 달인 물이 고혈압환자에게 80% 이상 치료효과가 있었다. 위, 십이지장궤양은 거의 100% 효과를 보았다. 만성간염은 평균 88.9%였으며, 증상이 심할 때는 50%의 효과가 있었다.

●어떻게 섭취해야 효과적일까?

다양한 암일 때는 조릿대 뿌리 10~20g을 탕관에 담아 물을 붓고 달인 물에 가지 씨앗을 살짝 볶아 가루로 낸 것 1숟가락씩 1일 3번 식전에 복용한다. 또 조릿대 잎이나 줄기를 1일 10~20g씩 탕관에 담아 물을 붓고 끓여 수시로 마신다. 이렇게 하면 큰 효과를 볼 수가 있다. 이때 조릿대 뿌리에 돌옷을 함께 넣어 달이면 효과가 더더욱 강해진다.

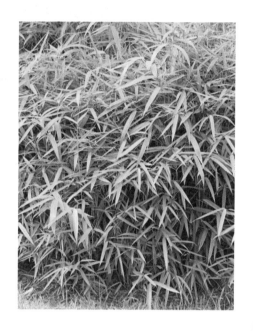

• 당뇨병, 고혈압, 간염, 위궤양 등일 때 조릿대 뿌리 10~20g을 탕관에 담아 물을 붓고 진하게 달여 수시로 마신다. 다른 방법으로는 조릿대 뿌리를 탕관에 담아 물을 붓고 12시간쯤 달여 건더기를 건져내고 진득해질 때까지 졸여준다. 그런 다음 오동나무 씨앗 크기의 환제로 만들어 1회에 10~20알씩 1일 3회 식전 30분전에 복용하면 좋은 효과를 볼 수 있다.

주목

주목은 수령이 많을수록 효능이 강하며 높은 산에서 야생하는 주목이 정원에서 기르는 주목보다 효과가 훨씬 강하다. 주목을 마구 벌목하는 바람에 멸종위기에 처해있다. 천연기념물로 지정되어 있다.

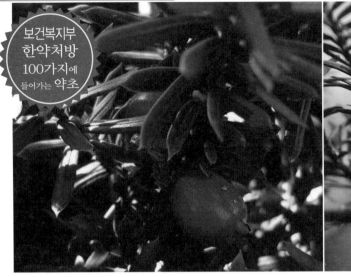

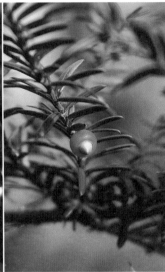

보건복지부
한약처방
100가지에
들어가는 약초

232

■ ■ ■ 전문가의 한마디!

주목은 유행성 독감을 낮게 하는 좋은 효능을 가지고 있다. 최근 들어 주목 나무껍질에 함유된 택솔성분이 항암제로 뛰어나다는 것이 밝혀지면서 '기적의 항암제 또는 금세기 최고의 약용식물' 등으로 각광받고 있다. 특히 우리나라 토종 주목이 다른 나라 것보다 택솔성분 함유량이 20배 이상 들어 있음이 한 연구에서 밝혀졌다.

●식물의 형태

주목과의 상록침엽교목으로 높이가 22m까지 자라고, 지름은 2m에 달하는 거목이다. 가지가 많이 퍼지는데, 큰 가지와 나무 몸통은 적갈색이면서 껍질이 얇게 갈라진다. 잎은 나선모양이고 옆으로 뻗은 가지에서 깃처럼 두 줄로 배열되며, 짙은 녹색을 띤다. 꽃은 잎겨드랑이에서 달리고 4월에 핀다.

●체취 시기와 법제 방법은?

주목은 독성이 있기 때문에 끓일 때는 반드시 날달걀을 넣어야만 해독된다. 잘게 썬 주목 1kg을 솥에 담아 물 18 l 를 붓고 유정란 15개를 넣어 10시간 이상을 달인다. 이것을 천으로 거른 다음 1회 100mg 1일 3번 복용하면 된다.

●성분은 무엇이 들어있을까?

잎에는 diterpene류 화합물인 택시닌(taxine, 자삼녕紫杉寧), 택시닌

A, 택시닌 H, 택시닌 L 등이 들어 있다. 그밖에 ponasterone A, ecdysterone, sciadopitysin 등도 들어 있다. 어린 가지에는 taxine, 줄기껍질에는 항백혈병과 항종양 작용을 하는 taxol이 들어 있다.

●한의학적 효능은 무엇일까?

원래 주목은 아메리카 인디언들이 약성을 처음 발견해 염증치료의 비약으로 사용해 왔던 것이라고 서양에서는 말하고 있다. 하지만 우리 선조들 역시 아득한 먼 옛날부터 신장염, 부종, 소갈병 등에 민간약으로 사용해왔다. 주목에 흔하게 사용되지 않았던 것은 독성이 있기 때문이다.

주목은 이름처럼 껍질과 재목이 매우 붉기 때문에 적목, 적백 등으로 불리기도 한다. 경기도에서는 경목, 제주도에서는 저

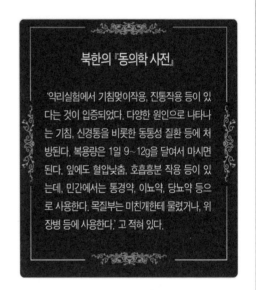

북한의 『동의학 사전』

'약리실험에서 기침멎이작용, 진통작용 등이 있다는 것이 입증되었다. 다양한 원인으로 나타나는 기침, 신경통을 비롯한 동통성 질환 등에 처방된다. 복용량은 1일 9~12g을 달여서 마시면 된다. 앞에도 혈압낮춤, 호흡흥분 작용 등이 있는데, 민간에서는 통경약, 이뇨약, 당뇨약 등으로 사용한다. 목질부는 미친개한테 물렸거나, 위장병 등에 사용한다.' 고 적혀 있다.

목 또는 노가리낭으로 부른다. 주목 잎은 개비자나무 또는 솔송나무와 비슷하다. 진한 녹색 잎은 좁고 길지만, 부드럽기 때문에 손을 찌르지 않는다. 특이한 것은 바로 주목의 열매이다. 가을에 콩알만 하게 붉게 익는 열매는 가운데가 움푹 파여 속에 든 씨가 보인다. 이것은 술잔이나 종지 속에 씨가 든 것처럼 보이기 때문이다. 이렇게 씨를 싸고 있는 과육을 가종피라고 한다. 가종피에는 수분이 많고 단맛이 있어 아이들이 따먹기도 한다. 하지만 독이 있기 때문에 섭취가 많으면 설사를 한다.

●항암효과와 약리작용(임상보고)은 무엇일까?

주목에서 뽑아낸 택솔(Taxol)항암제는 난소암, 유방암, 폐암 말기환자들에게 특효가 있는 항암성분이다. 60년대 미국에서 개발돼 말기 암환자를 대상으로 실시한 임상실험 결

233

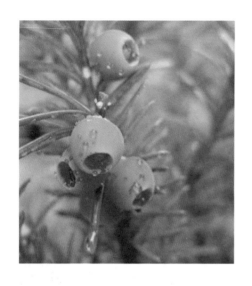

과, 유방암 환자의 50%, 난소암 환자의 30%, 폐암환자의 25%가 치료되는 효능이 입증되었다. 그동안 미국에서는 수령이 100년 정도 된 주목의 잎과 껍질에서 택솔 성분을 추출해 왔었다. 즉 수령으로 인해 벌채에 문제가 있어 양산이 어려웠다.

또 다른 문제는 주목이 절대적으로 부족했다. 택솔은 미국 태평양연안에서 자생하는 주목 껍질에서 추출하는데, 함유량이 0.01%밖에 들어 있지 않았다. 다시 말해 환자 한 사람 당 필요한 양인 2g을 얻기 위해서는 30그루의 주목을 베어야 했다. 더구나 주목은 생장이 매우 느리기 때문에 지름 7㎝가 되려면 100년이 걸린다.

그러나 1993년 우리나라 산림청의 임목육종연구소에서 주목종자 씨눈에도 택솔이 다량 함유돼 있다는 사실을 세계최초로 발견하면서 인공배양기술을 개발해 택솔을 양산하게 되었다.

북한의 『약초의 성분과 이용』

'잎에는 플라보노이드, 알칼로이드, 쿠마린이 등의 성분이 들어 있는데, 6월에 채취한 잎에는 택솔이 0.22%가 들어 있다. 이것은 미국에서 자라는 주목보다 22배나 많은 양이 함유된 것이다. 이밖에 탁시닌, 계피산, 플라보노이드인, 스치아도페티신, 쿠에르체틴, 0.14%의 납 모양 물질, 42mg%의 치아노겐 배당체 등이 들어 있다. 목재에는 탁수신과 비슷한 화합물도 함유하고 있다.'고 적혀 있다.

• [약리작용] 혈당강하 작용

taxine을 정상적인 토끼에게 피하주사 또는 정맥 주사했다. 그 결과 혈당강하 작용이 뚜렷하지 않았지만, 고혈당 동물(아드에나린성 또는 식물성)에게 1~5mg/kg을 피하주사 또는 정액 주사하면 혈당을 내리는 작용이 나타났다.

●어떻게 섭취해야 효과적일까?

주목은 100년 이상의 수령일수록 약효가 더 강하다. 주목줄기를 대패로 얇게 깎아 응달에서 말린 다음 적당한 크기로 잘게 썬다. 가마솥에 주목 1kg을 담아 물 18000cc를 붓고 유정란 8개를 넣어 불을 지펴 끓인다.(불을 때기 전 천으로 만든 보자기에 주목과 계란을 넣는다. 물이 끓어오를 때 달걀이 깨지지 않도록 하는 예방책이다) 12시간쯤 끓여 약물이 9000cc정도 되었을 때 보자기를 건져내고 1회 100㎖씩 1일 3번 마신다. 몸에 두드러기가

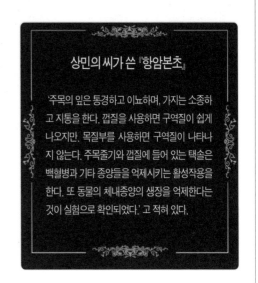

나타날 수가 있지만, 다른 부작용은 없다. 삶아진 달걀은 땅속에 묻는 것이 안전하다. 즉 먹으면 사망할 수 있기 때문이다.

민간에서 기생충을 제거를 위해 주목열매를 1회 10개를 먹었고, 줄기와 잎을 가을에 채취해 응달에서 말린 다음 신장염, 부종, 월경불순, 암, 당뇨병, 신경통, 기침 등에 사용했다. 약으로 사용할 때는 말린 약재 3~8g을 탕관에 담아 물 200㎖를 붓고 오래 달여서 먹거나, 잎에서 생즙을 내어 마신다. 독성이 있기 때문에 민감 체질인 사람은 매우 신중해야만 한다.

• 모든 종양과 백혈병일 때

주목의 줄기, 껍질 1000g을 황주 2500g에 7일간 단가 우려낸 다음 5~10㎖씩 1일 2회 먹는다. 또 종양치료용에 사용하는 잎의 용량은 3~6g, 껍질을 벗긴 가지나 목심의 용량은 9~15g을 물에 달여서 복용하면 된다. 식적과 회충병 등을 때 볶은 주목 종자 3~6g을 물에 달여 먹는다.

지치(자초)

산삼보다 나은 신비의 약초인 지치는 악성종양, 백혈병, 변비, 화상, 동상, 피부병 등에 효능이 있는 신비의 약초이다.

236

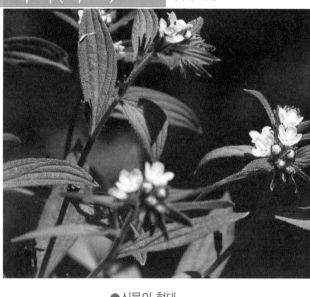

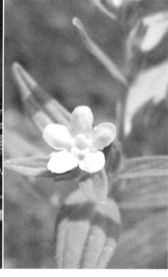

■ ■ 전문가의 한마디!

지치만큼 단방으로 사용
하는 약재가운데 높은 약
효를 자랑하는 약초는 거
의 없을 것이다. 민간에서
오래된 지치는 산삼에 결
코 뒤지지 않는 신비한
약초로 인식되고 있다.
그 효능을 보면, 혈분의
열을 제거하고 해독하면
서 발진을 순조롭게 해준
다.

●식물의 형태

원래 뿌리가 보랏빛을 띤다고 자초紫草라고 했는데, 이것이 지초芝
草로 불리다가 지금의 지치로 부르게 되었다. 지칫과의 여러해살이
풀로 줄기의 높이가 30~60cm이며, 잎은 어긋나고 피침 모양이다. 5~6
월에 흰색 꽃이 총상 꽃차례로 피고 열매는 작은 견과를 맺는다. 유독
성분이 들어 있기 때문에 날것으로 먹어서는 안 된다. 뜨거운 물에 데
친 다음 흐르는 물로 우려내 나물로 무쳐서 먹는다.

●체취 시기와 법제 방법은?

가을과 봄에 뿌리를 캐서 손질한 다음 깨끗이 씻어 햇볕에 말려 사용
한다.

●성분은 무엇이 들어있을까?

성분은 acetylshikonin, shikonin, alkannan 등이 들어 있다. 약리작용은
황색포도상구균, 대장균, 인플루엔자균, 이질균, 피부진균 등을 억제

해주고, 면역억제작용도 한다. 또 항염증작용과 가벼운 해열작용이 있으며, 자궁의 생리주기와 발육을 억제시키기 때문에 피임작용을 한다. 소량은 강심작용을 하고 다량 사용은 억제작용을 한다.

●한의학적 효능은 무엇일까?

지치의 약성이 차갑기 때문에 열을 내리고 독을 풀어주며, 염증제거와 함께 새살을 돋아나게 하는데 효과가 뛰어나다. 다양한 암, 변비, 간장병, 동맥경화, 냉증, 대하, 생리불순 등을 다스린다. 장기복용하면 얼굴색이 좋아지고 노화하지 않는다. 중국에서는 지치를 설암, 위암, 갑상선암, 자궁암, 피부암 등에 까마중과 함께 달여 복용시켜 큰 효과를 얻고 있다.

지치의 약성은 다양한데, 술로 담가 장복하면 정력이 향상되고, 다이어트에도 효과가 탁월하다. 지치를 먹으면 살이 웬만큼 빠진 다음 음식을 마음대로 먹어도 살이 찌지 않는다. 다양한 약물중독, 항생제중독, 중금속중독, 농약중독, 알코올중독 등을 빨리 해독시켜준다. 이밖에 강심작용이 뛰어나 잘 놀라거나, 심장병 등에게 효과가 좋다, 악성빈혈일 때 지치 가루를 6개월쯤 복용하면 완치된다.

●항암효과와 약리작용(임상보고)은 무엇일까?

지치는 악성종양, 백혈병, 자궁융모상피종 등에 탁월한 효과를 발휘한다. 동물실험에서 사료에 지치가루 30%를 섞어 먹였는데, 발정억제에 효능이 있었다. 가루를 먹이지 않으면 며칠 지나서 정상적인 성주기로 환원되었다. 북한에서도 다양한 암과 백혈병 치료제로 사용하고 있다. 특히 강한 거악생신작용과 소염, 살균작용으로 암세포를 녹인 다음 새살을 돋게 만든다.

민간에서 지치로 암을 치료하는 방법은 다음과 같다. 유황을 먹여 키운 오리 1마리에 지치 3근과 소주 1말을 섞어 은은한 불로 10시간을 달인다. 건더기를 건져버리고 달인 술을 1회 소주잔 1잔씩 1일 3회 마신다. 술 대신 물을 붓고 달여도 괜찮다. 지치는 반드시 야생을 사용해야만 약효가 있다. 유황오리는 농약 독, 공해 독, 화공약품 독 등을 풀어주고 보양에도 좋다. 지치 역시 공해 독, 중금속 독 등을 해독해주는 약재다.

●어떻게 섭취해야 효과적일까?

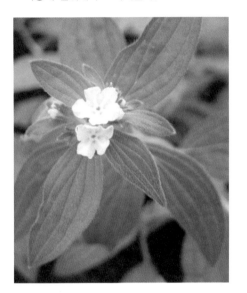

『약물학』에는 지치에 살균, 소독, 이뇨에 대한 효능이 있다고 기록하고 있으며, 중국과 북한에서는 암 치료제로 사용하고 있다. 지치뿌리를 까마중과 함께 달여 복용하면 악창과 다양한 종류의 암을 비롯해 백혈병에 특히 효과가 좋다고 한다. 이처럼 단방보다 다른 약과 함께 사용하면 효능이 더 강해진다. 유방암이나 자궁암일 때 1회 복용량으로 지치 5~10g을 달여 1일 3회 식전에 복용하면 된다.

질경이

질경이 종자를 물에 담그면 끈끈한 점액이 나온다. 이 성분으로 오래전부터 신장염, 방광염, 요도염 등에 치료약으로 사용되어 왔다.

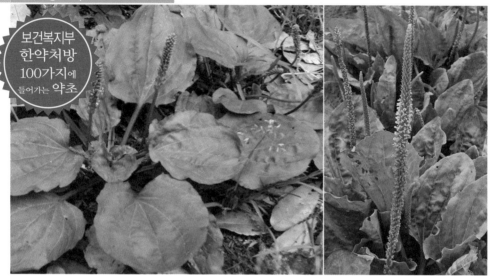

보건복지부
한약처방
100가지에
들어가는 **약초**

●식물의 형태

질경이과의 다년생초본식물로 원줄기가 없고 뿌리에서 잎이 나는 로제트식물이다. 잎은 타원형 또는 난형으로 길이가 4~15㎝, 너비가 3~8㎝로 평행 맥이 있고 가장자리가 물결모양이다. 6~8월에 백색 꽃이 수상꽃차례로 피고 잎 사이에서 꽃대가 나온다. 과실은 삭과로 방추형이고 5~6개의 종자가 들어 있다.

●채취 시기와 법제 방법은?

여름에 전초를 채취해 손질한 다음 깨끗하게 씻어 응달에서 말려 사용한다.

●성분은 무엇이 들어있을까?

질경이에는 플랜타놀릭산, 솔린, 오우쿠빈 등이 들어 있고 종자에는 호박산, 아데닌 등이 함유되어 있다.

■ ■ 전문가의 한마디!

민간에서는 질경이를 만병통치약으로 알려진 만큼 활용범위와 약효가 탁월하다. 예를 들어 기침, 안질, 임질, 심장병, 태독, 난산, 출혈, 요혈, 금창, 종독 등의 치료제로 사용되고 있다.

●한의학적 효능은 무엇일까?

잎과 종자를 약재로 사용하는데, 감기, 기침, 인후염, 간염, 황달 등에 효능이 있다. 또 이뇨작용과 함께 설사를 멈추게 한다. 간 기능을 활성화해 현기증과 두통을 다스린다. 기가 허약해지면, 이유 없는 불안초조가 많고 시야가 뿌옇게 흐려지며, 귀가 잘 들리지 않는다. 이럴 경우에도 질경이 잎사귀를 달이거나 볶아 먹거나 국을 끓여 먹으면 낫는다. 질경이는 무기질과 단백질을 비롯해 비타민, 당분 등이 풍부해 봄철 나물로 즐겨 먹거나, 삶아서 말려두었다가 묵나물로도 애용한다.

●항암효과와 약리작용(임상보고)은 무엇일까?

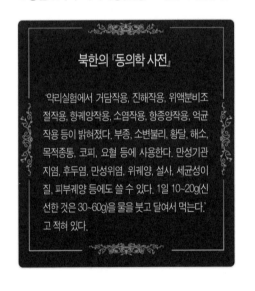

북한의 『동의학 사전』

'약리실험에서 거담작용, 진해작용, 위액분비조절작용, 항궤양작용, 소염작용, 항종양작용, 억균작용 등이 밝혀졌다. 부종, 소변불리, 황달, 해소, 목적종통, 코피, 요혈 등에 사용한다. 만성기관지염, 후두염, 만성위염, 위궤양, 설사, 세균성이질, 피부궤양 등에도 쓸 수 있다. 1일 10~20g(신선한 것은 30~60g)을 물을 붓고 달여서 먹는다.'고 적혀 있다.

질경이를 기관지염 환자에게 임상 실험했는데, 1회 40g씩 1일 3회 복용시켜 1~2주 만에 77%의 치료효과가 나타났다. 질경이 침출액을 피하 주사했는데, 10일 안에 해소와 객담이 현저하게 줄었고 30일 지나면서 완전히 치료되었다. 급만성 세균성 이질일 때 질경이를 달여 1회 60~200g씩 1일 3~4번 7일간 먹으면 거의 낫는다. 또 피부진균을 억제하는 효능으로 피부궤양이나 상처에 짓찧어 붙이면 고름이 멈추고 새살이 빨리 돋는다. 질경이 종자인 차전자는 간 기능을 활발하게 하는 작용으로 황달에 좋은 효과가 있다. 최근 들어 질경이 종자가 암세포의 진행을 80% 억제한다는 연구 보고서도 있다.

●어떻게 섭취해야 효과적일까?

• 만성간염
질경이 종자 1숟가락을 탕관에 담아 물 200ml를 붓고 반이 되도록 달여 1일 3회 나누어 마시면 된다.

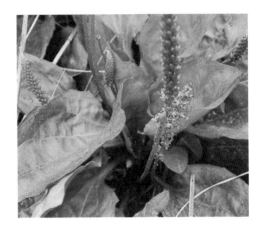

• 고혈압
응달에서 말린 질경이 10~20g을 탕관에 담아 물 1/2되를 붓고 반이 되도록 달여 1일 3회 나누어 마시면 된다.

• 기침, 가래
질경이 종자 10~20g(또는 말린 질경이 10~20g)을 탕관에 담아 물 1/2되를 붓고 반이 되도록 달여 차대신 수시로 마시면 된다. 어린아이의 기침에 효과가 좋다.

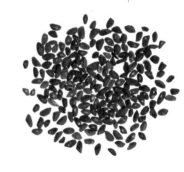

짚신나물

짚신나물의 다양한 이름은 선학초, 용아초, 황화초, 탈력초 등의 이명이 있는데, 이 가운데 용아초라는 이름은 이른 봄에 돋는 새싹이 용이 이빨을 닮았다고 붙여진 이름이다.

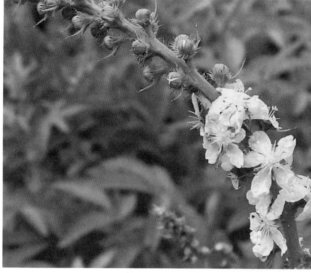
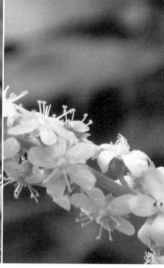

■ ■ ■ **전문가의 한마디!**

짚신나물은 영양분이 풍부한데, 배추나 상추보다 단백질이 4배 이상, 지질이 5배 이상, 당질이 4배, 섬유질이 15배, 회분이 6배, 철분이 10배 이상 많이 함유되어 있다. 특히 비타민 C는 상추보다 13배 이상 많다.

●식물의 형태

장미과의 여러해살이풀로 굵은 뿌리줄기에서 줄기가 나오고, 줄기의 높이가 30~100㎝까지 자라며 전체에 털이 나 있다. 잎은 어긋나고 깃꼴 겹잎이며, 작은 잎은 5~7개정도 달린다. 6~8월에 노란색 꽃이 총상 꽃차례로 핀다. 열매에는 가시모양의 털이 있어 다른 것에 잘 붙는다. 어린잎은 나물로 먹고 뿌리는 아자牙子로 불리며 약재로 사용한다.

●체취 시기와 법제 방법은?

양육은 전초를 사용하는데, 여름에 가지와 잎이 풍성하고 꽃피기 직전에 채취해 손질한 다음 깨끗이 씻어 햇볕에 말리거나, 생으로 사용한다.

●성분은 무엇이 들어있을까?

전초에 비타민 K, 탄닌질(잎에 16%, 줄기에 6%), 정유, 루테올린, 글루코시드, 아피게닌, 붉은 밤색 색소인 페놀성 배당체, 아그리모놀, 아그리모놀리드, 쿠마린, 알칼로이드 등이 함유되어 있다. 뿌리에는 약 81%의 카테콜타닌, 아그리모노시드, 엘라그산, 사포닌 등이 함유되어 있다. 잎에는 피로카테킨탄닌질, 수지, 스테롤, 아스코르브산 등이 들어 있다.

●한의학적 효능은 무엇일까?

 효능으로는 지혈, 지사, 소염, 항균, 진통, 항암, 혈당, 강하, 조혈작용 등이 있다. 최근 들어 암 치료에도 뛰어난 효과가 있는 것으로 알려졌다. 많은 양을 섭취해도 소호기관에 영향을 미치지 않으며, 부작용 또한 전혀 없다. 정력향상, 허약체질, 양기부족 등에 짚신나물을 차로 달이거나 녹즙으로 만들어 장복하면 효과가 좋다. 짚신나물과 비슷한 종류로 산짚신나물, 큰골짚신나물 등이 있는데, 모양새와 약효가 거의 비슷하다.

 예로부터 종기를 다스리는 약초로 알려져 왔다. 우리나라의 『신씨본초학』에는 '자궁암, 설암, 간암, 폐암 등에 사용했다' 고 적혀있다. 중국의 논문 『암류방치연구』에는 '자궁암 치료에 집중적으로 첨가해 신빙성 있는 임상실험 결과가 나왔다.' 고 했다. 북한의 『동의학사전』 「약초의 성분과 이용」에 보면, '간암, 위암, 식도암, 자궁암, 방광암, 대장암 등에 사용한다.' 고 했다. 일본의 저서 『암을 자른다고 낫는가』에서 '선학초에는 항암치료에 탁월한 특수성분이 함유돼 있다.' 고 했다.

●항암효과와 약리작용(임상보고)은 무엇일까?

 예로부터 짚신나물은 종기를 다스리는 약초로 알려져 왔다. 하지만 유럽과 중국에서 쥐를 이용한 항암효과 실험에서 암세

243

0   1cm

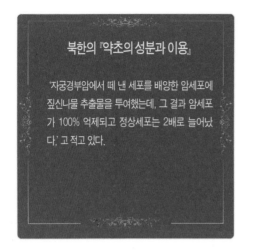

포를 억제하고 정상세포성장을 돕는 것으로 나타났다. 일본에서는 짚신나물에서 11가지의 항암성분을 추출했다고 발표했다. 특히 동물실험에서 짚신나물을 에탄올로 추출한 물질이 흰생쥐의 사르코마-180암, 간암피하형 종양에 대한 억제율이 50%였고 체외실험에서 JTC-26암 억제 율이 100%였다.

아메리카 인디언은 관절염, 신장병, 간장병 등에 치료제로 사용했고, 유럽에서는 장염, 설사, 위궤양, 출혈 등에 효과가 좋다고 기록했다. 영국인 의사 에드워드 바크라는 우울증이나 신경쇠약에 좋고, 미국 성악가들은 짚신나물 달인 물로 가글해 성대를 보호했다고 한다.

주의할 점은 혈압을 높이는 작용이 있기 때문에 한꺼번에 많은 양을 섭취해서는 곤란하다.

● 어떻게 섭취해야 효과적일까?

짚신나물을 암 치료제로 사용할 경우는 말린 감초, 말린 삼백초와 함께 달여 먹거나, 응달에서 말려 가루로 만들어 1일 30g을 3회 나누어 복용한다. 폐결핵으로 인한 각혈, 위궤양으로 인한 출혈, 치질로 인한 항문 출혈 등에는 말린 짚신나물 10~20g을 물에 달여 마시면 된다. 갑자기 많은 출혈이 있을 때는 짚신나물 35~40g을 물에 달여 마시는데, 12시간이 후에도 출혈이 멈추지 않을 때는 다시 한 번 복용한다. 만약 출혈량이 줄어들면 짚신나물 10~20g으로 줄이면 된다.

천문동

진해, 이뇨, 강장제 등에 뛰어난 천문동의 어린 순은 식용으로 먹고 뿌리는 한약재로써 진해, 이뇨, 강장제 등으로 처방된다. 단 몸이 냉하고 장이 나빠 설사하는 사람은 먹지 말아야 한다.

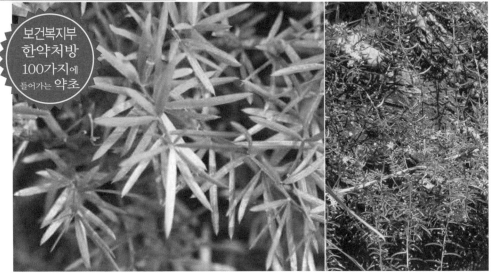

보건복지부 한약처방 100가지에 들어가는 약초

●식물의 형태

천문동은 백합과의 여러해살이풀로 줄기의 길이가 1~2m의 덩굴성이다. 뿌리는 방추형의 뿌리줄기가 여러 개로 모여 있다. 잎처럼 생긴 가지는 1~3개씩 달리고 활처럼 굽는다. 선형의 잎은 길이가 1~2cm로 1~3개가 달린다. 연한 황색 꽃은 5~6월경 잎겨드랑이에 핀다. 꽃잎과 수술은 6개씩이고 암술대는 3개이다. 흰색 열매는 둥글고 지름 6mm 정도이며, 검은 종자 1개가 들어 있다.

●채취 시기와 법제 방법은?

가을 또는 봄에 덩이뿌리를 캐서 수염뿌리를 제거하고 깨끗이 씻어 증기로 찐 다음 껍질을 벗겨 건조실에서 말려 사용한다.

●성분은 무엇이 들어있을까?

덩이뿌리에는 아스파라긴(32~35%), β시토스테롤, 5-메톡시메틸푸르푸랄, 점액질, 스테로이드사포닌(스밀라게닌) 등이 함유되어 있다. 아스

■ ■ **전문가의 한마디!**

「보유편」의 신선방에는 천문동을 먹고 오래 사는 4가지 처방이 있다. 처방대로 약을 제조해 복용하면, 제정한 날짜만큼 살고 하루에 오백리 또는 천리를 가고, 달리는 말을 따라 잡고, 진인 또는 신선이 된다.'고 적혀있다. 이것은 약초의 효과를 지나치게 신비화시킨 과장된 내용인데, 그만큼 천문동의 약효가 탁월하다는 표현일 것이다.

파라긴(녹는점 270~271℃)을 물 분해하면 아스파라긴산과 암모니아 등으로 된다. 뿌리에는 asparagine, 점액질, β-sitosterol, 5-methoxymethylfurfural 등이 들어 있다. 쓴맛이 나는 성분은 steroidal saponins인데, smilagenin, rhamnose, xylose, glycol 등으로 구성되어 있다.

●한의학적 효능은 무엇일까?

천문동의 성미는 맛이 쓰고 달며, 성질이 차가우면서 독이 없기 때문에 폐에 기가 꽉 차서 숨이 가쁘고 기침이 나는 증상을 치료해준다. 또 담을 삭이고 각혈을 멎게 하며, 폐위를 낫게 해준다. 더구나 막힌 신기를 뚫어주고 마음을 진정시키며, 오줌을 잘 통하게 해준다.

●항암효과와 약리작용(임상보고)은 무엇일까?

항종양 작용을 보면 천문동은 실험관 실험(메틸렌 블루법 및 Warburg 압력계에 의한 호흡 측정)에서 급성 림프구형 백혈병, 만성 과립구형 백혈병, 급성 단핵 세포형 백혈병 환자의 백혈구 탈수소 효소에 대해 상당한 억제작용이 있었다. 급성 림프구형 백혈병 환자의 백혈구 호흡도 억제시킬 수 있었다. 인도에서 자생되는 동속 식물(Asparagus racemosus)에 들어 있

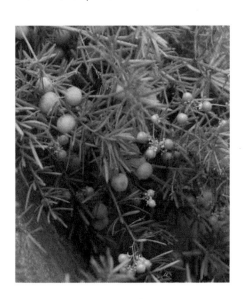

는 saponin은 동물의 자궁에서 항옥시토신 작용이 나타났다.

유방 종양 임상보고서에서는 일반적인 양성 유방종양, 특히 유방소엽의 증식에는 종양크기를 불문하고 효과가 빨리 나타나면서 거의 치료되었다. 즉 유선소엽 증식과 섬유선종의 환자 52례에서 치료 후 임상적으로 완치된 것이 30례였고 현저한 효과가 16례였으며, 유효가 5례였고 무효가 1례였다. 유선 암에도 어느 정도

의 단기적인 치료효과가 있었다. 즉 복용한 후 종괴가 적어지고 약간 부드러워졌다. 하지만 장기간 치료효과는 뚜렷하게 나타나지 않았다. 즉 복용 후 일정한 시간이 지나면 현상유지만 될 뿐, 뚜렷한 진척은 없었다. 개별적인 병례에서는 대량 복용에도 불구하고 뚜렷한 개선이 없었다. 또 곪아서 썩고 출혈을 시작한 유방종양과 광범위하게 전이된 만기 유선 암에서도 효과가 없었다.

복용법은 겉껍질을 벗긴 신선한 천문동 100g을 매일 달여 3회에 나누어 마신다. 다른 방법으로는 환제로 만들어 복용하거나 주사약으로 만들어 근육 또는 정맥에 주사한다.

자궁경 확장작용 임상보고에서는 천문동을 인공유산 12시간 전에 자궁경관에 넣어두면 경관이 저절로 확장되면서 유연하게 된다. 즉 84례의 관찰에서 94%가 효과가 좋았으며, 감염된 것은 1례도 나타나지 않았다. 절박유산의 병례에 응용한 결과, 자연적으로 자궁 수축이 일어나면서 자궁강의 내용물이 밖으로 배출되었다. 인공유산의 병례에서는 이런 현상은 전혀 없었다.

• 복용법

겉에 광택을 띠고 길이 5~7cm, 지름 0.3~0.6cm의 천문동 1개를 골라 끝에 실을 맨 다음 95%의 알코올에 담갔다가 4시간 후에 사용한다. 즉 치료할 때는 소독과 함께 강을 확장해 경관 이구를 인출한다. 긴 핀셋으로 실을 맨 천문동 한쪽 끝을 집고 다른 끝을 자궁경관에서 내구까지 천천히 밀어 넣는다. 이때 강 내에 가제조각을 먼저 넣어 천문동이 밖으로 빠지는 것을 막아야 한다. 12시간이 지나면 자궁소파수술을 할 수가 있다. [중약대사전]

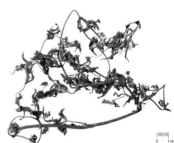

0   1cm

●어떻게 섭취해야 효과적일까?

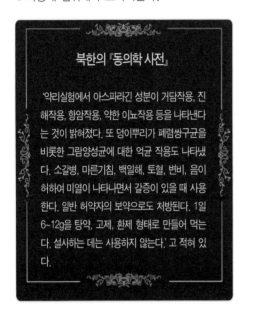

동의치료에서 자양강장약, 기침가래멎이약으로 허증으로 나타나는 기침과 가래를 비롯해 변이 굳을 때 1일 5g을 탕관에 담아 물을 붓고 달여 3회 나누어 마신다.

• 천문동 먹는 방법 1

살과 골수를 튼튼히 하고 늙지 않게 할 때, 잘게 썬 천문동 12kg을 응달에서 말려 가루로 만들어 1회 12g씩 1일 5~6회 술에 타서 마신다. 200일을 복용하면 오그라들던 몸이 펴지고 여위던 것이 튼튼해진다. 300일을 복용하면 몸이 가벼워진다. 2년간 복용하면 달리는 말을 따라 잡을 수 있는 힘이 생긴가. 법제한 송진과 꿀을 배합해 환제로 만들어 먹으면 더 좋다. 단 잉어를 먹지 말아야 된다.[향약집성방 신선방 보유편 제 5-6권]

• 천문동 먹는 방법 2

천문동 1,200g, 숙건지황 600g을 섞어 가루로 내어 졸인 꿀에 반죽해 계란노른자 크기의 환제로 만들어 1회 3알씩 1일 3회 데운 술에 풀어서 마신다. 산이나 먼 길을 갈 때 곡기를 섭취하지 않아도 배가 고프지 않다. 10일간 복용하면 몸이 가벼워지고 눈이 밝아진다. 20일간 복용하면 모든 질병이 낫고 얼굴빛이 꽃처럼 환하게 된다. 30일간 복용하면 흰머리가 검어지고 빠졌던 이빨이 다시 나온다. 40일간 복용하면 달리는 말을 따라 갈 수 있는 힘이 생긴다. 100일간 복용하면 장수를 한다. 단 잉어를 먹지 말아야 된다.[향약집성방 신선방 보유편 제 6권]

• 천문동 먹는 방법 3

늙지 않고 장수하며, 힘이 백배나 세지
고 장기간 허해서 몸이 여위거나 풍습으
로 감각이 없을 때, 명치 밑에 적취가 있
을 때, 80세의 노인들이 다음가 같이 복
용하면 매우 좋다.

천문동 뿌리 12㎏을 음력 7~9월 사이(음
력 정월에 캐도 되지만, 이때가 지나면 약효가 없
다)에 캐서 깨끗이 씻어 햇볕에 말려 가

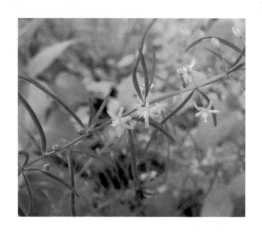

루로 내어 1회 12g씩 1일 3회 술에 타서 마신다. 생것은 즙을 내어 만든 술로 마셔도 더 좋
다. 장기간 복용하면 물에 들어가도 몸이 젖지 않고 장수하며, 정신이 맑아지고 흰머리가
검어지며, 빠졌던 이가 다시 나오고 피부가 윤택해지며, 귀와 눈이 밝아진다. 이때 잉어
를 먹지 말아야 된다.[향약집성방 신선방 보유편 제6권]

• 천문동 먹는 방법 4

얼굴색이 좋아지면서 장수를 원할 때, 선탱자, 숙건지황, 단국화, 천문동(심을 버리고 약
한 불기운에 말린 것) 각 1,200g을 가루로 내어 1회 12g씩 1일 2회 데운 술로 마신다. 모든
질병이 사라지고 몸이 가벼워지며, 눈이 밝아진다. 100일간 복용하면 얼굴에 윤기가 돌
고 15살 소년처럼 되면서 장수한다.[향약집성방 신선방 보유편 제25권]

청미래덩굴

항암, 해독, 해열 작용에 좋은 청미래덩굴은 관절염, 타박상, 위장염, 이질, 홍역, 수은중독, 소화불량, 당뇨병, 유선염, 항암작용(식도암, 위암, 결장암, 코암, 자궁암, 폐암 등에 효과가 좋다.

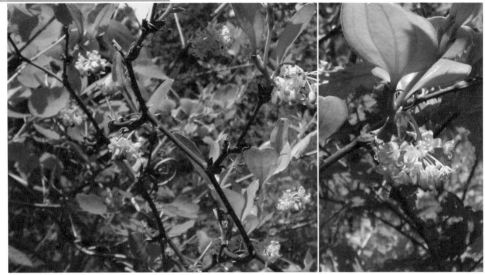

●식물의 형태

 백합과의 낙엽덩굴식물로 줄기 마디마디가 굽으면서 약 2m까지 자라고 가시가 나 있다. 잎은 어긋나고 원형 또는 넓은 타원형에 두꺼우며, 윤기가 난다. 5월에 황록색 꽃이 피고 붉은 열매는 둥글게 익는다. 어린순은 나물로 먹고 뿌리는 약용으로 사용한다.

●체취 시기와 법제 방법은?

 가을 또는 봄에 뿌리줄기를 채취해 물에 깨끗이 씻어 긴 것은 적당한 크기로 잘라 햇볕에 말려 사용한다.

●성분은 무엇이 들어있을까?

 뿌리줄기에는 사포닌, 탄닌, 수지 등이 함유되어 있다.

●한의학적 효능은 무엇일까?

 민간약으로도 널리 사용하는데, 뿌리줄기를 엷게 쓸어 사전에 말려

■ ■ 전문가의 한마디!

뿌리에 사포닌 성분이 약 4%정도 들어 있는데, 사포닌 가운데는 스밀라사포닌 A, B, C등으로 구성되어 있다. 스밀라사포닌 B가 효소분해되면 포도당 2분자와 람노오스 1분자, 디오스신으로 변한다. 디오스신은 물 분해에서 디오스게닌과 포도당 2분자의 람노오스가 된다.

둔다. 감기나 신경통일 때 약한 불에 달여
식전에 복용하고 땀을 푹 내면 낫는다고
한다. 매독일 때도 이렇게 복용하고 땀을
푹 내면 오줌으로 독이 배출되면서 낫는
다고 한다. 한약 명으로는 토복령으로 불
리는데, 항암작용도 있다고 한다. 열매를
검게 태워 참기름으로 개어서 종기나 태
독에 바르면 낫는다고 한다. 잎은 차 대용
외에 담배 대용으로 사용하고 봄에 어린
순은 나물로 먹는다. 이밖에 기로 젓가락

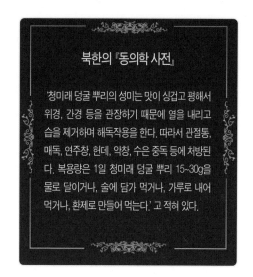

북한의 『동의학 사전』

'청미래 덩굴 뿌리의 성미는 맛이 싱겁고 평해서
위경, 간경 등을 관장하기 때문에 열을 내리고
습을 제거하며 해독작용을 한다. 따라서 관절통,
매독, 연주창, 헌데, 악창, 수은 중독 등에 처방된
다. 복용량은 1일 청미래 덩굴 뿌리 15~30g을
물로 달이거나, 술에 담가 먹거나, 가루로 내어
먹거나, 환제로 만들어 먹는다.' 고 적혀 있다.

을 만들어 매일 사용하면 몸에 좋다고 해 사용하는 지방도 있다. 주의할 점은 간신음휴(간
장과 신장이 허약하거나 결함이 있는 사람)한 사람은 사용하는데 신중해야만 한다.

● 항암효과와 약리작용(임상보고)은 무엇일까?

민간에서 위암, 식도암, 간암, 직장암, 자궁암 등에 까마중, 부처손(권백), 꾸지뽕나무 등을
섞어 달인 물을 먹고 좋은 효과를 본 경우가 많다고 한다.

『항암본초』에서 보면, '청미래덩굴을 달인 물이 암세포를 억제하는 힘이 있다.' 고 했고,
중국이나 북한에서도 암 치료에 청미래 덩굴 뿌리를 흔히 사용하고 있다. 중국에서는 우
리나라 청미래 덩굴과 비슷한 발계식물의 뿌리로 환제를 만들어 식도암 환자를 비롯해
다양한 암 환자를 치료하고 있다. 동물실험 결과, 암에 걸린 흰생쥐에서
청미래 덩굴의 종양억제 효과는 30~50%였고 생명 연장 율이 50%
이상이었다.

중국의 『중국본초도록』

채취 및 제법: 사시사철 채취가 가능한데, 채취 후 깨끗이 씻어 햇볕에 말리거나, 소금물에 몇 시간 담갔다가 증열시킨 다음 햇볕에 말려 사용한다. 잎은 여름에 채취해 깨끗이 씻어 햇볕에 말려 사용한다.
성분: 뿌리줄기에는 다양한 종류의 steroid saponin이 들어 있다.
기미: 맛이 달고 시며, 성질이 평하다.
효능: 거풍이습, 해독소종
주치: 뿌리는 풍습관절통, 질타손상, 위장염, 이질, 소화불량, 당뇨병, 유선염, 백대하, 암종 등을 치료한다.

●어떻게 섭취해야 효과적일까?

민간에서는 소화기암(식도암, 위암, 결장암)과 코암, 자궁암 등에 바위손, 까마중과 함께 달려서 복용한다. 또 뿌리줄기 60~90g을 물에 달여 1일 3회 나누어 먹기도 한다.

식도암일 때는 신선한 청미래 덩굴뿌리 500g을 탕관에 담아 물 1500cc를 붓고 500ml이 되도록 달인 다음 찌꺼기는 버린다. 달인 물에 돼지비계 100g을 넣어 끓인 다음 1일 3회 나누어 마시면 된다. 식도암, 위암, 직장암, 비인암, 자궁경부암 등일 때는 청미래 덩굴뿌리 500~630g을 탕관에 담아 물 3000~3500cc를 붓고 약한 불에 3시간 달인 다음 찌꺼기를 버린다. 달인 물에 돼지비계 30~60g을 넣어 500ml가 되도록 달여 1일 여러 회 나누어 모두 마신다.(돼지비계는 사포닌과 기타 잡질을 중화시켜 위의 자극으로 나타나는 오심과 구토를 예방하기 위한 것임) 식도암 환자가 신선한 청미래 덩굴뿌리 14~5kg을 내복한 결과 증상이 개선된 다음 4년이 넘어도 재발되지 않았다고 한다.

한련초

머리칼이 일찍 희어지는 것을 막아주는 한련초는 간장과 콩팥을 보하고 혈액 속에 열을 제거하며, 출혈을 멈추고 현기증, 허리가 시큰거리며 아프거나, 외상성 출혈 등을 효과적으로 다스려준다.

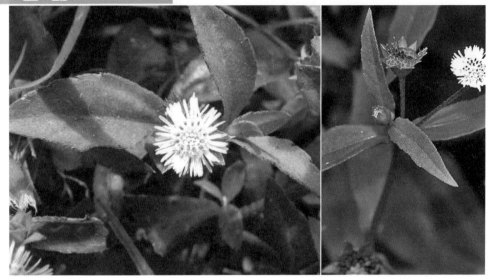

●식물의 형태

국화과의 한해살이풀로 밑 부분이 비스듬하게 자라다가 곧추서서 10~60cm까지 자라고 전체에 짧은 털이 나 있다. 잎은 마주나고 피침형이며, 잎자루가 거의 없다. 양면에 털이 나 있는 잎 가장자리에 잔톱니들이 나 있다. 꽃은 8~9월에 잎겨드랑이에서 나온 긴 꽃자루 끝에서 1개씩 달리는데, 설상화는 흰색이고 가운데의 대롱 꽃은 노란색이다. 열매는 수과로 3~5개의 모서리가 있고 까맣게 익는다. 줄기를 자르면 검은 즙액이 나온다.

●체취 시기와 법제 방법은?

가을에 꽃이 핀 전초를 베어 손질한 다음 깨끗이 씻어 응달에서 말려 사용한다.

●성분은 무엇이 들어있을까?

전초에 volatile oils, tannin, saponin, wedolactone, C16H10O7, nicotine,

■■전문가의 한마디!

한련초의 성미는 맛은 달고 시면서 성질이 차가워 자음익신과 양혈지혈에 작용한다. 따라서 간신음허로 현기증이 있고 물체가 흐릿하게 보이며, 머리카락이 희고 허리와 무릎에 힘이 없는 증상에 처방된다. 약초의 성분이 차갑기 때문에 각종 출혈증상에서 양혈지혈작용을 한다.

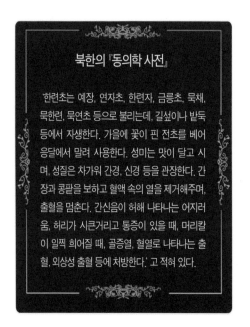

북한의 『동의학 사전』

'한련초는 예장, 연자초, 한련자, 금릉초, 묵채, 묵한련, 묵연초 등으로 불리는데, 길섶이나 밭둑 등에서 자생한다. 가을에 꽃이 핀 전초를 베어 응달에서 말려 사용한다. 성미는 맛이 달고 시며, 성질은 차가워 간경, 신경 등을 관장한다. 간장과 콩팥을 보하고 혈액 속의 열을 제거해주며, 출혈을 멈춘다. 간신음이 허해 나타나는 어지러움, 허리가 시큰거리고 통증이 있을 때, 머리칼이 일찍 희어질 때, 골증열, 혈열로 나타나는 출혈, 외상성 출혈 등에 처방한다.'고 적혀 있다.

ecliptine 등이 들어 있고 니코틴과 쿠마린 화합물인 웨델로락톤 C15 H8 O7도 함유되어 있다. 신선한 식물의 즙이 천에 묻으면 처음에는 색이 없다가 점점 가지색을 띤 검은색으로 변한다. 이것은 웨델로락톤 성분이 들어 있기 때문이다.

●한의학적 효능은 무엇일까?

한련초는 희어진 머리를 검게 해주고 머리카락을 잘 나게 한다. 각종 피부질환으로 아토피, 여드름, 지루성피부염, 두피지루성피부염, 건선 등에도 효과가 좋다. 간염, 장염 들을 비롯해 설사를 멈추게 한다. 잇몸에 피가 나거나, 상처에 피가 멈추지 않을 때, 토혈, 코피, 혈변, 혈뇨 등에 지혈작용을 한다.

●항암효과와 약리작용(임상보고)은 무엇일까?

약리실험에서 대퇴동맥을 절단한 개에게 한련초 잎을 붙였는데, 양호한 지혈반응이 나타났다. 모발성장촉진과 모발을 검게 하는 작용도 있고 항균작용도 있다. 관상동맥의 혈류량 촉진작용과 진정, 진통작용을 보였고 다량출혈에 달인 물을 내복했을 때 지혈반응이 있었다. 이질에 좋은 효과가 있고 피부가 갈라지는 피부염에도 좋은 효과가 있었다. 주의할 점은 설사하고 있는 사람은 먹지 말아야 한다.

●어떻게 섭취해야 효과적일까?

한련초는 머리카락을 검게 해주고 정력제로 쓰이며, 항암작용에도 탁월한 효과가 있다. 즉 중국에서는 자궁암, 식도암, 피부암 등에 한련초를 처방해 효과를 얻었다는 기록도 있다.

• 자궁암일 때는

한련초와 만삼 각 30g, 감초 3g, 흑목 6g, 잔대, 석곡, 태자삼, 여정자, 백작약, 금은화, 복령 각 20g을 탕관에 담아 물을 붓고 달여 복용한다.

• 식도암일 때는

신선한 한련초 250g에서 100㎖의 즙을 짜 1일 3회 나눠 마신다.

• 피부암일 때는

한련초, 당귀, 백작약, 각 10g과 산약, 백출, 단삼, 목단피, 복령 각 15g을 탕관에 담아 물을 붓고 달여 마신다. 이와 동시에 활석가루 500g, 노감석 150g, 주사 용뇌 각 50g, 얼레지 전분 100g을 섞어 가루로 내어 참기름으로 갠 다음 통증부위에 붙인다.

• 외용약으로

사용할 때는 짓찧어 붙이거나, 콧구멍을 막아주거나, 가루로 내어 뿌려준다.

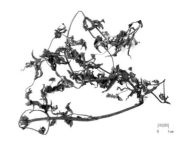

하눌타리

하늘에서 신이 내려준 열매 하눌타리는 항균, 해열, 해독, 지갈, 배농, 염증, 인후통과 곪은데, 황달, 부스럼, 당뇨병, 협심증, 종기, 토혈, 코피, 진통, 식도암, 유방암, 폐암 등에 효능이 뛰어나다.

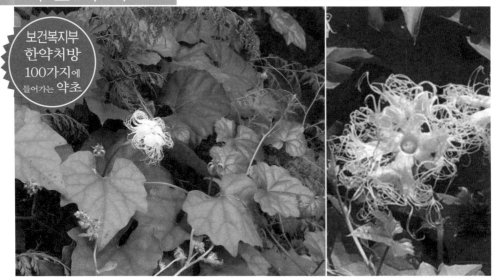

보건복지부
한약처방
100가지에
들어가는 약초

256

■■■ **전문가의 한마디!**

하눌타리 뿌리의 성미는 맛이 달고 쓰며, 성질은 차가워 폐, 대장, 위경 등을 관장한다. 따라서 윤폐, 화담, 산결, 활장효능으로 음허하고 진액이 부족할 때, 병후 허열이 있을 때, 해독, 해열, 지갈, 배농, 염증, 부스럼, 당뇨병, 직장궤양출혈, 유방이 붓고 통증이 있을 때, 토혈, 천식, 관상동맥 질환, 항균작용, 항암작용, 초기 종기 등을 치료해준다.

●식물의 형태

박과의 여러해살이 덩굴풀로 주로 중부 이남의 산과 들에서 자생한다. 덩굴손으로 다른 물체를 감고 자란다. 잎은 5~7개로 갈라진 손바닥 모양이고 어긋나게 달리며, 잎겨드랑이마다 덩굴손이 있다. 7~8월에 흰색 꽃이 잎겨드랑이에서 나오고 꽃잎은 끝이 실처럼 갈라져 있다. 주홍색이 둥근 열매가 달린다. 씨를 괄루인, 뿌리를 괄루근, 뿌리가루를 천화분으로 부르면서 한약재로 사용한다.

●체취 시기와 법제 방법은?

가을에 열매가 누렇게 익었을 때 채취해 그늘에서 말려 약재로 쓰고, 9~11월 열매를 채취해 말린 다음 털어서 씨를 얻어 햇볕에 말려 사용하고, 뿌리는 가을에서 봄 사이에 채취해 잘게 썰어 깨끗이 씻은 다음 말려서 약재로 사용한다.

●성분은 무엇이 들어있을까?

뿌리에는 풍부한 녹말을 비롯해 스티그마스테롤, β시토스테롤, 사포닌(약 1%), 염기성 단백질(pH 9.4)인 트리코산틴 등이 함유되어 있다. 트리코산틴은 임신중절 및 융모상피종에 활성 작용을 한다. 종자에는 기름 26%, 기름의 지방산은 불포화지방산 67%, 포화지방산 30% 등으로 구성되어 있다. 불포화지방산의 대부분은 엘라에오스테아르산의 입체이성체로 생각되는 트리코산이다. 잎에는 루테올린-7-글루코시드 C21 H20 O11, 2H2O 등이 들어 있다. 열매껍질의 붉은 색소는 β, γ-, 카로틴과 리코펜 등이다. T. japonicus의 뿌리에는 5.7%의 중성 아미노산인 시트룰린, γ-아미노버터산, 기타 염기성 아미노산인 아르기닌, 오르니신, 산성 아미노산인 글루탐산과 아스파라긴산 등이 함유되어 있다. 열매에는 Triterpenoid saponin이 들어 있다.

●한의학적 효능은 무엇일까?

한방에서는 뿌리가루를 천화분, 말린 열매를 과루, 말린 종자를 괄루인, 말린 뿌리를 괄루근이라고 한다. 모두 열강하, 갈증해소, 가래, 해독, 부스럼 등을 낫게 한다. 또 황달을 개선해주며, 최근 들어 항암작용이 밝혀졌다.

●항암효과와 약리작용(임상보고)은 무엇일까?

항암 약리에서 천화분의 당단백질은 융모막상피암세포의 흡수작용을 억제하고 응고성 괴사를 일으키고 천화분 추출물이 융모막상피암에 대한 회복 율이 50%이며, 천화분제제는 신장에 대해 부작용이 없기 때문에 백혈구 수를 증가하는 작용을 한다.

천화분은 자궁경부암-14 Sarcoma-180(육종)와 Ehrlich 복수암세포에 억제작용을 했으며 JTC-26(자궁경부암)에 대한 억제 율이 90%로 나타났다.

과루는 복수암 세포에 대해 억제작용이 있는데, 특히 육종(Sarcoma)에 대한 억제능력이 강하다. 열매의 에틸렌 침출물은 열매 속에 있는 종자(괄루인)보다 항암작용이 강하다. 괄루인이 JTC-26(자궁경부암) 세포에 대한 억제 율은 90%에 이른다.

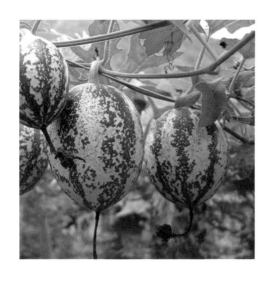

동의치료에서는 뿌리를 임신중절 활성물질에 대한 연구결과 뿌리의 단백질 성분이 중기 임신중절에 96%의 효과가 있었다. 이 단백(트리코산틴)은 영양세포만을 직접 손상시킬 뿐이었다. 즉 사람의 양막 세포 또는 간암세포 등을 비롯한 다른 배양세포에서는 100㎍에서도 영향을 미치지 않았지만, 영양세포에서는 1㎍으로도 죽인다. 트리코산틴을 주사하면 태반융모가 손상되기 때문에 기능적으로도 혈청 중의 융모막성생식선 자극호르몬(HCG) 또는 스테롤 호르몬의 분비가 유산이 가능한 수준으로 급격하게 떨어진다. 이와 함께 자궁수축도 있다.

트리코산틴의 용량을 늘리면 영양세포와 다른 세포조직까지 괴사시킨다. 민간에서는 뿌리를 24g까지 사용하지만, 조제된 트리코산틴은 60mg, 정제된 트리코산틴은 5mg을 사용하기 때문에 영양세포에만 영향을 미친다.

트리코산틴은 식물성 단백이기 때문에 사람에게 주사하면 강한 알레르기반응이 나타난다. 히드로코르티손, ACTH 등과 함께 사용하면 알레르기반응이 줄어든다. 지금은 알레르기반응을 일으키는 단백을 제거해 안전하게 사용되고 있다.

뿌리 단백에는 10여 종의 단백이 혼합되어 있다. 그 중에 효과가 가장 높은 단백은 1종류이고 다른 것은 적거나 거의 없다. 즉 알레르기반응을 일으키는 단백을 5가지 이상 제거한 정제품은 효과가 4배나 높아 1회 2mg의 주사로 해결되며 부작용도 극히 적다. 정제품은 19가지 아미노산으로 이뤄졌는데, 분자량이 18,000보다 큰 단백질 분자들은 효과가 거의 없거나 적다.

●어떻게 섭취해야 효과적일까?

• 식도암일 때

천화분 18g, 만삼, 생 산약 각 15g, 천문동, 맥문동 각 9g, 도인 9g, 생자석 30g 들을 탕관에 담아 물을 붓고 1일 1첩씩 달여 복용한다. (합서중의험방)

• 유선암일 때

천화분 30g, 모려 30g, 하고초 30g, 해조, 곤포, 봉방 각 9g, 현삼 3g, 토패모 15g, 오공 2조 등을 탕관에 담아 물을 붓고 1일 1첩씩 달여 복용한다. 다른 방법으로 천화분 진전과루 3 매, 생지 150g, 토패모, 생향부, 단모려 각 2g, 누로, 초맥아 각 90g, 청피, 진피 각 60g, 포산 갑, 목통, 천궁, 감초 각 30g을 배합해 가루로 내어 포공영, 연교각 60g과 함께 1일 3회 복 용한다.

패랭이꽃

강력한 항암 작용이 있는 패랭이꽃은 항암(방광암, 직장암, 식도암, 위암, 혈압강하, 심혈관에 대한 작용, 고혈압, 요로결석, 신장염, 방광염, 요도염, 급성 신우신염, 결막염 등에 효과가 탁월하다.

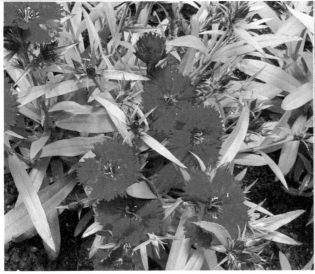
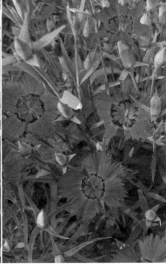

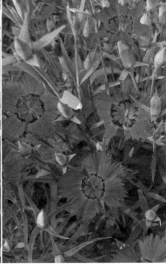

■■전문가의 한마디!

방광경, 심경 등에 작용해 열을 내리고 소변을 잘 통하게 하며, 혈액순환을 원활하게 해주고 월경을 통하게 한다. 실험에서 달임 약이 이뇨작용과 혈압낮춤에 작용하는 것이 입증되었다. 따라서 습열로 나타나는 임증, 소변불통, 전신부종, 부스럼, 월경불순, 결막염 등에 처방한다.

●식물의 형태

석죽과에 속한 여러해살이풀로 키가 30㎝정도이고 잎은 실 모양으로 끝이 뾰족하다. 8~9월경에 흰색 또는 연한 붉은 색 꽃이 달린다. 전초를 약재로 사용된다.

●체취 시기와 법제 방법은?

꽃이 피기 전에 전초를 채취해 손질한 다음 깨끗이 씻어 햇볕에 말려 사용한다.

●성분은 무엇이 들어있을까?

패랭이꽃 전초에는 수분 77.3%, 조단백 2.62%, 무질소 추출물 13.13%, 조섬유 4.95%, 조회분 11.09%, 인산 0.13% 등을 비롯해 비타민 A 0.3333%가 들어 있다. 이밖에 소량의 알칼로이드와 사포닌, 당류도 함유되어 있다. 꽃은 eugenol, phenylethylalcohol, benzyl benzoate, benzyl salicylate, methyl salicylate 등이 들어 있다.

●한의학적 효능은 무엇일까?

패랭이꽃의 성미는 맛이 맵고 쓰며 성질이 차가워 방광경, 심경 등을 관장한다. 따라서 열을 내려주고 소변을 잘 통하게 하며, 혈액순환을 원활하게 해주고 월경을 통하게 한다. 이런 경우에 1일분으로 패랭이꽃 6~11g을 물에 달여 복용하거나, 알약이나, 가루약으로 먹는다. 외용약으로 사용할 때는 가루로 만들어 기초제로 갠 다음 환부에 발라주면 된다.

●항암효과와 약리작용(임상보고)은 무엇일까?

항암약리에서 술패랭이 종자 열수침출물은 체외실험 결과, JTC-26 억제 율이 90% 이상 이었고 패랭이꽃뿌리 열수침출물은 JTC-26 억제 율이 100%였다. 정상세포에도 억제 율이 66.7%였다.

체내실험결과 패랭이꽃 뿌리의 좀흰생쥐 육류-180 억제 율이 35.9%였다. 이와 함께 실험한 24종 한약 가운데 패랭이꽃뿌리의 활성은 짚신나물을 버금갔다.

『중화의학』에서 '패랭이꽃 뿌리의 에탄올 추출물은 인체의 분문암, 방광암의 세포를 억제하는 작용이 있다.'고 했다. 『중성약연구』에서 '패랭이꽃의 조제침고에 인체 암세포 JTC-26에 대한 억제작용이 있다.'고 했다.

약리작용에서 이뇨작용, 장관의 현저한 흥분 작용, 심혈관의 혈압 강하작용, 주혈흡충(간디스토마) 등을 억제하는 작용이 입증되었다.

●어떻게 섭취해야 효과적일까?

• 방광암일 때

비해, 금전초, 호박, 저령, 지모, 황백 등을 배합해 달여 먹는다. [항암중약적임상응용, 1987, 282면]

• 위암일 때

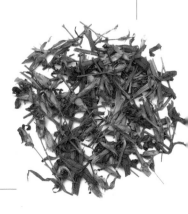

석견천, 백화사설초, 짚신나물, 말린 탱자, 불수(불수귤) 등을 배합해 먹는다. [항암중약적임상응용, 1987, 282면]

• 방광암일 때
패랭이꽃, 천초(꼭두선이), 까마중, 야포도(개머루 전초) 각 30g을 물에 달여 먹는다. [실용항암약물수책]

• 직장암일 때
패랭이꽃 뿌리의 가루를 창면에 뿌려준다. [중의외과]

• 식도암, 직장암일 때
1. 패랭이꽃 뿌리 30g(신선한 것은 60g)을 탕관에 담아 물로 달여 2회로 나누어 마신다.
2. 엑기스(우림 엿): 1일 1회 1/2순가락씩 더운 물로 먹는다.
3. 직장암 환자에게는 외용을 배합하되 패랭이꽃 뿌리가루를 종류창면에 뿌린다. 체질이 약한 사람은 사군자탕(인삼, 백복령, 백출, 감초 각 7g)을 배합한다. [중초약통신]

• 도암, 직장암일 때
중국 안휘합비중약제조공장에서 패랭이꽃 단방으로 달임 약, 엑기스 약, 가루약 등을 만들어 식도암, 직장암 각 1례를 치료한 결과 좋은 효과를 얻었다. [항암본초]

화살나무

항암, 혈당강하, 당뇨병, 산후질환 등에 좋은 화살나무는 항암작용, 혈당강하작용, 인슐린의 분비를 늘리는 작용, 무월경, 징가, 산후어혈 복통, 기생충으로 배가 아픈 데, 당뇨병 등에 효능이 탁월하다.

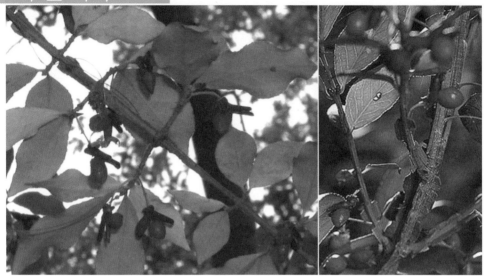

●식물의 형태

노박덩굴과의 낙엽관목으로 키가 3m정도 자라고 잔가지에는 화살의 깃처럼 생긴 2~4개의 코르크 날개 길게 발달했다. 이것을 귀전우라고 부르고 한약제로 사용한다. 잎은 마주나고 짧은 잎자루가 있으며, 타원형 또는 거꿀 달걀모양으로 가장자리에 잔 톱니가 있다. 5월에 황록색 꽃이 잎겨드랑이에서 취산꽃차례로 무리지어 피고, 10월에 붉은 열매가 달린다. 종자는 황적색의 종의로 싸여 있으며, 흰색이다. 어린잎은 나물로 먹고 코르크 날개를 말려 약으로 사용한다.

●체취 시기와 법제 방법은?

사시사철 가지를 벤 다음 어린 가지와 잎을 버리고 햇볕에 말리거나, 날개 모양의 코르코 날개를 채취해 깨끗이 손질한 다음 햇볕에 말려 사용한다.

■■전문가의 한마디!

새순을 따서 나물로 한약 명으로는 귀전우라고 한다. 참빗살나무, 화목나무, 회잎나무 등이 화살나무와 비슷한데, 모두 약재로 쓰인다. 민간에서 식도암, 위암 등에 효과가 있다고 알려졌는데, 달여서 복용하고 암이 치료되었거나, 상태가 호전되었다는 사례가 있기 때문에 항암작용이 상당히 강한 것으로 추측된다.

●성분은 무엇이 들어있을까?

잎에는 epifriedelanol, friedelin, quercetin, dulcitol 등이 들어 있다. 종자유에는 포화지방산 20%, olein산, linolen산, capric acid, 초산, 안식향산 등이 들어 있다. 이밖에 oxal초산도 들어 있다.

●한의학적 효능은 무엇일까?

성미가 맛이 쓰고 성질은 차가워 간경을 관장해 혈을 통하게 하고 어혈을 제거하며, 생리를 잘 통하게 하고 뱃속의 벌레를 죽인다. 약리실험에서 싱아초산나트륨 성분이 혈당량 감소작용을 나타낸다는 것이 입증되었다. 따라서 파혈, 통경, 구충 등에 효능이 있다. 따라서 폐경, 징가, 산후어혈, 정체복병, 충적복통 등을 치료한다. 이때 1일분으로 귀전우 6~9g을 물에 달이거나, 환제로 만들거나, 가루형태로 만들어 먹는다. 주의할 점은 임신부에게는 사용하지 않는다. 더구나 열매를 함부로 먹으면 구토, 설사, 복통 등이 나타나기 때문에 신중해야 한다.

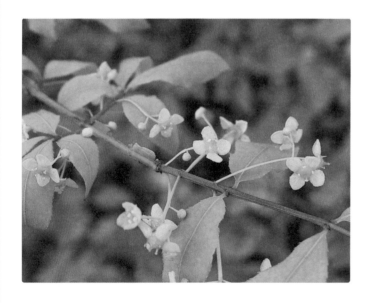

●항암효과와 약리작용(임상보고)은 무엇일까?

 화살나무는 암세포가 빨리 자라는 것을 막아주는데, 특히 위암 치료에 효능이 좋다고 한다. 귀전우의 메탄올 추출물은 mouse에 이식한 S180복수형에 대해 미약한 억제작용을 했다. V-79의 배양세포에 대해서도 약간의 억제작용이 있었다.

●어떻게 섭취해야 효과적일까?

 • 자궁근종일 때

 귀전우 15g, 생지황, 숙지황, 백작, 삼지구엽초, 토사자, 산약 각 10g, 해조 20g, 생관중 15g, 하고초 12g을 탕관에 담아 물을 붓고 달여 복용하면 효과가 있다.

 • 당뇨병과 각종 암일 때

 1일분으로 귀전우 6~10g을 탕관에 담아 달여 먹거나, 가루로 만들어 먹으면 효과가 있다.

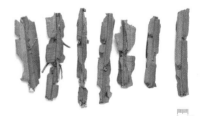

회화나무

항암, 고혈압, 당뇨병, 여성갱년기 장애 등에 좋은 회화나무열매는 혈압내림, 모세혈관강화, 항히스타민과 비타민 C와의 협력작용, 항암, 고혈압예방, 당뇨병, 여성갱년기장애 등에 효능이 좋다.

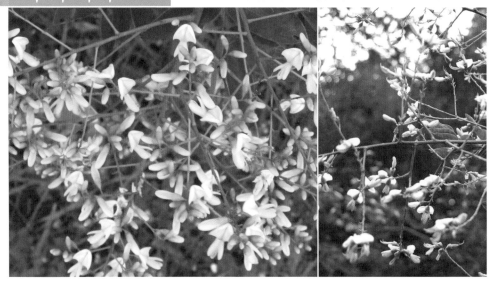

266

■■■ **전문가의 한마디!**

회화나무열매를 한방에서 괴실(괴각), 꽃을 괴화(괴미) 등으로 부른다. 열매에는 다양한 식물성 영양소들이 들어 있다. 특히 여성의 에스트로겐과 유사한 구조를 가진 식물성 이소플라본 성분이 풍부하게 들어 있어 여성의 갱년기를 다스리는 천연 호르몬제로 주목받고 있다. 꽃차는 당뇨병 예방과 치료를 비롯해 시력향상에도 크게 작용한다.

●식물의 형태

콩과의 낙엽활엽교목으로 원산지가 중국이고 높이가 25m까지 자란다. 나무껍질은 진한 회갈색이고 세로로 갈라지며, 가지는 퍼져서 자란다 속껍질이 노랗고 특유한 냄새가 있다. 잎은 깃 모양의 겹잎으로 어긋나고 작은 잎은 7~17개로 달걀모양이다. 뒷면은 흰빛을 띠고 짧은 누운 털이 나 있다. 8월에 나비 모양의 황백색 꽃이 가지 끝에 피고 10월에 염주 모양의 열매가 익는다. 목재는 가구재로 사용하고 꽃과 열매는 약용으로 쓴다.

●채취 시기와 법제 방법은?

성숙한 꽃은 7~8 월에 채취하고 열매는 10월에 따서 손질한 다음 깨끗이 씻어 햇볕에 말려 사용한다.

●성분은 무엇이 들어있을까?

꽃봉오리에는 루틴 10~28%, 소량의 캠페롤, 쿠에르세틴, 배당체 소포로시드와 게니스테인 등이 들어 있다. 또 푸로사포게닌과 비슷한 물질이 0.4%(물분해하면 베툴린 $C_{30}H_{50}O_2$, H_2O과 소포라디올 $C_{30}H_{50}O_2$, 포도당, 글루쿠론산이 된다) 들어 있다. 꽃의 루틴 함량은 꽃봉오리 때 가장 많고 꽃이 핀 다음에는 크게 줄어든다. 꽃이 진 다음 종자 집에서는 루틴이 40%까지 함유된다. 꽃봉오리를 채취해 방안에 늘려 수분을 증발시키면 24시간에 루틴함량이 가장 높아진다. 이때 수분의 약 50%가 증발되고 반대로 유리환원당의 함량이 떨어진다. 즉 말리는 과정에서 생합성이 된 것이다. 최근에 꽃봉오리에서 소포린 A $C_{29}H_{36}O_{17}$이 14%, 소포린 B $C_{27}H_{45}O_{10}$이 1.2%, 소포린 C가 0.4% 등으로 분리했는데, 소포린 A는 플라보노이드, B와 C는 스테로이드 화합물이다.

열매에는 루틴, 쿠에르세틴, 게니스테인, 소포리코시드 $C_{21}H_{20}O_{10}$, 소포라비오시드 $C_{27}H_{30}O_{14}$, 글루코시도글루코실-3, 5, 7, 4′-테트라히드로플라본 $C_{27}H_{30}O_{16}$, 소포라플라보놀로시드 $C_{27}H_{30}O_{16}$와 같은 플라보노이드와 페놀 화합물인 에니솔 $C_{14}H_{12}O_7$ 등이 함유되어 있다. 에니솔은 신선한 열매에 배당체로 들어 있다. 뿌리에는 d-마키아인-글루코시드(소포야포니신), d-ℓ마키아인이 들어 있다.

식물 전체에는 알칼로이드가 들어 있고 씨에는 0.35%가 함유되어 있다. 알칼로이드는 시티진, N-메틸시티진, 소포카르핀, 마트린 등이다. 씨에서는 기름 18~24%, 갈락토만난이 분리되었고 나무속살에서는 이소플라바논인 소포롤 등이 들어 있다. 잎에는 루틴이 1.5~4.4%가 함유되어 있다.

● 한의학적 효능은 무엇일까?
혈림, 혈리, 토혈, 코피, 붕루, 객혈, 윤장 등에 효능이 있다. 따라서 청열사화, 양혈지혈, 장열변혈, 치종출혈, 현훈목적, 장풍사혈, 장열변비, 간열두통 등을 치료한다. 주의할 점은 비위가 허한 사람과 임산부는 먹지 말아야 한다.

●항암효과와 약리작용(임상보고)은 무엇일까?

꽃 달임 액은 마취한 개에게서 짧은 시간에 뚜렷한 혈압내림작용이 나타났으며, 루틴은 모세혈관 강화작용이 있기 때문에 고혈압예방, 핏줄이상 항진증, 피나기 등에 사용된다.

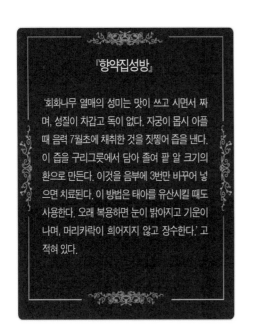

『향약집성방』

'회화나무 열매의 성미는 맛이 쓰고 시면서 짜며, 성질이 차갑고 독이 없다. 자궁이 몹시 아플 때 음력 7월초에 채취한 것을 짓찧어 즙을 낸다. 이 즙을 구리그릇에서 담아 졸여 팥 알 크기의 환으로 만든다. 이것을 음부에 3번만 바꾸어 넣으면 치료된다. 이 방법은 태아를 유산시킬 때도 사용한다. 오래 복용하면 눈이 밝아지고 기운이 나며, 머리카락이 희어지지 않고 장수한다.' 고 적혀 있다.

루틴은 혈관 벽에 작용하고 체내에서 아드레날린을 산화시키는 효소작용을 강하게 해준다. 즉 아드레날린분해가 촉진되어 아드레날린 고혈압을 낮춰준다. 이때 루틴의 산화생성물인 퀴논형의 물질이 루틴보다 강한 작용을 나타낸다. 루틴, 쿠에르세틴, 미리시트린은 강심, 오줌내기, 항히스타민작용을 하고 비타민 C와의 협력작용, 피응고 촉진작용을 한다. d마키아인-βD-글르코시드는 항암활성에 작용한다.

●어떻게 섭취해야 효과적일까?

1일분으로 7~11g을 탕관에 담아 물로 달여 복용한다.

동의보감
당뇨병에 좋은
약초

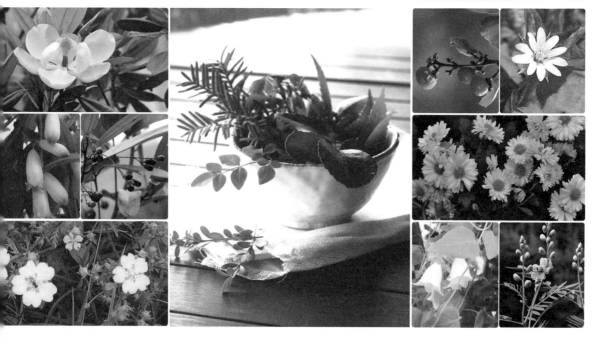

건칠(옻나무진)

활엽수인 옻나무의 수지를 말린 것

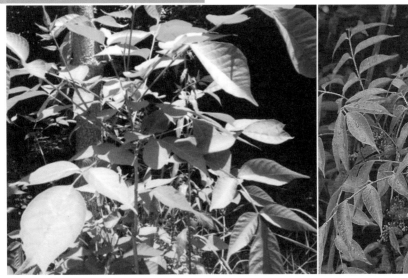

270

■■■**전문가의 한마디!**

맛은 쓰고 매우며, 성질
은 따뜻하고 독성이 있
다. 경맥을 통하게 하고
혈액을 잘 흐르게 하여
어혈을 풀어주는 효과가
있어 부인들의 월경불순,
월경통, 자궁의 종양에
사용된다.

●식물의 형태

크기가 고르지 않은 덩어리 모양으로 유통되며, 표면은 흑갈색으
로 부서지기 쉽다. 부서진 면은 갈색으로 광택이 있다. 각지의 산
에서 널리 자란다.

●주요 함유 성분과 물질

Urushiol(80%), Hydrourushiol, 소량의 고무질, Laccase에 의한 공기
중에 산소를 흡수하여 검은 수지상이다.

●약리 효과와 효능

방부작용, 혈액촉진, 어혈제거, 구충작용, 소화, 어혈과 염증, 신
경통, 관절염, 위장병, 간병, 늑막염, 월경불순, 월경통, 자궁의 종
양, 골수염, 갖가지 암 치료하는 것으로 알려졌다.

●채집가공과 사용법

옻나무는 정식한 후 4년째부터 10년째까지 수액인 옻을 채취한다. 채취방법에는 옻나무 줄기 외피에 상처를 수평으로 내면 수액이 흘러나오는데, 이것을 채취한 것을 생옻이라 하며 이것을 건조시켜 굳은 것을 마른옻이라고 한다.

4~6월에 4m이상 자란 나무에 흠집을 내놓고 흘러내린 진을 긁어모아 말리는데 작은 용기에 흰 종이를 깔고 건칠을 넣은 다음 뚜껑을 덮고 그 사이를 진흙으로 봉하여 흰 종이가 누렇게 될 때까지 열을 가한 후 꺼내어 가루 내어 사용하거나 채취한 수지를 까맣게 볶아서 사용한다.

●효과적인 복용방법

하루 3~6g을 알약, 가루약 형태로 먹는다.

옻의 독을 가열하여 탄화시킨 후 약용을 해야만 독성도 줄고 위장에 손상이 없는데 이것을 닭에다 같이 넣어서 복용하는 방법이 옻닭이다. 달걀흰자만 같이 써도 옻을 탈 위험이 적기 때문에 옻닭은 옻을 먹는 가장 이상적인 방법이다. 옻닭 외에도 오리, 개, 염소와 함께 요리해 먹으면 탁월한 효과가 있다.

●복용실례

빈랑, 사군자를 배합하여 회충으로 인한 복통에 사용한다.

●주의사항

독성이 있으므로 나무의 진을 그대로 생용 해서는 안 되며 반드시 위와 같은 방법으로 가공하여 사용하고 탕제에는 넣지 않는 것이 원칙이다. 임산부와 몸이 허약하고 어혈이 없는 사람에게는 쓰지 않는다.

고련나무

멀구슬나무의 뿌리 또는 줄기껍질을 말린 것

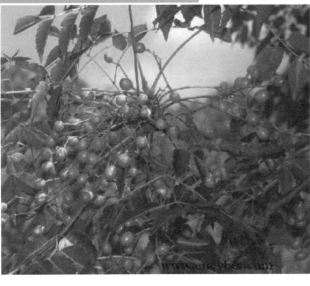

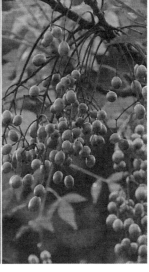

272

■ ■ ■ **전문가의 한마디!**

고련피는 수간피와 근피
및 과실에 독이 있어 주
의를 요하는 약물이고 제
충을 살균시키는 요약이
다. 풍진, 악창, 개선 등에
전탕하여 세정되며 고토,
설사, 호흡곤란의 증상이
일어나면 백당, 감초를
전복하여 중독증을 없앤
다. 몸이 허약한 사람이
나 비위가 약한 사람은
복용을 해서는 안된다.

●식물의 형태

구부러진 반통형 또는 통형으로 길이 20-50cm, 두께 3-5mm정도
되며 표면은 회갈색이고 세로로 찢어진 무늬와 가로로 된 피목이
있으며 절단면은 황백색이고 섬유성이며 질은 단단하면서 꺾어
지기 쉽다.

●주요 함유 성분과 물질

tritepense성분이 들어 있으며 근피에는 쓴맛을 내는 mersosin,
toosendanin, nimbolin 등을 함유하고 있다.

●약리 효과와 효능

맛은 쓰고 성질은 차며 독이 있으며 간 비장 위 대장에 작용하여
회충, 요충, 십이지장충 등을 죽이는 작용을 한다. 장에 쌓인 독을
설사시켜 없애므로 요독증이나 옴 창양등에 사용한다.

산지 : 우리 나라 남부지방에서 재배한다.

●채집가공과 사용법

늦은 봄부터 이른 여름 사이에 뿌리를 캐서 물에 씻은 다음 껍질을 벗기거나 줄기껍질을 벗겨 햇볕에 말려 사용한다.

●효과적인 복용방법

하루 6~10g을 달임약, 알약, 가루약 형태로 복용하거나 외용약으로 쓸 때는 달인 물로 씻거나 가루내어 기초약제에 개어 바른다.

만드는 방법은 고련나무뿌리의 백피를 한줌 잘게 썰어서 불에 굽는다. 그 다음 사향 약간과 함께 물에 넣어 끓여서 그 물을 공복에 마시면 효과를 볼 수 있다.

●복용실례

인진 울금 등과 함께 복용하여 담도내의 구충을 없애는 작용을 한다.

●주의사항

고련피를 구충약으로 쓸 때는 설사약을 따로 쓰지 않고, 축적이 되므로 쓰는 양에 주의해야 하며 신체가 허약하고 본디 소화기가 약한 사람은 피해야 한다.

협통증, 복통, 흉통, 고환이나 허벅지 쪽으로 뻗는 산통 및 기생충증에도 사용된다.

현호색 등과 배합하여 흉통, 협통을 다스린다.

과루인(하눌타리)

하눌타리의 성숙한 과실의 종자

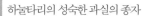

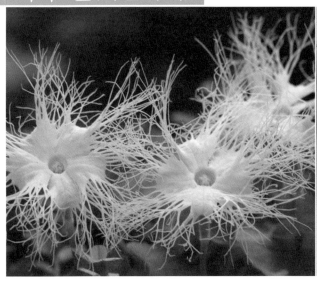

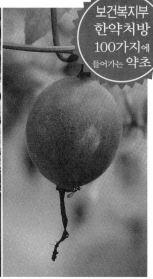

보건복지부
한약처방
100가지에
들어가는 **약초**

274

■■**전문가의 한마디!**

맛은 달고 쓰며 성질은
차며 폐와 위와 대장에
작용한다. 담을 삭이며
기침을 멈추게 하고 대변
을 통하게 한다. 가래가
있으면서 기침이 나는데,
가슴이 답답하고 결리는
데, 소갈, 황달, 변비 등에
사용한다.

●식물의 형태

잎은 어긋나고 손바닥처럼 5~7개로 갈라진다. 꽃은 암수 딴 그루
로서 7~8월에 핀다.

●주요 함유 성분과 물질

씨(과루인)에는 기름 25%(불포화지방산 67%, 포화지방산 30%),
잎에 Luteolin, 열매 껍질에 붉은색소는 Caroten과 Lycopene이 있
다.

●약리 효과와 효능

거담, 진해, 변통 작용, 가슴이 답답하고 결리는데, 소갈, 황달, 변
비 등에 사용한다.

●채집가공과 사용법

가을에 열매가 누렇게 익을 때 따서 말려서 사용한다.

뿌리는 괴근으로 비대한데 이를 괄루근 또는 천화분이라 하며 약재로 사용한다. 종자는 괄루인이라 한다. 당뇨병 치료제로 효능이 뛰어나서 갈증이 심하고 혈당이 높으며 수척한 증상에 긴요하게 쓰인다. 그리고 해소와 변비를 풀어주기도 한다. 종자도 역시 당뇨병에 쓰이고 변비를 치료한다.

●효과적인 복용방법
하루 12~30g을 탕약으로 먹거나 즙을 내어 복용한다.
하눌타리 뿌리는 초겨울에, 칡뿌리는 초여름에 채취하여 햇볕에 말려서 곱게 가루를 만들어 반반씩 잘 섞어서 한번에 2g씩 하루에 3번 따뜻한 물에 타서 식전에 복용하면 된다.

●복용실례
황금, 지실, 우담남성과 배합하여 끈끈한 가래와 함께 기침이 나는 것을 다스린다.

●주의사항
소화기가 약하고 대변이 묽으며 묽은 가래에는 사용
하지 말아야 한다.

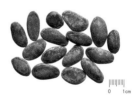

0   1cm

구기자나무의 뿌리껍질을 건조한 것

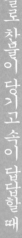

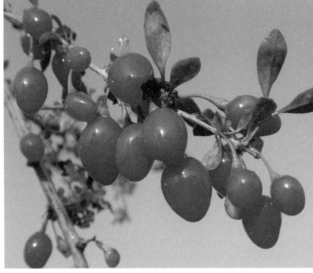

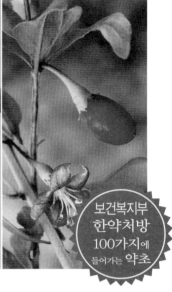

보건복지부
한약처방
100가지에
들어가는 약초

276

■■**전문가의 한마디!**

맛은 달며 성질은 차갑다. 폐와 간, 신장에 작용한다. 강장․해열제로 폐결핵, 당뇨, 간과 신의 허약증이나 신경통, 두통, 어깨통증, 근육통, 요통, 허리와 무릎의 무력감, 절상, 화상 등에 이용한다.

●식물의 형태

구기자는 높이 1~2m, 꽃은 6~9월에 연한 자색, 열매는 붉은 타원상 구형이다. 약재는 구기자 뿌리이다.

●주요 함유 성분과 물질

Betaine, βsitosterol, Zeaxanthin, Physalien, Meliscic acid, Rutin, Kukoamine A, Steroid Saponin 등이 함유되어 있다.

●약리 효과와 효능

열이 나고 가슴이 답답한 증상과 해수, 각혈, 소갈증 등에 사용된다.

지골피는 성질이 차서 몸이 더운 사람에게 좋고, 찬 사람에게는 좋지 않다. 열을 내리고, 몸이 허약해 허열로 식은땀을 흘릴 때, 혈압을 내리고, 혈당을 낮추고, 허리 무릎에 힘이 빠져 약해질 때 많이 쓴다. 폐가 건조해 기침이 나거나 입안이 마르고, 코가 건조해져 코피가 나는 등 음이 허한 경우에도 많이 쓴다.

혈압강하, 혈당량강하, 해열, 항균 작용이 있다.

●채집가공과 사용법

입춘이나 입추 후에 채취하여 근피를 벗겨 그늘에서 말린다.

●효과적인 복용방법

하루에 9~15g을 끓여서 마신다.

잘게 썬 지골피 15~20g을 물에 넣어 달여서 하루 2~3번에 나누어 끼니 뒤에 복용해도 된다. 이것 역시 소갈로 찬물이 당기고 속이 답답한 데 사용된다.

●복용실례

상백피, 감초 등과 배합하여 폐의 열로 인한 해수를 다스린다.

●주의사항

소화기가 약한 사람은 복용을 피해야 하며, 설사를 하거나 식욕부진이 있는 사람은 복용량을 줄여서 복용해야 한다.

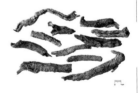

금은화(인동덩굴)

인동 꽃봉오리 및 잎이 달린 가지

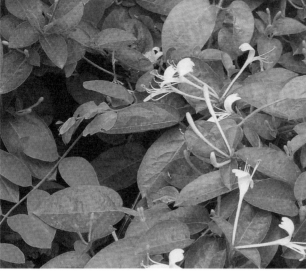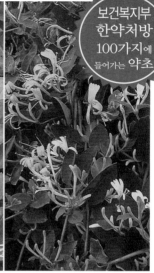

보건복지부
한약처방
100가지에
들어가는 **약초**

278

■■전문가의 한마디!

달며 성질은 차며 폐와 위와 심에 작용하여 열을 내리고 독을 풀며 경맥을 잘 통하게 한다. 대장염, 위궤양, 방광염, 인두염, 편도선염, 결막염 및 창양, 부스럼을 치료한다. 기타 열로 인하여 생긴 병이나 감기, 호흡기 질병, 매독 등에 효과가 있다.

●식물의 형태

잎은 마주나고, 타원형이다. 꽃은 6~7월에 잎겨드랑이에 1~2개가 달리며, 꽃통은 길이 3~4cm이고 흰색~노란색으로 겉에 털이 있고 끝이 5갈래이다.

●주요 함유 성분과 물질

Saponin, Tannin, 섬유당이 함유되어 있다.

●약리 효과와 효능

염증성 질병에 효과가 있어 대장염, 위궤양, 방광염, 인두염, 편도 선염, 결막염 및 창양, 부스럼을 치료한다.

●채집가공과 사용법

꽃은 꽃송이가 피기 직전에 따서 그늘에 말리고 잎과 줄기는 가 을철에 베어서 그늘에 말려 두고 사용한다.

술에 담가서 한잔씩 복용해도 좋고, 볶아서 더운물에 우려내 차로 복용해도 무방하다.

●효과적인 복용방법

15~30g(열중독이 강한 환자에게는 60g까지 사용)을 달여서 복용한다.

금은화(인동꽃)말린 것 30g에 물 500㎖를 붓고 반으로 줄어들 때까지 약한 불로 달여서 하루 세 번으로 나누어 식 전에 먹는다. 3개월 이상 꾸준히 복용하면 큰 효험이 있다.

금은화는 암 치료약으로도 흔히 사용되고 있는데, 이 금은화를 물에 달여서 차처럼 지속적으로 마시면 위암이나 폐암에 좋은 효과를 거둘 수가 있다.

●복용실례

포공영, 야국화, 자화지정과 배합하여 피부의 창양, 종독을 다스린다.

●주의사항

몸이 허약하면서 설사하는 사람은 피해야 한다.

항암본초 에는 금은화가 복수 암 세포에 대한 억제작용을 한다고 씌어져 있으며, 이밖에 비인 암, 유선 암, 자궁경부암 등에도 사용되고, 회화나무 꽃, 전갈, 벌집 등과 같은 약제와도 함께 사용한다.

긴병풀꽃(금전초)

여러해살이풀인 병꽃풀 곧 적설초의 전초를 말린 것

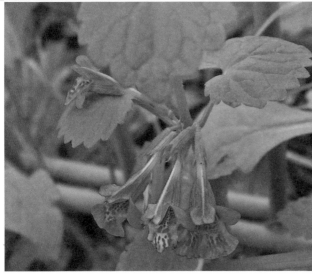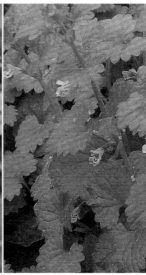

■■ 전문가의 한마디!

맛은 맵고 약간 쓰며 성질은 약간 차고, 간과 담, 신장, 방광에 작용한다. 신장 결석증, 방광 결석, 방광염 및 기타 황달, 기관지천식, 만성기관지염, 이하선염, 부종, 옹종, 습진등에 사용한다.

●식물의 형태

키는 5~20cm이고 줄기는 모가 지며 곧게 자라다가 옆으로 50cm 가량 뻗는다. 잎은 마주나고 신장상 원형이며 끝이 둥근 모양이다.

●주요 함유 성분과 물질

페놀성 성분인 스테롤, 플라본, 아미노산, 탄닌, 정유 등이 함유되어 있다.

●약리 효과와 효능

해열, 이뇨, 소염, 진해, 가래 삭이는 작용, 신장결석증, 방광결석, 방광염 및 황달, 기관지천식, 만성기관지염, 이하선염, 부종, 옹종, 습진 등에 사용한다.

당뇨병, 중이염, 간염, 기관지염 담낭결석, 신장결석, 천식 등 온갖 질병에 두루 효험이 있는 만능의 약초이다.

오줌에 거품이 심한 당뇨에 좋은

●채집가공과 사용법

긴병꽃풀 채취는 4~5월에 채취해서 햇볕에 말린다.

●효과적인 복용방법

여름이나 가을에 전초를 베어 햇볕에 말리어 사용하는데 하루 15~30g을 탕약, 약술 형태로 복용한다. 또는 신선한 것을 짓찧어 즙을 내어 복용하기도 한다. 외용약으로 쓸 때는 짓찧어 붙이거나 신선한 것을 짓찧어 즙을 내어 발라야 한다.

만드는 방법은 물 3홉에다가 연전초 잎 2냥을 넣어 2홉이 되게 달여서 하루 3회에 나누어 2주간을 복용하면 당뇨가 낫는다.

●복용실례

해금사, 활석, 계내금 등과 배합하여 소변이 껄끄럽게 잘 안나오면서 아픈 것을 다스린다.

●주의사항

소화기가 약해 설사하는 사람은 복용하지 말아야 한다.

당뇨병, 중이염, 간염, 기관지염 담낭결석, 신장결석, 천식 등 온갖 질병에 두루 효험이 있는 만능의 약초이다. 소변을 잘 보게 하고 황달을 고치며 몸이 붓는 것을 낫게 하는 작용이 있다.

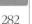
꿀풀

조개나물, 단향과 제비꿀의 전초

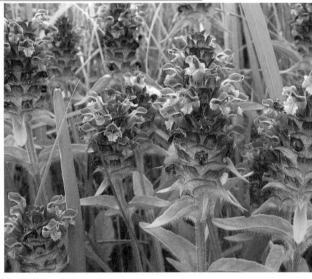

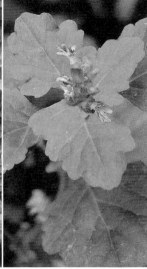

●식물의 형태

높이 20~30cm, 꽃은 5~7월에 적자색, 열매는 분과로 황갈색이다.
약재는 화축이 많은 포엽 및 꽃밭침이 붙어있다.

●주요 함유 성분과 물질

수용성 무기염이 들어 있는데 그 중 68%가 염화칼륨이다. 비타민
B1 및 Alkaloid 등도 함유하고 있다.

●약리 효과와 효능

꿀풀 하고초는 검증된 4대 항암약초 중의 하나이다. 임상실험 결
과 꿀풀 달인액이 암세포를 60%정도 억제하고 갑상선암, 유방암,
간암 등에 쓰인다. 독을 푸고 열을 내리며 혈압을 낮추고 위염, 위
궤양, 당뇨에도 널리 쓰인다.

혈압강하, 유방의 종양이나 암, 고혈압, 자궁염, 폐결핵, 간염, 구
안와사, 갑상선종, 발열 등에 약용한다.

●채집가공과 사용법

여름에 이삭이 절반쯤 시들 때에 채집하여 햇볕에 말려 약으로 한다.

●효과적인 복용방법

열매 8~10g을 1회분으로 하여 달여 마시거나 환제나 산제로 하여 1일 2~3회 복용한다.

●복용실례

국화와 석결명 등과 배합하여 눈이 붓고 붉어지며 아픈 증상이나 두통, 어지럼증을 다스린다.

●주의사항

몸이 허약한 사람이나 소화기가 약한 사람은 복용을 피해야 한다.

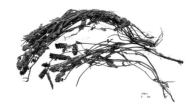

녹두

녹두열매 말린 것

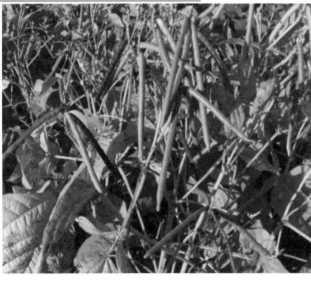
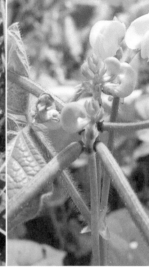

■■ **전문가의 한마디!**

달고 성질은 차며 독은 없고 심과 위에 작용한 다. 혈당과 혈압을 떨어 뜨리는 작용을 하므로 고 혈압환자에게는 좋지만 빈혈이 있거나 저혈압환 자에게는 안 좋다. 간을 튼튼하게 해주며 위를 보 호해 주며 해독작용과 해 열작용이 있다.

●식물의 형태

 인도가 녹두 원산지, 잎은 호생 3출엽, 작은 잎은 넓은 피침형·난 상 원형, 꽃은 노란색 접형이다.

●주요 함유 성분과 물질

 팥과 비슷, 당질 45%(거의 전분), 단백질 21%, Arcelin, Arginine, Asparagine, Cystine, Leucine, Genistein, Phaseollidin, Phylloquinone, Phytosterols, Proline, Saponins, Vit-B-6 등이 함유되어 있다.

●약리 효과와 효능

 열을 식혀 주고 갈증을 해소, 혈당과 혈압을 강하작용, 빈혈이나 저혈압환자도 좋고 해독작용과 해열작용이 있다.

●채집가공과 사용법

 가을에 성숙한 종자를 채취하여 그늘에서 말려서 사용한다.

●효과적인 복용방법

물에 적당량의 녹두를 넣고 삶아서 그 물을 먹거나 또는 즙을 짜서 복용한다.

●복용실례

여름에 더위로 열날 때 녹두 한 가지만 먹어도 좋다. 당뇨병 환자는 녹두 삶은 물을 자주 복용하고, 고혈압 환자는 녹두를 삶아 거르고 남은 녹두 껍질을 말려 베게 속으로 이용하면 혈압이 내려간다.

●주의사항

평소 속이 찬 사람과 설사가 잦은 사람은 복용을 하지 말아야 한다.

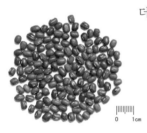

더위 먹음, 부종, 이뇨, 각기, 피부병·여드름, 종기, 단독, 전립선염, 약물중독, 구취, 구토, 이하선염 등에 쓴다. 식체로 토하거나, 더위를 먹어 구역질나고 토할 때, 상한음식을 먹고 심한탈수현상과 구토를 동반할 때, 녹두죽에 달걀흰자 여러 개 넣고 먹으면 낫는다.

285

다래

다래과의 낙엽 덩굴나무 양다래나무의 열매

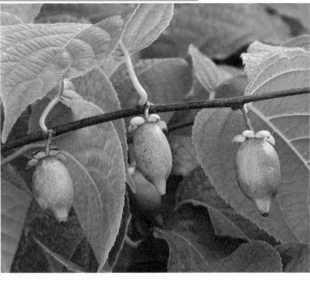
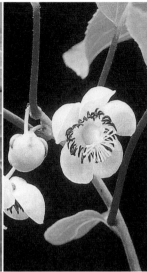

286

■■ **전문가의 한마디!**

맛이 달고 시며, 성질이 차갑다.

다래에는 비타민C가 풍부하여 항암식품으로 인정받고 있다. 특히 위암을 예방하고 개선하는 데 효과가 있다.

●식물의 형태

어린 가지와 잎자루에는 갈색의 털이나 가시 털로 덮여있다. 잎은 어긋나고 둥근 계란모양 또는 거꿀 계란모양이며, 가장자리에 가시 같은 톱니가 있다.

●주요 함유 성분과 물질

당, 비타민, 유기산, actinidine 등이 함유되어 있다.

●약리 효과와 효능

가슴이 답답하고 열이 나는 증, 목이 말라 물이 자꾸 먹히는 병, 온 몸과 눈, 소변이 누렇게 되는 병에 효능이 있다.

●분포

산비탈, 수풀근처나 관목 숲에서 자란다.

●채집가공과 사용법

70%쯤 정도 익은 열매를 채취해 썰어서 햇볕에 말린다.

●효과적인 복용방법

뿌리 4~6g 또는 열매 20~30g을 1회분 기준으로 달여서 1일 2~3회씩 10일 정도 복용한다. 열매는 생식할 수 있다.

다래에는 여러 가지 약리 작용을 하는데, 열을 내리고 갈증을 멈추게 하며 이뇨작용도 한다. 만성간염이나 간경화증으로 황달이 나타날 때, 구토가 나거나 소화불량일 때도 효과가 있다. 비타민C와 타닌이 풍부해서 피로를 풀어주고 불면증, 괴혈병 치료에도 도움을 준다.

담쟁이덩굴

낙엽성 덩굴관목인 담장이덩굴의 뿌리와 줄기를 말린 것

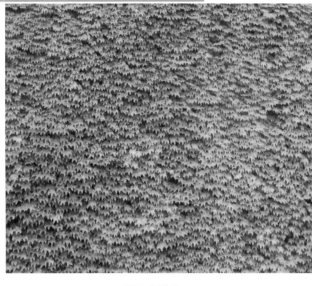
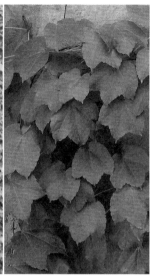

■■**전문가의 한마디!**

맛은 달고 성질은 따뜻하다. 피를 잘 돌게 하고 풍을 없애며 통증을 멈춘다.

●식물의 형태

바위나 나무 또는 담벼락에 붙어 자라는 식물이 있다. 잎지고 덩굴뻗는 떨기나무이다. 잎은 심장 모양이고 드물게 2~3개로 갈라졌다.

●주요 함유 성분과 물질

성분은 cyanidin을 함유한다. 씨앗은 기름 성분이 28퍼센트를 차지하며 그 주성분은 palmitic acid, stearic acid, olic acid, palmitoleic acid, linoleic acid 등이다. 또한 담쟁이덩굴의 관류(Crown gall tissue)에는 lysopine와 octopinic acid가 함유되어 있다.

●약리 효과와 효능

활혈작용이 있어서 산후 어혈, 어혈복통을 제거하고, 거풍 효과로 관절과 근육의 통증을 완화시키므로 관절염과 근육통에 활용된다. 담쟁이덩굴은 줄기와 열매를 약으로 쓴다. 당뇨병의 혈당을 떨어뜨리는 효과가 현저하다.

●채집가공과 사용법
잎이 떨어지기 전에 줄기를 채취하는데 연중 채취가 가능하며 잘라서 햇볕에 말린다.

●효과적인 복용방법
15~30g을 사용한다.

담쟁이 넝쿨은 혈당을 떨어뜨려준다. 줄기와 열매를 그늘진 곳에서 말려서 물에 달여 복용한다. 먹는 법은 10~15g을 물에 달여 마시면 당뇨에 효과가 있다.

당뇨병 환자는 당분의 섭취에 많은 어려움을 겪고 있는데 담쟁이덩굴에 포함되어 있는 당분은 비장(췌장)에 직접 영향을 주지 않아서 당뇨병 환자도 안심하고 사용할 수 있는 성분으로 취급된다.

대산(마늘)

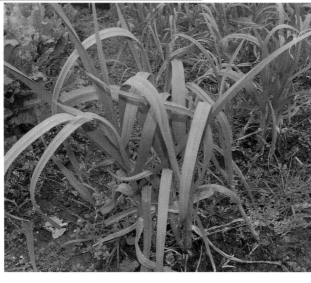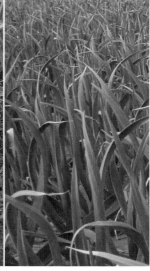

290

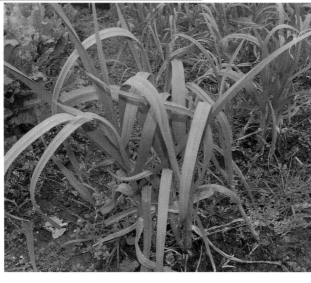

■■ **전문가의 한마디!**

맛은 맵고 성질은 따뜻하며, 비장과 위장, 폐에 작용한다. 체한 것을 풀어주며 비위를 따뜻하게 하여 소화기능을 촉진시킨다. 몸속에 뭉쳐져 있는 해로운 것들을 풀어준다. 당뇨병환자는 비만, 갈증으로 물을 많이 마셔서 소변 량과 횟수가 증가하며 단 것을 선호하는데 피로해지고 시력저하, 성욕저하, 생리이상, 가려움증, 화농증상이 나타난다.

●식물의 형태

마늘의 비늘줄기는 둥글고 연한 갈색의 껍질 같은 잎으로 싸여있고, 안쪽에 5~6개의 작은 비늘 줄기가 들어있다.

●주요 함유 성분과 물질

주성분은 nicotinic acid, ascorbic acid, alliin, allicin, allithiamin, 0.2%의 정유가 있다.

●약리 효과와 효능

소화기능 촉진, 항균, 살기생충 효능, 뱀이나 벌레에 물린 상처, 이질, 학질, 백일해 등에도 효능이 있다.

●채집가공과 사용법

봄, 여름에 채취하여 햇볕에 말리거나 생용 또는 볶아서 사용한다.

●효과적인 복용방법

내복시에는 6~12g을 달여서 복용한다.

1. 적당한 물에 마늘 250g을 넣어 물이 완전히 증발되도록 1시간 정도 끓인 다음 마늘이 흐물흐물해지면 계란노른자 1개를 넣고 함께 으깨어 녹말가루로 동그랗게 환을 만들어 복용하면 된다.

●주의사항

몸에 진액이 부족하고 열이 많은 사람과 눈병, 입과 치아, 인후의 질병이나 유행병을 앓고 난 후에 써서는 안 된다.

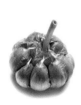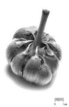

마늘에는 에너지대사를 촉진하는 마늘비타민B1과 주성분인 마늘 알리신이 상호 결합, 알리치아민으로 전환되어 비타민B1보다 강력한 당질대사를 촉진한다. 또한 마늘 알리신은 체내의 비타민B6 와 결합, 췌장의 세포를 활성화시킨다.

독활(땃두릅)

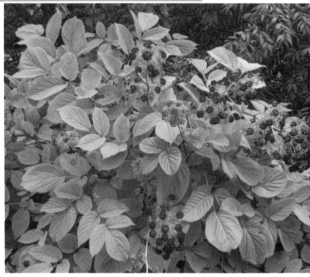
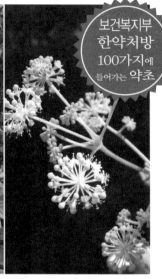

보건복지부
한약처방
100가지에
들어가는 **약초**

292

■■**전문가의 한마디!**

맵고 쓰며 약간 따뜻하며 신장과 방광에 작용한다. 주로 인체의 허리 아래쪽에 작용하여 허리나 대퇴부 등의 근골이 저리고 아픈 데에 효과가 있다. 류머티즘, 관절통 등 각종 신경통에 통증과 경련을 진정시키는 빠질 수 없는 약초이다.

●**식물의 형태**

산기슭의 양지쪽이나 골짜기에서 자라는데, 높이가 3~4m이고 줄기는 갈라지지 않으며 억센 가시가 많다. 잎은 어긋나고 길이가 40~100cm로 홀수 2회 깃꼴겹잎이며 잎자루와 작은 잎에도 가시가 있다.

●**주요 함유 성분과 물질**

정유에는 Limonene, Sabinene, Myrcene, Humulene, 뿌리에는 1-Kaur-16-en-19-oic acid가 함유되어 있다.

●**약리 효과와 효능**

인체하부의 저리고 아픈데 효과적임, 류머티즘, 관절통 등 각종 신경통, 통증과 경련 진정, 진통작용 등이 있음, 감기, 두통, 치통, 해열, 강장, 거담, 위암, 당뇨병 등 사용한다.

●채집가공과 사용법

봄과 가을에 채취하여 잡질을 제거하고 절편한 후 그늘에서 말려 사용한다. 두릅나무 뿌리는 가을에 캐낸 것이 가장 효력이 높다.

●효과적인 복용방법

3~9g을 끓여 복용한다.

물 4홉에다가 말려서 잘게 썬 두릅나무뿌리 2~3돈을 4홉의 물을 넣어서 2.5홉이 될 때까지 천천히 달인다. 이것을 하루의 양으로 정해서 쉬지 않고 복용하면 차츰 오줌 속의 당분이 적어진다.

●복용실례

강활, 방풍, 백지, 천궁 등과 배합하여 오한이 들면서 열나고 두통이 있고 몸이 아프면서 무거운 증상을 다스린다.

●주의사항

기나 혈이 부족한 이의 각기증에는 조심해서 써야 한다.

두릅의 사포닌 성분은 혈당을 떨어뜨리는 효능이 있어 당뇨병 환자에게 좋으며, 변비나 신경통, 간장 질환 등이 있는 사람에게도 좋다. 이 외에도 신경안정 효과와 머리를 맑고 혈액순환을 잘되게 하는 효과가 있다.

두릅나무(오가피)

두릅나무 낙엽교목인 오갈피의 뿌리껍질을 건조한 것

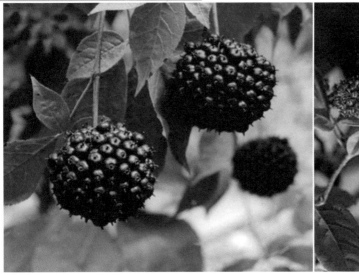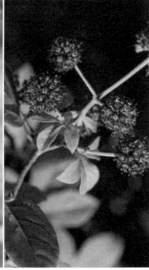

294

■ ■ 전문가의 한마디!

맛은 맵고 쓰며 성질은 따뜻하다. 간과 신장에 작용한다. 몸이 저리고 아픈 증상이나 근골이 약하고 힘이 없는 증상 등에 효과가 있다. 또한 부종과 각기 등에도 이용된다.

● 식물의 형태

높이 3~4m, 줄기 껍질은 회색, 잎은 3~5개 장상, 꽃은 8~9월에 자줏빛으로 피고, 열매는 장과로 타원형이다.

● 주요 함유 성분과 물질

정유, acanthoside B, β-sitostanol, campesterol, daucosterol, savinin, sesamin, stigmasterol 등이 함유되어 있다.

● 약리 효과와 효능

중추, 흥분, 비특이적 면역강화, 강심, 강장 작용 등이 있고, 몸이 저리고 아픈데, 부종과 각기 등에 이용된다.

● 채집가공과 사용법

여름과 가을에 채취하여 잡질을 제거한 후 햇볕에 말려서 이용한다.

●효과적인 복용방법

하루에 8~16g을 복용한다.

살짝 데쳐서 초고추장에 무치거나 찍어 먹는다. 데친 나물을 쇠고기와 함께 꿰어 두릅적을 만들거나 김치, 튀김, 샐러드로 만들어 먹는다. 오래 보관하기 위해 소금에 절이거나 얼리기도 한다. 두릅을 먹으면 혈당치를 낮춰 당뇨병에 효과가 있다. 그러나 두릅은 냉한 식물이므로 많이 먹으면 설사나 배탈이 나기 쉽다.

●복용실례

우슬, 두충, 속단, 상기생 등과 배합하여 간과 신이 허약하여 근육과 뼈가 뒤틀리는 증상을 다스린다.

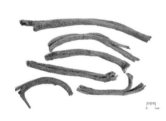

●주의사항

음액이 부족하여 몸에 열이 나는 사람은 복용을 피해야 한다.

둥굴레

둥굴레와 왕둥굴레 및 옥죽의 건조한 근경

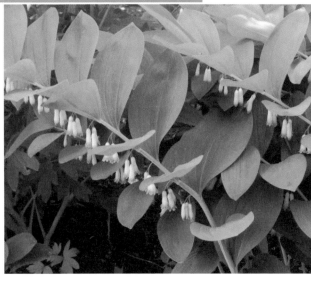

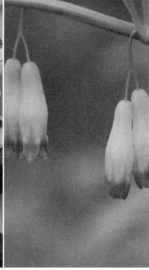

■■ 전문가의 한마디!

맛은 달고 성질은 약간 차갑다. 폐와 위에 작용한다. 폐와 위에 열이 있고 건조하여 발생하는 마른기침과 갈증이 나면서 금방 배가 고파지는 증상, 발열, 소변이 자주 마려운 증상 등에 효과를 나타낸다.
한방에서는 둥굴레의 뿌리줄기 말린 것을 위유라고 한다. 위유는 강장강정, 치한, 해열에 효과가 있을 뿐만 아니라 혈압과 혈당을 낮추는 작용을 하여 장기간 복용하면 안색과 혈색이 좋아진다.

●식물의 형태

이명으로 맥도둥굴레, 애기둥굴레, 좀둥굴레, 제주둥굴레 등이 있으며 약재명은 옥죽이다. 산과 들에서 자란다. 굵은 육질의 뿌리줄기는 옆으로 뻗고 줄기는 6개의 능각이 있으며 끝이 비스듬히 처진다.

●주요 함유 성분과 물질

convallamarin, convallarin, vitamin A 등을 함유하고, 전분 25.6~30.6% 및 점액질을 함유하고 있다.

●약리 효과와 효능

자음윤조, 양위생진, 효능이 있으며 심장박동향진, 항산화, 혈당억제, 혈당강하 작용이 있고, 발열, 소변이 자주 마려운 증상 등에 효과를 나타낸다.

●채집가공과 사용법

봄과 가을에 근경을 채취하여 껍질을 벗긴 후 물에 잘 씻어 햇볕에 말려서 사용한다.

●효과적인 복용방법

하루에 12~20g을 복용한다.

둥굴레는 인슐린을 조절하여 당뇨를 개선하는 작용이 크다. 갈증이 심한 다갈증. 허기를 자주 느끼는 다식증. 소변이 잦은 다뇨증을 개선하므로 소갈증, 즉 당뇨병에 응용된다.

둥굴레 말린 뿌리나 줄기 4~8g에 물 200ml로 계산하여 은근하게 끓인 다음 건더기는 걸러내고 물을 차처럼 마신다.

보리차 대신 상시로 끓여 놓고 수시로 꾸준하게 복용하면 효험을 거둘 수가 있다. 직장인들은 보온병에 담아서 회사에 가져가 갈증이 날 때마다 마시면 더욱 좋다.

●복용실례

맥문동, 석곡 등과 배합하여 몸에 음이 부족하여 발생하는 허열과 몸에 진액이 적으면서 갈증이 나타나는 증상을 다스린다.

●주의사항

비장이 약하여 습열과 담이 있는 사람은 복용을 피해야 한다.

둥굴레는 인슐린을 조절하여 당뇨를 개선하는 작용이 크다. 갈증이 심한 다갈증. 허기를 자주 느끼는 다식증. 소변이 잦은 다뇨증을 개선하므로 소갈증, 즉 당뇨병에 응용된다. 열병으로 폐와 위장이 건조해지고 열이 형성되었을 때 좋다. 기침은 심하고 가래는 적을 때, 심장이 약할 때 쓴다.

땅빈대(비단풀)

대극과의 한해살이풀 땅빈대의 지상부

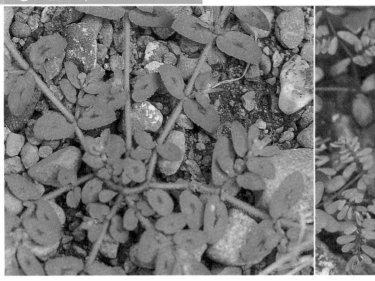

■■전문가의 한마디!

비단풀은 맛이 맵고 쓰면
서 떫으며 성질은 평하고
독이 없다.
열을 제거하고 해독하며
혈액순환을 촉진시키고
지혈하며 습열사를 제거
하며 젖을 통하게 하는
효능이 있다.

●식물의 형태

전원이나 빈터, 길가, 들판, 풀밭에 흔히 자란다. 열매는 삭과로
서 납작한 달걀 모양이고 작으며 3모서리가 있으며 털은 없다. 비
단풀이 가장 왕성하게 자랄 시기는 옥수수를 처음 수확할 무렵이
다.

●주요 함유 성분과 물질

플라보노이드(quercitin 등), gallic acid, myoinositol이 함유되어 있
다. 잎에는 탄닌이 12.89% 함유되어 있다.

●약리 효과와 효능

이질과 장염에 효과가 있고, 급성전염성간염으로 인한 황달에 쓰
이며, 토혈과 변혈, 외상 출혈에도 지혈 작용을 나타낸다. 습진과
화상에 짓찧어 붙인다.

●채집가공과 사용법

비단풀의 채취는 여름, 가을에 채취하여 햇볕에 말린다.

●효과적인 복용방법

9~15g 외용시에는 신선한 것을 적당히 갈아서 붙인다.

그늘에 말린 땅빈대를 하루 20~30g 씩 물에 달여서 먹거나 가루를 내어 먹는다.

열을 제거하고 혈액순환을 촉진시키며 지혈을 하고 젖을 통하게 하는 효능이 있다. 항암작용이 뛰어

난 식물의 하나로 암세포만을 골라서 죽이고 억제하는데 놀라운 효과가 있다고 한다.

뚱딴지(돼지감자)

국화과 식물인 뚱딴지의 뿌리

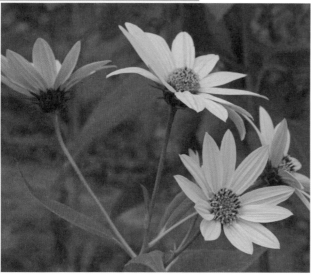
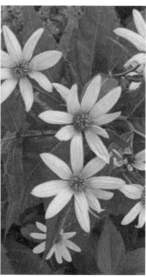

■ ■ ■ **전문가의 한마디!**

달고 차다. 천연 인슐린
인 '이눌린'은 소화가 되
지 않아 칼로리가 없다.
이눌린은 위에서 소화가
되지 않고 장으로 내려가
므로 혈당이나 혈중 인슐
린의 농도가 증가하지 않
아 당뇨환자에게 좋으며
벌써 옛날부터 당뇨 환자
용으로 사용되어 왔다.

●식물의 형태

다년생 초본으로 높이는 1-3m이며 괴상의 지하경이 있다. 줄기는
직립하며 상부에서 분지하고 짧고 거친 털이나 강모가 난다. 키는
1.5~3미터이고 전체에 강모가 산재하고 괴경이 발달하며 줄기 윗
부분에 가지가 많이 갈라진다. 땅속줄기의 끝이 굵어져서 덩이줄
기가 발달한다. 줄기는 곧게 서고 가지가 갈라지며 높이가 1.5~
3m이고 센털이 있다. 잎은 줄기 밑 부분에서는 마주나고 윗부분
에서는 어긋나며 긴 타원 모양이고 끝이 뾰족하며 가장자리에 톱
니가 있고 밑 부분이 좁아져 잎자루로 흘러 날개가 된다.

●주요 함유 성분과 물질

cellulose, protein과 각종 유기산, inulin, silicon dioxide, 칼슘, 나트
륨, 마그네슘, 알루미늄, 동과 철 등이 함유되어 있다.

●약리 효과와 효능

해열작용, 효소작용, 항산화작용, 청열양혈, 활혈거어, 열병, 대량출혈을 그치게 하는데, 비만증, 변비, 다이어트, 췌장강화, 당분해억제, 당뇨병을 다스리는 천연 인슐린의 보고 돼지감자이다.

●채집가공과 사용법

가을에 뿌리를 채취하고 캐내어 신선한 것을 그대로 사용하거나 햇볕에 말린다.

●효과적인 복용방법

10-20g을 사용한다.
꽃이 필 무렵에 꽃을 튀김을 해서 먹을 수도 있고 잎과 줄기를 물로 달여서 차처럼 음용 할 수도 있다.

이눌린은 칼로리가 의외로 낮아 다당은 다당류로 위액에 소화되지 않고 분해되어도 과당으로 밖에 변화되지 않기 때문에 혈당치를 상승시키지 않으면서 인슐린의 역할을 하며 피로해진 췌장을 쉬게 할 수 있어 돼지감자를 "천연인슐린"의 보고라고 극찬한다. 당뇨병 환자가 돼지감자를 복용하고 당뇨병을 완치한 사례가 많이 보고되고 있다.

맥문동

백합과에 속한 다년생 초본인 맥문동이나 소엽맥문동의 괴근

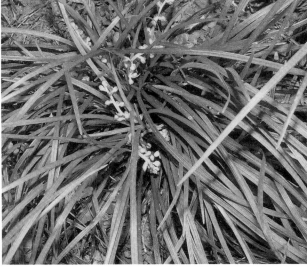

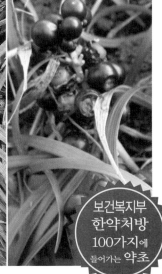

보건복지부
한약처방
100가지에
들어가는 **약초**

■■전문가의 한마디!

맛은 달고 약간 쓰며 성질은 약간 차며, 폐와 위와 심장에 작용한다. 맥문동은 인체에 진액을 만들어주는 용도로 사용되는 유명한 약재이다. 특히 폐의 진액을 보충해지므로 호흡기 질환을 오래 앓아서 생긴 마른기침을 다스린다.

302

●식물의 형태

뿌리줄기는 굵고 딱딱하며 뿌리는 가늘지만 강하고, 수염뿌리 끝이 땅콩처럼 굵어지는 것이 있다. 꽃은 5~6월에 핀다.

●주요 함유 성분과 물질

Ophiopogonin A, B, C, D, B′, C′, D′, 다종의 Steroid saponin, Monosaccharide와 점액질, 스테로이드, 사포닌 등이 함유되어 있다.

●약리 효과와 효능

보익재로 폐와 호흡기에 좋고 폐결핵, 만성기관지염, 각혈, 폐열에 사용하고, 점질물이 많아 변비에도 좋다.

●채집가공과 사용법

가을에 뿌리를 캐어 물에 잘 씻은 후 건조시켜 사용하며 덩이뿌

리의 심을 제거하고 말려서 사용한다.

●효과적인 복용방법

한번에 4~16g을 복용한다.

맥문동 20~40g을 물에 달여서 하루 3번에 나누어 끼니 뒤에 복용한다. 소갈로 물이 당기고 가슴이 답답하며 피부가 마르는 데 쓴다.

●복용실례

천문동, 의이인, 황백, 작약, 복령, 석곡, 상백피 등을 배합하여 폐가 병들어 농을 토하는 것을 다스린다.

●주의사항

성질이 차가운 약재이므로 소화기가 차거나 약하여 설사를 자주 하는 사람과, 소화가 잘되지 않는 이는 피하는 것이 좋다.

303

폐를 튼튼하게 하고 원기를 돋우며 겨울철 체력을 증진시켜 주고 기침과 천식을 예방하는데 뛰어난 효과가 있고 갈증해소는 물론 겨울철 감기 피로를 회복시켜 준다. 자양, 강장에 효과가 있고 혈당의 수치를 내려주어 당뇨에도 효과가 있다.

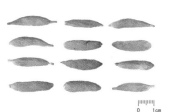

머루

포도과에 속하는 덩굴떨기나무인 왕머루 익은 열매

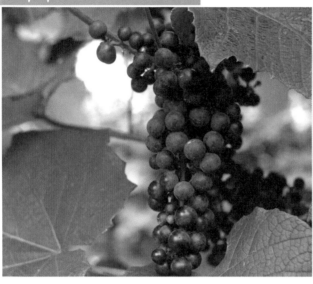
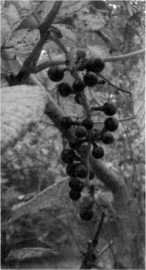

맛은 시고 달며 성질은 평하다.

포도의 조상으로 그 효과는 포도의 10배 이상으로 좋다. 특히 항암 효과는 포도보다 100배 뛰어나다. 열이 있을 때 갈증 나는 증상을 치료하며 비타민C가 풍부하여 괴혈병, 피로회복에 좋고 비타민A는 야맹증을 치료해 준다.

304

●식물의 형태

줄기는 길고 굵으며, 덩굴손이 나와 다른 식물이나 물체를 휘감는다. 잎은 어긋나고 길이 12~25cm정도이며 가장자리에 톱니가 있다. 적갈색 털이 밀생하고 오랫동안 붙어 있다. 꽃은 작고 황록색이며 5~6월에 잎과 마주나온 원추꽃차례에 달린다.

●주요 함유 성분과 물질

과실에는 당분이 10%, tartaric acid, malic acid, citric acid 등 여러 가지 유기산 및 탄닌(tannin), 지방, 납, 색소, 비타민 등이 들어 있다.

●약리 효과와 효능

소염작용, 이뇨작용, 항암작용, 변비, 열이 나면서 갈증이 있는데, 허약체질개선, 신경쇠약, 늑막염, 만성기관지염, 야맹증, 부종, 기관지천식, 종기, 노인성 좌골 신경통, 피부암, 비타민 C가 들어 있으므로 괴혈병의 예방과 치료, 요로감염을 다스린다.

소염작용, 이뇨작용, 항암작용이 밝혀졌다. 식욕부진, 변비, 열이 나면서 갈증이 있는데, 늑막염, 만성기관지염, 기관지천식, 피부암 등에 쓴다. 비타민 C가 들어 있으므로 괴혈병의 예방과 치료에도 쓰고 야맹증에도 쓴다. 생것을 그대로 먹거나 말려 가루내서 먹는다.

●채집가공과 사용법

여름철에 덩굴을 채취한다. 가을철에 뿌리와 과실을 채취하여 흙을 제거하고 햇볕에 말린다.

●효과적인 복용방법

뿌리, 덩굴- 3~10g. 열매- 10~15g. 뿌리는 10% 추출액을 만들어 매번 10-20ml를 복용한다.

내복 : 0.5~1냥을 물로 달여 복용한다. 또는 찧은 즙을 복용한다.

외용 : 찧어서 바르거나 즙을 내어 눈, 귀에 떨어뜨려 넣는다.

머루는 열매 이외에 잎과 줄기, 뿌리를 약으로 쓰는데 몸이 퉁퉁 붓는 부종에는 줄기를 잘게 썰어서 차처럼 해서 조금씩 마시면 잘 낫는다. 단독에는 뿌리를 짓찧어 바르며 옴이 번져 생긴 종기에는 뿌리를 말려 찧어서 가루로 만들어 꿀에 붙여도 좋으며 노인성 좌골 신경통에는 줄기 삶은 물에 목욕을 하면 좋다. 머루를 달여 마시면 폐결핵에 효과가 있으며 부종에 머루나무를 달여 쓰면 효과가 있다.

흥분성 음료로서 허약체질개선, 신경쇠약 등에 사용한다. 열매를 말려 꿀에 잰 후 졸여서 머루정과를 만들어 복용하면 혈액순환을 좋게 하고 몸을 튼튼히 한다.

항산화작용하는 안토시아닌이 풍부하고 몸이 차고 냉한 부인병, 저혈압환자, 성장기 어린이 두뇌발전에 좋으며 자기 전에 먹으면 불면증 치료에 효과가 있고, 변비해소, 숙취해소, 피부미용에 효능이 있다. 칼슘, 인, 철분, 회분이 다량 함유되어 보혈, 자양작용이 탁월하다. 열매 뿐 아니라 잎과 줄기 뿌리도 약재로 쓸 수 있다.

무화과

뽕나무과 무화과나무의 열매

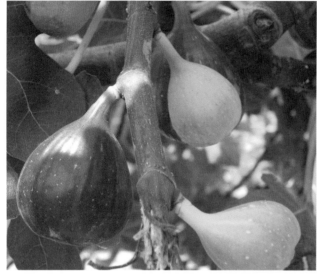
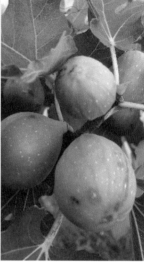

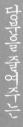
306

■ ■ 전문가의 한마디!

단백질 분해효소를 많이 함유하고 있어서 육식을 한 뒤에 먹으면 소화를 도와주고 변비에도 특효가 있다고 알려져 있다. 건위장, 소종, 해독의 효능이 있어 한방에서는 소화불량, 식욕부진, 장염, 변비, 이질 등에 치료제로 사용한다.

●식물의 형태

무화과는 여름철에 고온, 강우량이 적은 기후에 적합, 무화과는 꽃의 종류, 수분의 필요 유무에 따라 원예적으로 카프리계, 스미르나계, 보통계, 산페드로계의 4종이 있다.

●주요 함유 성분과 물질

무화과에 Ficin(단백질분해효소)와 Lipase, Amylase, Paraoxydase, Oxydase 등 및 그 외 Stigmasterol, Bergaten, Psoralen, Teraxasterol, β Sistosterol, Ficusogenin, Rutin, Octacosan-Amylin, Lupeol 등이 함유되어 있다.

●약리 효과와 효능

건위작용이 있어 설사나 변비 등의 병증, 인후종통, 치질과 피부의 버짐에 응용한다.

●채집가공과 사용법

가을에 성숙한 과실을 채취하여 햇볕에 말려서 사용한다.

●효과적인 복용방법

물 3홉에다가 그늘에 말린 무화과열매 2~3개를 넣어 2/3량으로 달여서 차 대신에 복용하면 된다. 끓인 물은 달콤하여 먹기에도 편하고 당분 또한 차츰 오줌으로 섞여 나오면서 당분이 적어진다.

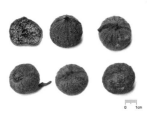

뽕나무과 식물 무화과의 건조된 꽃턱으로, 위를 건강하게 해주고 부은 것을 가라앉히고 해독하는 효능을 가진 약재이다.

산딸기(복분자)

낙엽관목인 화동복분자와 산딸기 나무의 과실

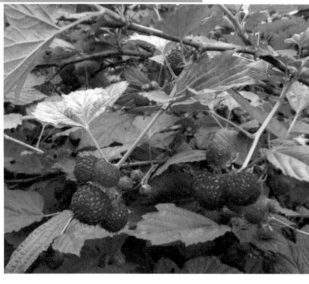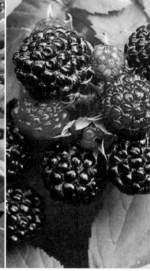

■■ **전문가의 한마디!**

맛은 달고 시며 성질은 따뜻하다. 간과 신장, 방광에 작용한다. 강장제로 특효가 있으며 신장과 간의 기능을 원활하게 하여 유정, 몽정, 혈액을 맑게 하고 눈을 밝게 하는데도 이용된다.

●식물의 형태

높이 2~3m, 줄기가 휘어 지면에 뿌리를 내림, 줄기는 자줏빛, 갈고리모양 가시, 꽃은 5~6월에 연한 붉은 색이다.

●주요 함유 성분과 물질

유기산, 당류, 소량의 vitamine C를 함유하고 있으며, 무기질의 인과 철 칼륨도 함유되어 있다.

●약리 효과와 효능

산딸기의 가지와 뿌리를 삶은 물은 당뇨에 탁월한 효과가 있다.

해열, 강심, 이뇨작용 및 신장의 양기를 북돋아주는 작용이 있다고 애용되었고, 남성의 정력 강장제, 신장과 간의 기능 강화 등의 효능과 유정, 몽정, 유뇨증, 소변을 자주 보거나 불임증 등에 사용한다.

●채집가공과 사용법

이른 여름에 열매가 녹색에서 녹황색으로 변할 때 채취하여 끓는 물에 2~4분 정도 익힌 후 햇볕에 말려서 이용한다.

●효과적인 복용방법

하루에 8~16g을 복용한다.

만드는 방법은 물 한말에 짧게 자른 뿌리와 가지 3근을 넣어서 달이는데, 물이 반으로 줄면 건더기를 건져내고 엿기름을 약간 넣어서 다시 뭉긋한 불로 달여 조청을 만듭니다. 이것을 매일 몇 차례씩 백비탕(생수를 팔팔 끓인 물)에 타서 마시면 된다.

●복용실례

토사자, 오미자 등과 배합하여 신장의 기능이 약하여 발생하는 발기불능과 조루 등을 다스린다.

●주의사항

신장이 약하면서 열이 있어 배뇨시 통증이 있는 사람은 복용을 피하는 것이 좋다.

산딸기는 한의학적으로 맛이 달면서 시고 성질은 따뜻한데 원기회복에 좋고 성인병과 뇌졸중 예방, 성기능 개선에 효능이 있는 것으로 알려져 있다.

복분자는 신기능을 북돋아 유정, 몽정, 유뇨 등에 사용하며 시력약화에 쓰고 몸을 가볍게 하며 머리를 검게 한다. 또한 살결을 부드럽고 아름답게 하기도 한다.

산수국(팔선화)

범의귀과 식물인 수국의 뿌리와 잎, 꽃잎

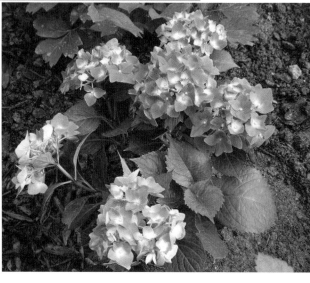

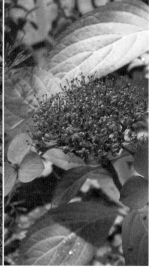

■■전문가의 한마디!

구강을 상쾌하게 하고 음용 후 양치의 효과가 있다. 여름에 시원하게 먹었을 시 갈증해소의 효과가 있다. 숙취해소의 효과가 있고 간 해독에 효과가 있다.

310

●식물의 형태

쌍떡잎식물 장미목 범의귀과의 낙엽관목으로 꽃은 중성화로 6~7월에 피며 10~15cm 크기이다. 잎은 마주나고 달걀 모양인데, 두껍고 가장자리에는 톱니가 있다. 꽃잎은 작으며 4~5개이고, 수술은 10개 정도이며 암술은 퇴화하고 암술대는 3~4개이다.

●주요 함유 성분과 물질

항 malaria alkaloid가 함유되어 있고, 꽃에는 rutin이 건조된 꽃 안에는 0.36%이상이 함유되어 있고 뿌리와 기타 부분에는 daphnetin methyl ether와 umbelliferone이 함유되어 있다. 뿌리에는 또 hydrangenol, hydrangea산, lunular산이 함유되어 있고 잎에는 skimmin 등이 함유되어 있다.

●약리 효과와 효능

항 Malaria 약으로 효능은 상산과 같다. 말라리아, 심열경계, 번조를 치료한다. 또 심장병에도 응용된다.

●채집가공과 사용법

봄, 가을에 채취해서 햇볕에 말린다.

●효과적인 복용방법

9-12g을 달여 복용한다.

외용 외용시에는 적량을 사용한다. 전즙으로 씻거나 갈아서 낸 즙을 바른다.

장기적으로 음용 시 성인병예방 노화방지에 도움을 준다. 당뇨병 환자에게 피부를 윤기 나게 하며 체중감량의 효과가 있다.

삽주(창출)

삽주의 덩이 줄기를 건조한 것

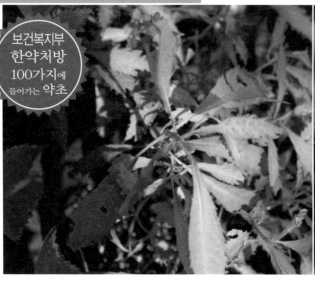

보건복지부
한약처방
100가지에
들어가는 약초

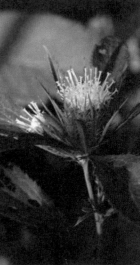

당뇨병 환자의 위장을 튼튼하게 하는

312

■■ **전문가의 한마디!**

맛은 쓰고 매우며 성질은 따뜻한다. 비장과 위, 간에 작용한다. 체온이 낮아져 생기는 모든 병과 기가 허해서 생기는 병, 발열, 중풍, 배뇨곤란, 결막염, 고혈압, 현기증, 노인의 천식 등에 사용한다.

●식물의 형태

높이 30~100cm, 뿌리줄기가 굵고 마디가 있다. 줄기 잎은 긴 타원형, 열매는 수과로 긴털과 관모가 있다.

●주요 함유 성분과 물질

정유에는 Hinesol, βEudesmol, Elemol, Atractylodin, βSelinene, 2-Furaldehyde, Atractylon, Atractylodinol 등이 함유되어 있다.

●약리 효과와 효능

소화불량이나 설사, 복부팽만, 발한, 감기, 발열, 중풍, 배뇨곤란, 결막염, 고혈압, 현기증, 노인의 천식 등에 사용한다.

●채집가공과 사용법

가을 또는 봄에 뿌리줄기를 캐서 흙을 털어 버리고 물에 씻어 햇볕에 말린다.

●효과적인 복용방법

하루 6~12g을 탕약, 알약, 가루약, 약엿 형태로 먹는다.

 봄철에 부드러운 순을 따서 나물로 무쳐 먹거나 쌈을 싸서 먹을 수도 있다. 삽주 싹은 가장 값진 산채 중 하나다.

 캔 뿌리를 깨끗이 씻어 쌀뜨물에 반나절이상 담갔다가 꼭지부분과 잔뿌리를 잘라내고 말려서 적당한 크기로 잘라서 적당량을 보리차처럼 끓여 마신다.

●복용실례

후박, 진피 등과 배합하여 식욕이 부진하고 배가 더부룩하면서 설사하는 것을 다스린다.

●주의사항

기가 약하고 부족하여 땀이 나는 자와 음이 허하여 몸에 열이 나는 사람은 복용을 피해야 한다.

 삽주는 오래 먹으면 무병장수할 수 있는 약초로 널리 알려지기도 했다. 허균의 〈임노인 양생설〉을 보면 강릉 지방에 사는 한 노인이 나이가 102살인데도 살결이 어린아이 같으며 얼굴에서는 잘 익은 대춧빛이 나고 귀와 눈도 어두워지지 않았으며 기력이 청년과 같아서 그 연유를 물었더니 젊어서부터 늘 복용한 삽주 뿌리 때문이라고 말했다는 내용이 있다.

상백피(뽕나무껍질)
뽕나무 및 동속 근연식물의 건조한 근피

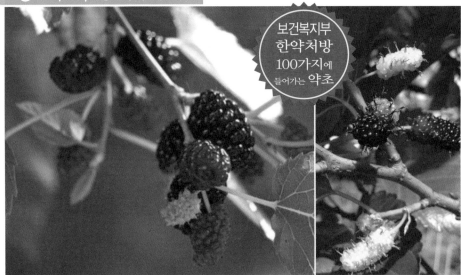

보건복지부
한약처방
100가지에
들어가는 약초

■■전문가의 한마디!

맛은 달고 성질은 차갑다. 폐에 작용한다. 기침을 멈추고 이뇨효과와 함께 종기를 없애는 작용이 있어, 폐에 열이 있어 발생하는 기침, 가슴이 답답하면서 기침을 할 때 효과를 나타낸다. 강압효과가 밝혀져 고혈압 약으로도 이용된다.

314

●식물의 형태

높이 6~10m, 꽃은 암수딴그루로서 6월에 피고, 열매는 집합과로 열매 이삭은 긴 구형으로 검은색으로 익는다.

●주요 함유 성분과 물질

Umbelliferone, Scopoletin, Flavonoid(Morusin, Mulberrochromene, Mulberrin), Tannin, Mucin 등이 함유되어 있다.

●약리 효과와 효능

혈압강하, 거담, 항균, 진해, 이뇨, 소종 작용이 있어, 폐열로 인한 기침, 소변불리에 효과가 있다.

약리실험 결과

혈압강하작용, 거담작용, 이뇨작용, 항균작용 등이 있다.

●채집가공과 사용법

겨울에 채취하여 코르크층을 제거한 뒤 햇볕에 말려서 사용한다.

●효과적인 복용방법

하루에 2~12g을 복용한다.

만드는 방법은 뽕나무가지를 잘게 썬 것 40~60g을 물에 달여서 하루 4~6번에 나누어 목이 심하게 마를 때마다 마시면 해소된다.

●복용실례

지골피, 감초 등과 배합하여 기침과 가래가 많은 것을 다스린다.

●주의사항

폐의 기운이 허약한 사람과 소변을 많이 보는 사람, 감기로 인해 오한과 함께 기침을 하는 사람은 복용을 피해야 한다.

잎은 누에를 기르는 데 이용되며, 열매를 오디라고 하는데 술을 담그거나 날것으로 먹는다. 뿌리껍질은 한방에서 해열, 진해, 이뇨제, 소종에 쓰고 목재는 가구재로 이용한다.

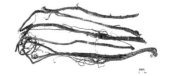

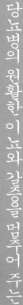
생띠뿌리(백모근)

여러해살이 풀인 띠의 뿌리줄기를 말린 것

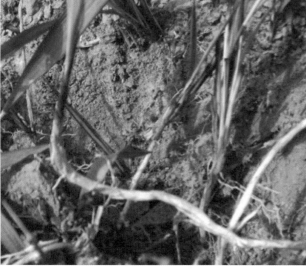
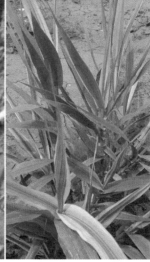

316

■■ 전문가의 한마디!

맛은 달고 성질은 차며, 심, 비장, 위장에 작용한다. 혈의 열을 없애 피나는 것을 멈추고 어혈을 삭이는 작용을 하므로 피를 토하거나 코피, 혈뇨, 부정자궁 출혈, 생리 불순 등에 사용하면 좋은 효과가 있다.

● 식물의 형태

줄기는 30~80cm, 잎은 뿌리에서 나며 편평하고, 꽃은 5~6월에 흰색으로 피며 줄기 끝에 수상화서를 이룬다.

● 주요 함유 성분과 물질

근경에는 manitol, 포도당, 과당, 사과산, coixol, arundoin, cylindrin 등이 함유되어 있다.

● 약리 효과와 효능

양혈지혈, 이습퇴황, 청열이뇨, 보중익기 효능이 있고, 토혈, 코피, 혈뇨, 부정자궁 출혈, 생리불순 등에 사용하고, 황달, 소갈, 타박상, 신장염, 신장성 고혈압, 간염 등에 사용한다.

● 채집가공과 사용법

봄 또는 가을에 뿌리줄기를 캐서 물에 씻어 잔뿌리와 비늘잎을 다듬어 버리고 햇볕에 말려서 사용한다.

●효과적인 복용방법
하루 6~12g, 신선한 것은 20~30g을 탕약으로 복용한다.
 만드는 방법은 생 띠뿌리를 잘게 썬 것 100~150g을 물에 넣어 달인 다음 하루 4~5번으로 나누어 복용하면 된다. 이것은 오줌을 잘 나오게 하며 갈증을 멈춰준다.

●복용실례
노근과 배합하여 열병으로 인한 답답함과 갈증, 폐가 열이 있어서 기침하는 등상, 위에 열이 있어 딸꾹질이나 구토하는 증상을 다스린다.

●주의사항
 비위가 약하고 소변이 많으면서 갈증이 없는 사람은 사용하지 말아야 한다.

 모근이라고도 하는데 띠의 뿌리를 한방에서 이르는 말로 성질이 차고 맛이 쓰며 열병으로 인한 황달과 번갈을 비롯해 혈열로 인한 출혈 등에 사용된다.

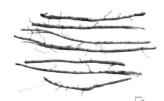

다년생 덩굴성 초본 마의 뿌리

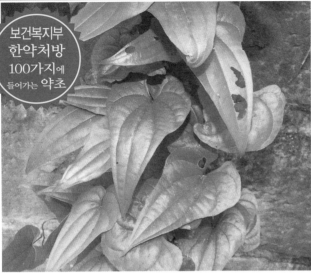

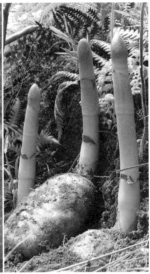

당뇨로 인한 허약체질을 개선하는

318

■ ■ ■ **전문가의 한마디!**

맛은 달고 성질은 따뜻하다. 비장, 폐, 신장에 작용한다. 소화기의 기능이 약하거나 설사를 할 때, 천식과 기침이 있을 때, 유정과 대하가 있거나 소변을 자주 볼 때, 갈증이 있을 때에 주로 이용된다.

● 식물의 형태

뿌리는 육질, 잎은 마주나고, 꽃은 6~7월에 피고, 열매는 삭과로 3개의 둥근 날개와 종자가 있다. 맛과의 여러해살이 덩굴풀로 높이가 1m정도이며, 잎은 마주나거나 어긋나고 달걀 모양의 긴 타원형이다.

● 주요 함유 성분과 물질

saponin, 점액, cholin, 전분, glycoprotein, amino acid가 함유되어 있고, 또한 vitamin C, abscisin II 등이 함유되어 있다.

● 약리 효과와 효능

면역력 강화, 혈중 콜레스테롤 감소, 천식, 가래를 삭이고, 소갈증, 신체허약과 빈혈, 사지마비동통 등에 사용한다.

약리실험 결과 : 인체의 저항력을 높여주고 혈중 콜레스테롤을 감소시켜주는 작용이 있는 것으로 알려져 있다.

●채집가공과 사용법

 11~12월에 뿌리를 채취하여 꼭지부분과 잡질을 제거하고 물에 잘 씻은 다음 겉껍질을 벗겨 햇볕에 말려서 이용한다.

●효과적인 복용방법

하루에 8~24g을 복용한다.

만드는 방법은 생마를 푹 쪄서 식사 전에 100g씩 장기복용하면 당뇨병으로 약해진 몸을 튼튼히 하며, 남성인 경우 성생활도 가능하게 한다.

 산약(마) 12g, 연자육 8g, 메주콩 20g, 현미 20g을 물에 넣어 큰 대접 1대접으로 죽을 끓여 식후 1시간 후 하루 2번 복용하기도 한다.

●복용실례

인삼, 백출, 복령 등과 배합하여 비위가 허약하여 발생하는 설사 등을 다스린다.

●주의사항

평소에 몸에 습기가 많아 속이 더부룩한 사람이나 체한 사람은 복용을 피해야 한다.

 마에 함유된 '디아스타제'는 녹말성분이 포도당으로 전환하여 인슐린 분비를 하는 과정을 돕고 촉진시키기 때문에 당뇨병 환자에게 효과가 탁월하고 동맥경화를 예방해주고, 혈관 내의 콜레스테롤 수치를 낮춰주는 마 효능이 있다.

생지황

다년생 초본인 지황 또는 지황 또는 회경지황의 뿌리줄기

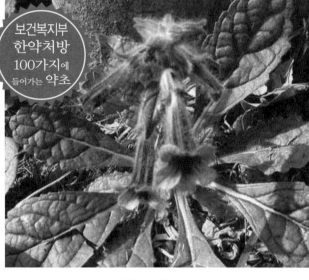

보건복지부
한약처방
100가지에
들어가는 약초

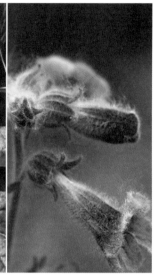

320

■■■**전문가의 한마디!**

맛은 달고 성질은 차갑다. 심장과 간, 신장에 작용한다. 신장을 보하고 혈액을 보충하여 주며, 열을 내려주는 작용이 있어 각종 발열성 질환, 토혈이나 코피, 목이 붓고 아플 때 등에 일정한 효과를 나타낸다.

●식물의 형태

높이 20~30cm, 꽃은 6~7월에 연한 홍자색, 줄기 끝에 총상화서, 열매는 삭과로 타원상 구형이다.

●주요 함유 성분과 물질

주요성분은 β-sitosterol 과 mannitol이며, 소량의 stigmasterol과 미량의 campesterol, rehmanin, alkaloid, 지방산 catalpol, glucose, vitamin A 등을 함유하고 있다.

●약리 효과와 효능

자음, 청열, 양혈, 생진, 지혈, 강심, 이뇨, 혈당량 강하작용이 있고, 허약체질, 발열질환, 토혈, 코피, 자궁출혈, 생리불순, 변비에 사용한다.

약리실험 결과

지혈촉진작용, 강심작용, 이뇨작용, 혈당량 강하작용 등이 있다.

●채집가공과 사용법

 봄과 가을에 채취하여 잡질을 제거하고 잘 씻은 후 천천히 불에 쬐어 말려서 이용한
다.

●효과적인 복용방법

하루에 12~20g을 복용한다.
 만드는 방법은 짓찧어서 즙을 내어 한 번에 한 숟가락씩 하루 3번 복용한다. 지황에
있는 테흐마닌, 당, 골라본은 혈당량을 낮추는 작용을 한다.

●복용실례

현삼, 맥문동 등과 배합하여 열이 나면서 목이 마르고 헛소리를 하는 등의 증상을 다
스린다.

●주의사항

소화기가 약하고 뱃속이 그득하면서 변이 무른 사람은 복용을 피해야 한다.

 생지황은 성질이 차고 수분이 많은 약재여서 혈액을 서늘하게 하고 열을 내리며 몸 안의 진액을 생
성시킨다. 몸 안의 진액이 부족하여 허화가 뜨는 병증, 소갈, 허화로 인한 출혈증상, 구갈 등의 병증을
다스린다. 또한 생지황은 지황 날것을 그대로 사용하는데 피를 맑게 하고 조직 내에 침출된 어혈을
풀어주는 데 더할 수 없는 명약이다.

선학초(짚신나물)

다년생 초본인 짚신나물의 건조한 전초

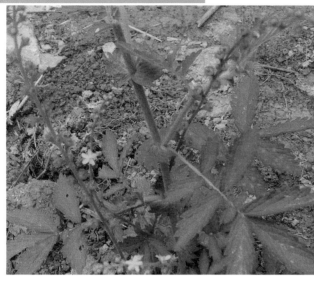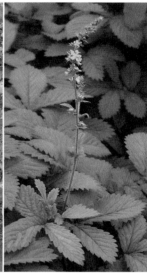

■■전문가의 한마디!

맛은 쓰고 떫으며 성질은
어느 한 쪽으로 치우치지
않고 평하다. 폐와 간, 비
장에 작용한다. 수렴하는
작용과 지혈하는 작용을
가지고 있어 각종 출혈증
에 널리 이용되고 있다.

●식물의 형태

높이 30~100cm, 잎은 깃꼴겹잎, 꽃은 6~8월에 황색, 열매는 수과
로 꽃받침에 싸임, 줄기의 기부는 목질화 된다.

●주요 함유 성분과 물질

Agrimoniin, Agrimonolide, Luteolin-7-βglucoside, Tannin, Sterol, 유기
산, 페놀성 성분, Saponin, Gallic acid 등이 함유되어 있다.

●약리 효과와 효능

수렴, 지혈, 건위, 항암, 항염, 지사 등의 작용, 알코올추출물과
Agrimolid는 강심과 혈압상승 조충과 트리코모나스에 대한 살충
작용이 있다.

●채집가공과 사용법

여름과 가을에 채취하여 잡질을 제거한 뒤 물에 담그었다가 햇볕

에 말려서 이용한다.

약리실험 결과

 지혈작용, 항암작용, 항염작용, 지사작용을 가지고 있으며, 선학초의 알콜 추출물과 agrimolid는 강심작용과 혈압상승작용이 있고, 또한 agrimolid는 조충과 트리코모나스에 대한 살충작용이 있다.

●효과적인 복용방법

하루에 8~16g을 복용한다.

짚신나물은 여러 가지 영양물질이 고루 들어 있으므로 산나물로 늘 먹어도 좋을 듯하다. 봄부터 초가을까지 새순을 따서 데쳐서 나물로 무치든지, 튀김을 만들거나 볶아서 먹으면 그런대로 먹을 만하다. 여름철에 나물로 늘 먹으면 설사나 배탈이 나지 않는다.

●복용실례

 생지황, 측백엽, 대계, 소계 등과 배합하여 발열을 동반한 각종 출혈증을 다스린다.

●주의사항

감기로 인해 오한이 나면서 발열이 있는 사람은 복용을 피해야 한다.

쇠뜨기(문형)

속새과 식물인 문형(쇠뜨기)의 지상부분

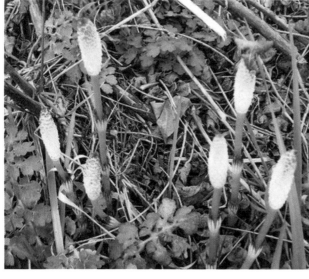
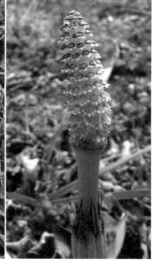

●식물의 형태

풀밭에서 자란다. 땅속줄기가 길게 뻗으면서 번식한다. 이른 봄에 자라는 것은 생식줄기인데, 그 끝에 포자낭수가 달린다. 가지가 없고 마디에 비늘 같은 연한 갈색 잎이 돌려난다.

●주요 함유 성분과 물질

쇠뜨기 saponin, carotene이 함유되어 있다.

●약리 효과와 효능

쇠뜨기는 성질이 서늘하기 때문에 몸에 열이 많은 사람에게는 잘 맞지만, 몸이 차거나 맥이 약한 사람은 맞지 않으므로 먹지 말아야 한다. 비(코) 계통에 활용되고, 월경과다, 장출혈, 객혈, 치창출혈에 사용된다.

■■전문가의 한마디!

맛은 쓰다. 쇠뜨기는 열을 내려주고 소변을 잘 나오게 하는 성질이 있다. 그래서 몸에 열이 많은 사람과 코피, 토혈, 월경과다 등에 지혈약으로 써왔으며, 배설을 촉진하는 이뇨제로도 사용하였다.

324

●채집가공과 사용법

여름, 가을철에 거두어 햇볕에 말린다.

●효과적인 복용방법

6~9g을 사용한다.

식용으로 먹는 방법은 우선 쇠뜨기를 청결하게 말려 가끔씩 차로 마신다. 어린잎은 데쳐서 나물로 무친다. 푸른 잎이 퍼지기 전의 붓뚜껑 같은 갈색 순을 따다가 기름에 볶든지 데쳐 식초나 참기름, 고추장으로 가볍게 조리하여 먹으면 좋고 나물조림, 계란 찜, 생무침으로 식용하면 담백하다. 이를 뱀밥이라고도 흔히 부른다.

부주 이 식물의 전초는 몽고족 의사가 사용한다.

쇠뜨기는 동물실험에서 이뇨작용, 지혈작용, 항염증작용이 있었다는 기록이 있다. 따라서 몸이 붓는 환자와 오줌이 잘 나오지 않는 증세에 효험을 나타내곤 한다. 피가 흐르는 상처에 생즙을 내어 바르면 피가 멎으며 상처도 빨리 아문다고 했다.

쇠무릎

우슬 및 첨우슬의 건조한 뿌리

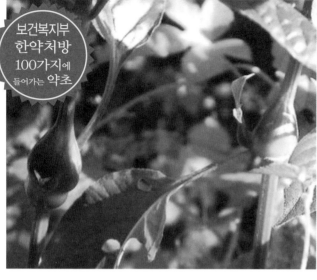

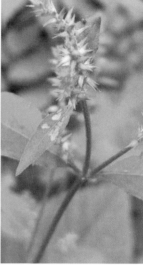

보건복지부 한약처방 100가지에 들어가는 약초

■ ■ **전문가의 한마디!**

맛은 쓰고 시며 성질은 어느 한 쪽으로 치우치지 않고 평하다. 간과 신장에 작용한다. 혈액의 순환을 원활하게 하고 어혈을 제거하는 작용을 가지고 있어 관절이 저리고 아픈 증상, 허리와 무릎이 시리고 아픈 증상, 근골이 힘이 없는 증상 등에 효과가 있다.

●식물의 형태

높이 50~100cm, 잎은 마주나며, 8~9월에 수상화서, 열매는 포과로 긴 타원형이며 1개의 종자가 들어 있다.

●주요 함유 성분과 물질

회우슬에는 triterpenoid, saponin이 함유되어 있으며 가수분해하면 oleanol 산이 생성되며, 다량의 칼슘도 함유되어 있다.

●약리 효과와 효능

혈액순환촉진, 허혈제거, 이뇨, 항알레르기, 항균 작용이 있고, 월경조절, 관절염과 관절통, 요통 등에 약용한다.

●채집가공과 사용법

겨울철에 줄기와 잎이 마른 후 뿌리를 채취하여 잡질과 진흙을 제거한 다음 잘 씻어서 햇볕에 말려서 이용한다.

●효과적인 복용방법

하루에 6~12g을 복용한다.

 우슬은 5~10g 정도를 끓여 드시면 되고 대추 2개와 감초 1조각을 넣으면 맛이 좋고, 허리도 아프고 눈도 침침하고 이명도 있다면 신음부족을 돕는 천문동, 숙지황 등을 넣어도 좋고, 기력이 달린다면 인삼이나 백하수오를 넣어도 되고, 미열증세 등 열이 있다면 구기자 등을 함께 끓여도 좋다.

●복용실례

도인, 홍화, 당귀, 천궁, 목향 등과 배합하여 어혈로 인해 월경이 멈추거나 생리통이 있는 증상, 산후의 복통 등을 다스린다.

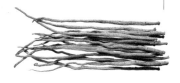

●주의사항

임산부와 월경량이 많은 사람은 복용을 피해야 한다.

압척초(닭의장풀)

닭의장풀과의 한해살이풀 닭의장풀(달개비)의 지상부

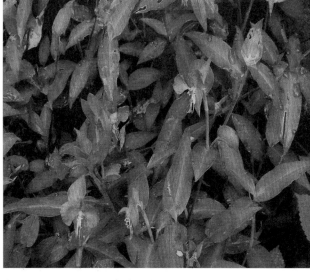
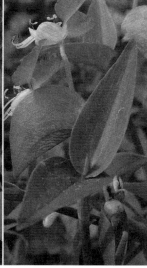

328

■ ■ 전문가의 한마디!

맛이 달고 담담하며, 약
간 차갑다.
닭의장풀은 달개비와 압
척초란 이름으로도 불리
며 성질은 찬 편으로 이
뇨작용이 강하고 신장염,
류머티스 등에 주로 쓰인
다.

●식물의 형태

일년생 초본으로 높이는 30-60cm이다. 줄기는 육질이고 분지가
많으며 마디는 분명하고 하부는 포복상이다. 잎은 어긋나고 엽편
은 피침형으로 길이는 4-9cm이며 잎가장자리에 섬세한 털이 있고
엽저는 아래로 늘어져 막질를 이룬다.

●주요 함유 성분과 물질

delphin, commelinin 등이 있다.

●약리 효과와 효능

달개비 전체를 잘 말려 압적초라는 약재로 사용하고 있다. 압적
초는 열을 내리는 효과가 있고 당뇨병에도 도움을 주는 것으로 알
려져 있다.

●채집가공과 사용법

여름과 가을에 지상부만 채취해 신선한 채로 사용하거나 햇볕에 말린다.

●복용실례

열독 병증을 열을 내리고 독을 없애는 방법으로 치료하는 것, 소변을 잘 나오게 해서 부기를 없애주는 효능이 있다.

●효과적인 복용방법

30~60g, 외용시에는 적량의 선초를 찧어서 환부에 붙인다.

닭의장풀 20~30g을 물에 씻은 후 물 2 *l* 를 넣고 끓으면 약불로 줄인 후 20~30분 정도 물이 3분의2로 줄어들 때까지 은근히 다려준 다음 하루 3~4회 마시면 된다.

외용할 때는 적량으로 신선한 것을 찧어서 환부에 붙여준다.

●주의사항

몸에 열이 있고 계속된 열이 있을 경우 마르고 차고 혈압이 낮은 자는 복용금지

당뇨, 고혈압, 동맥경화 등의 순환기 질환에 닭의장풀로 반찬을 해서 먹으면 좋고 즙을 내어 한 스푼씩 마시면 심장에도 도움이 된다.

연

다년생 수생초본인 연꽃의 성숙한 뿌리

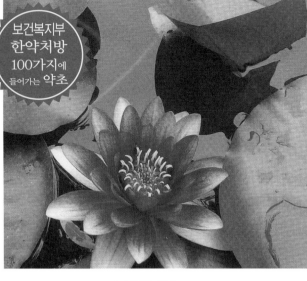

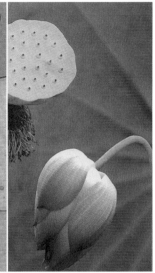

보건복지부
한약처방
100가지에
들어가는 **약초**

■■ **전문가의 한마디!**

맛은 달고 떫으며 성질은 어느 한 쪽으로 치우치지 않고 평하다. 비장과 신장, 심장에 작용한다. 가슴이 두근거리면서 잠을 이루지 못하는 증상과 신장이 약하여 나타나는 유정과 대하 등에 효과를 나타낸다.

330

●식물의 형태

뿌리는 옆으로 길게 뻗는다. 꽃은 7~8월에 연한 붉은색, 꽃턱은 원추형, 열매는 견과이고, 종자는 타원상 구형이다.

●주요 함유 성분과 물질

다량의 전분 및 raffinose, 단백질, 지방, 탄수화물, calcium, 철 등을 함유하고 있다.

●약리 효과와 효능

가슴이 두근거리면서 잠을 이루지 못하는 증상과 신장이 약하여 나타나는 유정과 대하 등에 효과를 나타낸다.

●채집가공과 사용법

가을에 과실이 성숙할 때 채취하여 씨를 제거한 후 말려서 이용한다.

●효과적인 복용방법

하루에 8~20g을 복용한다.

 만드는 방법은 생 연뿌리를 짓찧어 즙을 낸 다음 꿀을 조금 타서 한번에 100$m\ell$씩 하루 2~3번 복용하면 된다. 이것은 소갈로 목이 마르고 심하게 배가 고픈 데 쓴다.

●복용실례

 용골, 익지인 등과 배합하여 소변이 뿌옇게 나오는 증상과 유정을 다스린다.

●주의사항

가슴과 배가 그득하고 답답하면서 변비가 있는 사람은 복용을 피해야 한다.

 연자에는 콩팥기능 보강, 불면증, 정력증강에, 연잎에는 설사, 두통, 어지럼증, 코피, 야뇨증, 산후어혈치료에, 뿌리에는 각혈, 토혈, 치질 등의 지혈효과에, 암술에는 이질치료 등에 효과가 있다.

331

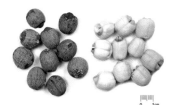

우엉

2년생 초본인 우엉의 성숙한 뿌리

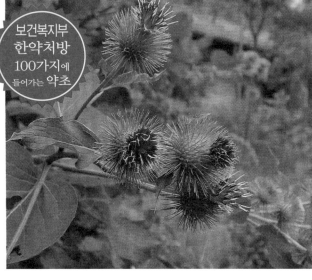

보건복지부
한약처방
100가지에
들어가는 약초

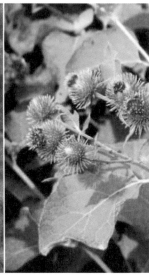

332

■ ■ **전문가의 한마디!**

맛은 맵고 쓰며 성질은
차갑다. 폐와 위에 작용
한다. 체내의 풍열을 몰
아내고 해열과 해독작용
을 가지고 있어 유행성
감기로 인한 발열, 기침
과 함께 가래가 많이 끓
을 때, 두드러기와 종기
등의 피부 질환, 목이 붓
고 아플 때 등에 효과가
있다.

●식물의 형태

높이 1.5m, 뿌리는 길고 굵음, 꽃은 7월에 두화가 산방상으로 핌,
열매는 둥근 삭과, 씨앗은 갈색 관모가 있다.

●주요 함유 성분과 물질

arctiin을 함유하고 있는데, 가수분해에 의해 arctigenin, glucose를
생성하며, 지방유 25~30%가 함유되어 있다.

●약리 효과와 효능

항염, 이뇨, 항균, 강심, 거풍, 해열, 해독 작용 등이 있고, 인후통,
감기, 기침가래, 두드러기, 종기 등에 사용한다.

●채집가공과 사용법

8~9월에 과실이 성숙할 때 채취하여 잡질을 제거한 후 햇볕에 말
려서 이용한다.

약리실험 결과 약리실험 결과 항염작용, 이뇨작용, 항균작용 등이 밝혀졌다. 또한 최근에는 강심작용이 있다는 보고도 있다.

●효과적인 복용방법

하루에 4~12g을 복용한다.

만드는 방법은 우엉뿌리 20g을 잘게 썰어 물에 달여서 하루 3번에 나누어 끼니 뒤에 복용한다. 뿌리에는 물질대사를 자극하며 오줌을 잘 나오게 하는 성분이 들어있다.

●복용실례

길경, 상엽, 절패모, 감초 등과 배합하여 감기로 인해 기침과 함께 가래가 끓으면서도 잘 뱉어지지 않는 증상을 다스린다.

●주의사항 기가 허하여 두드러기가 희게 돋아나고 설사가 있거나 종기가 이미 화농된 사람, 변비가 있는 사람은 복용을 피해야 한다.

333

우엉뿌리에는 이눌린과 약간의 팔미트산이 들어 있다. 유럽에서는 이뇨제와 발한제로 쓰고 종자는 부기가 있을 때 이뇨제로 사용하며, 인후통과 독충의 해독제로 쓴다. 조리법은 장아찌를 만들거나 조림을 하여 반찬으로 먹는다.

의이인(율무)

다년생 초본인 율무의 성숙한 종인

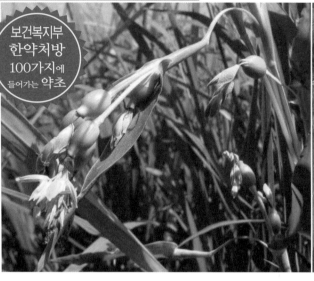

보건복지부
한약처방
100가지에
들어가는 **약초**

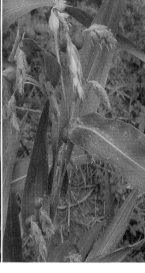

334

■ ■ **전문가의 한마디!**

맛은 달고 담담하며 성질
은 서늘하다. 비장과 위
와 폐에 작용한다. 부종,
소변이 잘 안나오는 증
상, 설사, 부으면서 근육
의 움직임이 둔해지는 증
상, 폐나 장의 농양 등을
다스린다.

●식물의 형태

높이 1~1.5m, 꽃은 7월에 피고, 수꽃이삭은 암꽃이삭을 뚫고 위로
나와 3cm정도 자라며, 열매는 달걀 모양이다.

●주요 함유 성분과 물질

단백질, 지방, 탄수화물, 소량의 비타민 B 등이 함유되어 있다.

●약리 효과와 효능

항염, 콜레스테롤강하, 항암, 진통, 진정, 소염, 해열 작용이 있고,
부종 소변불리, 설사, 폐나 장의 농양 등이 있다.

●채집가공과 사용법

가을에 과실이 성숙하였을 때 채취하여 쩌서 말린 다음 껍질을
제거한다.

●효과적인 복용방법

하루에 12~40g을 복용한다.

만드는 방법은 율무 30~60g을 쌀에 섞어서 율무죽을 만들어 1일 1회씩 복용하면 된다.

한방에서 의이인이라 일컫는 율무는 몸을 차게 하는 성질이 있기 때문에 극단적인 냉증을 가지고 있는 당뇨병 환자는 율무에다가 생강이나 잇꽃을 가미해서 사용하는 것이 좋다.

●복용실례

복령, 저령, 목과 등을 배합하여 부종성 각기나 소변이 잘 안 나오는 것을 다스린다.

●주의사항

대변이 딱딱한 사람이나 소변 량이 적은 사람, 수분이 부족한 사람, 임신부는 피해야 한다.

인진쑥

국화과 쑥의 잎을 건조한 것

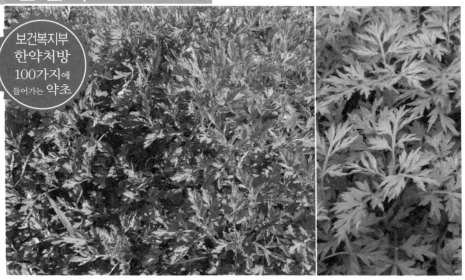

보건복지부
한약처방
100가지에
들어가는 약초

336

■■■**전문가의 한마디!**

맛은 맵고 쓰며 성질은 따뜻하고 약간의 독성을 가지고 있다. 간과 비장, 신장에 작용한다. 복부가 차면서 아프거나 월경부조, 자궁이 차서 임신이 안되는 증상 등에 효과가 있으며, 차가운 약재와 함께 쓰면 각종 열성 출혈증을 다스리는 효과도 있다.

●식물의 형태

높이 60~120cm, 꽃은 7~9월에 원줄기 끝에 원추화서, 열매는 수과로 1.5×0.5mm이다. 약재는 지상부를 사용한다.

●주요 함유 성분과 물질

정유를 함유하며 Cineol(Eucalyptol)이 가장 많고, 이외에 β Caryophyllene, Linalool, Artemisia alcohol, Camphor, Borneol 등이 함유되어 있다.

●약리 효과와 효능

지혈 및 항균작용이 있고, 각종 냉증, 월경부조, 자궁이 차서 임신이 안 될 때 좋고, 각종 열성출혈증을 다스린다.

인진쑥은 간을 해독하는 기능이 있어 황달, 만성간염으로 인한 식욕부진과 피로회복에 효과가 있다.

●채집가공과 사용법

 여름에 꽃이 아직 피지 않았을 때 채취하여 잡질을 제거한 후 햇볕에 말려서 이용한다.

●효과적인 복용방법

하루에 4~12g을 복용한다.

 당뇨에는 인진쑥 60g과 백화사설초 60g, 감초 12g, 물 2,000㎖의 비율로 섞어 15분간 끓여서 마신다.

●복용실례

아교, 당귀, 지황 등과 배합하여 붕루와 하혈을 다스린다.

●주의사항

음액이 부족하여 열이 나는 사람과 진액이 부족한 사람 및 과다 출혈을 한 사람의 경우에는 복용을 피해야 한다.

 인진쑥은 사철쑥이나 더위지기라고도 부르는데, 예로부터 간을 이롭게 하며 특히 황달에 상당한 효과를 나타내는 약초로도 정평이 나 있습니다. 인진쑥의 주요성분은 쿠마린 글로로겐산과 카페인과 정유성분 등입니다. 쑥 종류 대부분엔 항암성분이 들어있다고 알려져 있는데, 실제로 쑥을 지속적으로 복용한 결과 위암을 치료했다는 보고도 있다.

자소엽(차조기)

순형과의 일년초인 차조기나 주름차조기의 잎

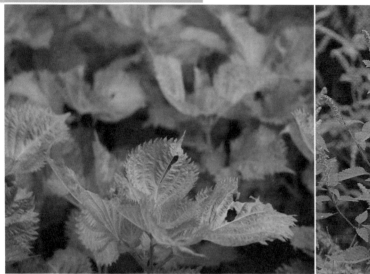

338

■■■**전문가의 한마디!**

맛은 맵고 성질은 따스하다. 폐와 비장에 작용한다. 발한, 해열, 진통, 위장염, 소화촉진, 어육 중독의 해독이나 아토피성 피부염 등 알레르기 반응 또는 태동불안에 사용한다.

●식물의 형태

높이 50~80cm, 꽃은 8~9월에 연한 자줏빛으로 핀다.

●주요 함유 성분과 물질

Iinolenic acid, 정유, Oil, Vit. B1, αPinene, αTerpineol, βPinene, Geraniol, Linalool, Perilla alcohol, Perillaldehyde 등이 함유되어 있다.

●약리 효과와 효능

강기, 소담, 제한, 온중, 관장, 익오장, 윤심폐, 통이변, 활장, 지해평천, 해어해독, 신온산결, 윤폐 효능이 있다.

●채집가공과 사용법

9월 상순에 채취하여 말린다.

약리실험 결과 : 해열작용, 건위작용, 억균작용, 방부작용이 밝혀졌다.

●효과적인 복용방법

한번에 4~12g을 복용한다. 방향성이 있으므로 20분 이상 달이면 좋지 않다.

차조기의 독특한 향은 페릴알데히드라고 하는 성분으로 강한 방부작용과 살균작용을 하여 생선회에 쓰인다.

적당량의 차조기 잎을 물에 달여서 꾸준히 마셔주면 좋다. 차조기 잎과 잘게 썬 생강 조금을 물 3컵 정도에 달여서 마셔도 된다.

●복용실례

행인, 길경, 전호 등과 배합하여 감기로 오한과 발열, 땀이 안 나고 기침하는 증상을 다스린다.

●주의사항

열병이나 기운이 없는 사람이 땀을 많이 흘리는 경우에는 피한다.

차조기는 입맛을 돋우고 혈액순환을 좋게 하고 땀을 잘 나게 하며 염증을 없애고 기침을 멈추며 소화를 돕고 몸을 깨끗하게 한다. 소자는 신경안정제로 노이로제, 두통, 불면증에 쓰이고 가래를 삭인다. 소엽과 소두는 흥분, 발한제로 쓴다. 그러므로 신체가 허약하거나 땀이 많이 나는 사람은 반드시 조심해서 쓴다.

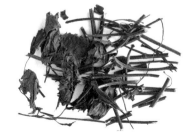

주목나무

주목과 주목나무의 가지와 잎

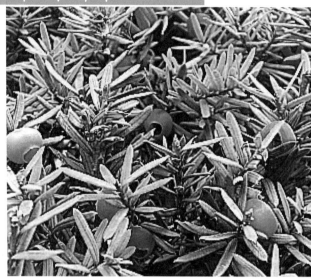

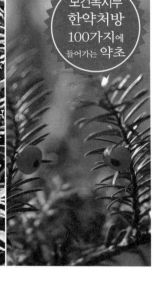

보건복지부
한약처방
100가지에
들어가는 약초

340

■■ **전문가의 한마디!**

민간에서 신장염, 부종, 소갈병 등의 치료에 이용해 왔다. 최근 나무의 껍질에 들어 있는 '택솔(Taxsol)' 이라는 성분이 항암제로 효과가 뛰어나다는 사실이 알려지면서 '기적의 항암제' 로 인기를 더해가고 있다. 유행성 독감에도 특효약으로 알려져 있다.

●식물의 형태

크기는 20m, 줄기가 붉다. 꽃은 4~5월에 피고, 열매는 난원형 핵과로 적색이며 달고, 자갈색 종자가 있다.

주목과의 상록 침엽 교목으로서 높이 20m, 지름 2m. 늘푸른 바늘잎 큰키나무. 가지가 사방으로 퍼짐. 줄기와 가지가 붉은빛을 띤 갈색이며 껍질이 얇게 갈라진다. 암꽃은 연녹색으로 10개의 비늘조각으로 싸여 있다. Taxsol은 주목나무의 잎, 줄기, 뿌리 및 종자중에 존재하는 물질로 암세포에 항암특성이 있어서 의약품으로 개발되어 시판되고 있으면 1993년에는 난소암 치료용으로 FDA에서 허가되었다.

●주요 함유 성분과 물질

잎에는 Diterpene류 화합물을 함유되어 있다. 즉 택시닌(Taxine), 택시닌A, H 및 L, 등과 Ponasterone A, Ecdysterone, Sciadopitysin가 있다. 잔가지 함유 Taxine은 항백혈병 작용과 항종양작용이 있는 택솔(Taxol)을 함유한다.

● 약리 효과와 효능

이뇨, 혈압강하 작용이 있고, 신장병으로 얼굴이 부은데, 특히 당뇨병자 혈당, 난소암, 자궁암, 월경통에 좋고, 함유된 Taxol 성분은 자궁암, 유방암 등에 항암제로 사용되고 있다.

● 채집가공과 사용법

일본, 중국, 둥베이, 우수리, 러시아 동부에 분포하며 봄부터 가을사이에 채취하여 말려 약재로 사용한다.

● 효과적인 복용방법

물 3홉에 벗긴 주목껍질 3돈을 3홉의 물을 넣는다.

물이 반이 되게 달여서 차대신 하루에 3~4번 나누어 복용하면 된다. 이때 식사는 채식 위주(녹말이 많은 것은 피한다)로 하면서 과식을 피하고, 설탕을 멀리 하고, 소금도 줄여야 한다. 주목껍질을 먹기 시작한지 20일경이면 안색이 좋아지고 40일이 지나면 완쾌된다. 이처럼 나무껍질도 좋지만 가지와 잎은 더더욱 좋다. 잎은 10g을 하루 분으로 정해 달여서 복용하면 된다.

영실(찔레꽃)

장미과의 갈잎떨기나무 찔레나무의 열매

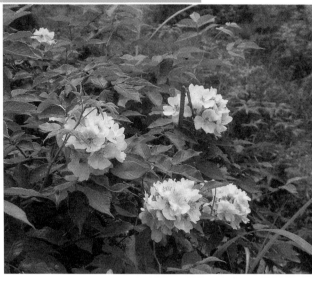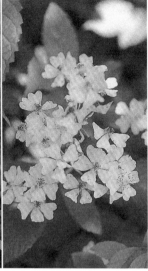

■ ■ **전문가의 한마디!**

맛이 쓰고 떫으며, 성질이 서늘하다. 외상출혈과 화상치료에는 가루로 만들어 기름에 개어서 환부에 바른다.

342

●식물의 형태

높이는 2m까지 곧추서서 자라고 가시가 있다. 가지 끝이 밑으로 처지고 어린 가지에 털이 없거나 있는 것도 있다.

●주요 함유 성분과 물질

시아닌, 물티플로린, 헤네이코산, 디코산, 코리코산 헥산코산, 펠라프곤알데히드 등.

●약리 효과와 효능

폐옹, 이질, 풍습관절통, 안면신경탄탄, 반신불수, 토혈, 코피, 변혈, 월경부조, 대하, 유조, 소변빈삭, 질타손상, 창정, 구창개선에 효능이 있다.

분포

양지바른 곳이나 물가에 자생하는데, 우리나라 전국 각지, 일본 등에 분포한다.

●채집가공과 사용법

8~9월경에 반쯤 익은 열매를 채취해 깨끗이 씻은 다음 응달에서 말려 사용한다.

●효과적인 복용방법

하루에 4~12g을 복용한다.

찔레나무의 열매가 발갛게 익어갈 무렵 9~10월 중순경 열매를 채취하여 그늘에 말린

다. 찔레 열매 말린 것을 10배 정도의 물에 넣고 센 불로 달이

다가 물이 끓기 시작하면 불을 줄여 약한 불로 물의

양이 4~5분의1 정도로 줄어 질 때까지 달인 후 그

물을 아침, 저녁, 하루 두 차례 복용하면 되는데

그 양은 작은 컵으로 한 컵 정도가 적당하다.

칡뿌리(갈근)

콩과에 속하는 다년생등본인 칡의 뿌리

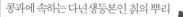

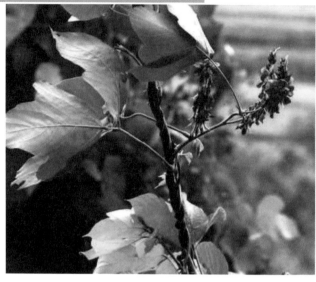

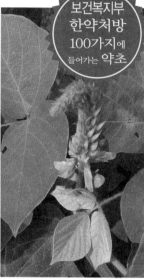

보건복지부
한약처방
100가지에
들어가는 약초

344

■■ **전문가의 한마디!**

칡은 오래전부터 구황작물로 식용되었고 자양강장제 등 건강식품으로 이용되기도 하였다. 한방에서는 뿌리를 갈근이라는 약재로 쓰는데, 발한, 해열 등의 효과가 있다. 뿌리의 녹말은 갈분이라 하며 녹두가루와 섞어서 갈분국수를 만들어 식용하였고, 줄기의 껍질은 갈포의 원료로 쓰였다.

●식물의 형태

들이나 산에 자생하며 덩굴을 뻗으면서 자라는데 여름부터 가을에 걸쳐 적갈색의 꽃을 피운다. 흔히 굵은 칡뿌리를 이용하는데 보통 12월에서 1월 사이의 초겨울에 캔 것이 알이 배어있어 실하며 뿌리는 생즙용으로 이용된다. 칡뿌리를 적당히 썰어 햇볕에 말린 것을 '갈근' 이라 한다.

●주요 함유 성분과 물질

Flavonoid, 전분 및 소량의 정유 성분이 들어 있다.

●약리 효과와 효능

달고 매우며 성질은 평하며 비장과 위에 작용한다. 살과 근육에 작용하여 근육이 뭉친 것을 풀어주니 특히 머리 아프면서 목덜미가 당기는 데 좋고 피부병에 쓰며 진액을 보충해 주는 효능이 있어 구갈과 소갈에 좋다. 과음했을 때 마시면 주독을 풀어주고 복통, 설사, 구토, 식욕부진 해소에 효과가 있으며 고혈압, 두통, 불면증, 위장장애를 해소시켜 주는 효과가 있다.

약리실험 결과 약리실험 결과 뿌리추출물은 뚜렷한 해열작용을 나타내고 성분 중 다이드제인은 파파베린과 비슷한 진경작용을 나타내며 총플라보노이드는 뇌와 관상혈관의 혈류량을 늘린다는 것이 밝혀졌다.

●채집가공과 사용법

봄과 가을에 뿌리를 파내서 썬 후 햇볕에 말려 굽거나 생것을 약으로 쓴다.

●효과적인 복용방법

칡뿌리에는 녹말, 다이드진, 다이제인 등이 들어 있는데 이것들은 혈당량을 낮추는 작용을 한다.

달여 마시는 방법 말린 칡뿌리(갈근)20g을 넣고 달인 후 꿀이나 흑설탕을 조금 넣어 마신다. 갈근 40-50g에 생강 10g정도의 비율로 넣어 달이면 감기예방과 치료에 아주 좋은 약이 된다.

가루를 내어 차처럼 마시는 방법 칡뿌리를 말려 가루 낸 뒤 1 작은 술에 끓인 물 1컵 정도의 비유로 타서 먹거나 꿀이나 흑설탕, 생강즙 등을 넣어 먹기도 한다.

뿌리를 즙내어 먹는 방법 생 칡뿌리를 즙내어 마시면 알코올 해독과 구토증에 좋은 효과를 나타내므로 술 마신 다음날 칡즙을 마시면 숙취로 고생하는 일이 없게 된다. 적당한 양은 칡 400g에 물 2컵 정도를 넣고 갈아 즙내어 마시는 것인데 사과즙과 반씩 섞어 마시거나 갈근 200g, 당근이나 시금치 150g, 사과 150g을 즙내어 마셔도 좋다.

●복용실례

시호, 황금 석고와 배합하여 감기에 열나고 땀은 나지 않고 두통에 목이 당기는 증상을 치유한다.

●주의사항

소화기가 안 좋으면서 구토하거나 땀이 많은 자는 복용하지 말아야 된다.

콩(담두시)

콩의 성숙한 종자를 발효 가공하여 건조한 것

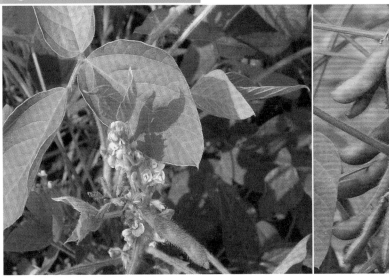

■■전문가의 한마디!

쓰고 매우며 성질은 차며 폐와 위에 작용한다. 가볍게 땀을 내는 약으로 감기가 걸렸거나 가슴이 답답하거나 잠을 잘 못 자는 증상을 다스린다.

●식물의 형태

흰콩이나 검은콩을 삶아 발효, 콩을 쪄서 소금, 조피나무열매를 섞고, 3일간 발효 후 생강을 잘게 썰어 넣고 항아리에 넣어 뚜껑을 닫고 30~37℃, 7~14일간 두었다가 햇볕에 말려 조피열매는 버린다.

●주요 함유 성분과 물질

Acetaldehyde, βAmyrin, Choline, Daidzin, 7-Dehydroavenasterol 등이 함유되어 있다.

●약리 효과와 효능

가볍게 땀을 내는 약으로 복용, 감기에 걸렸거나 가슴이 답답할 때, 불면증 등에 사용한다.

●채집가공과 사용법

콩을 가공하며 발효시켜 건조하여 사용, 분말 등으로 만들어 사용한다.

●효과적인 복용방법

8~16g을 내복한다.

만드는 방법은 비지를 만들어 항상 먹으면 좋다.

●복용실례

박하, 금은화, 연교 등을 배합하여 감기나 열병 초기를 다스린다.

●주의사항

열이 안 나고 오한기가 있는 사람은 피해야 한다.

콩의 주요 건강 효과에는 체중 감량, 골밀도 증강, 유방암 발병률 감소 등을 들 수 있다. 또한 콩의 풍부한 식이섬유가 급격한 혈당 상승을 억제하여 당뇨병 예방에 도움이 된다.

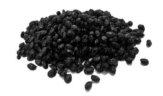

향등골나물(패란) 향등골나물의 전초를 말린 것

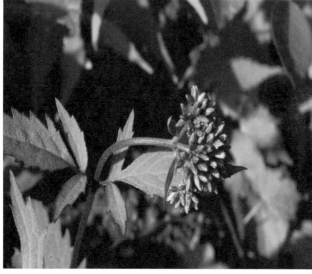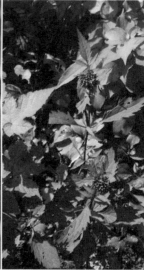

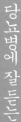

■■ **전문가의 한마디!**

맛은 맵고 성질은 평하
다. 비장과 위, 폐에 작용
한다. 여름에 발열, 두통,
혈압강하작용과 생리를
고르게 하고 부종, 황달
에도 사용한다.

●식물의 형태

줄기는 원주형, 표면은 황갈색~황록색으로 마디와 세로로 능선
이 있고, 맛은 맵고 성질은 평하다.

●주요 함유 성분과 물질

p-cymene, nerylacetate, 5-methyl thymol ether 등이 함유되어 있다.

●약리 효과와 효능

혈압강하, 생리조정하며 부종, 황달에 약용하고, 설태와 구취, 오
심, 구토 증상에 좋다.

●채집가공과 사용법

여름철 꽃이 필 때 전초를 베어 햇볕이나 그늘에서 말린다.

●효과적인 복용방법

하루 4.5~9g, 신선한 것은 9~15g을 달여 먹는다.

 향등골나물을 달여서 복용해도 효과가 있다. 만드는 방법은 물 2홉에 향등골나물의 잎 3돈을 넣어 물 반이 되게 달여서 차대신 복용하면 된다.

●복용실례

곽향, 박하, 후박 등과 배합하여 여름철 감기로 오한 발열이 있고 가슴과 머리가 답답한 증상을 다스린다.

●주의사항

진액이 부족한 사람이나 기가 허하고 약한 사람은 복용을 피해야 한다.

 이 식물의 근경은 생리통을 완화시키고 생식기관을 활성화시키며 통풍, 류머티즘, 신장, 방광 질환에 효과적이다. 달인 액은 발한을 일으켜 발열에 대한 치유 효과가 있어서, 감기나 카타르 치료에 뛰어난 효과가 있다. 냉기나 습기가 원인이 되어 생긴 근육 류머티즘 치료에도 사용된다. 신경성 위장 장애에도 효과가 있다. 이 식물의 친키 성분은 약한 항염증 효과가 있는 것으로 입증되었다.

헛개나무

갈매나무과 헛개나무의 과병을 가진 열매 또는 씨

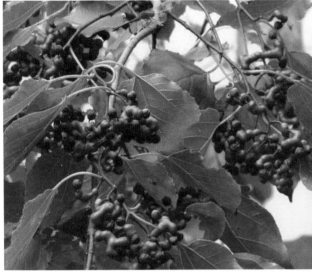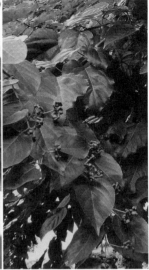

■■ **전문가의 한마디!**

맛은 달고 시며 성질은
평하고 독이 없다. 심, 비
경에 작용한다. 알코올
중독, 아랫배 경련, 갈증
해소, 오장을 축축하게
하며 대소변을 잘나오게
함, 모든 반신불수, 풍습
으로 인한 사지 마비, 기
생충 구제, 비장을 자양
함, 구토, 번열, 구갈, 대
소변이 잘 나오지 않는
증상을 치료한다.

●**식물의 형태**

낙엽교목, 잎은 호생하며 넓은 난형, 꽃은 흰색 취산화서, 열매는
둥근 갈색으로 꼭지는 울퉁불퉁한 육질이다.

●**주요 함유 성분과 물질**

열매에 다량의 Glucose, Calcium malate 함유되어 있고, 주요성분
은 Hoduloside I-V, Hovenolactone, Hovenoside D, G, I, Saponin
C2, E, H, Rhamanose, Mannose, Galactose 등이 함유되어 있다.

열매꼭지에 자당, 포도당, 과당, 카탈라아제, 페록시다아제가 있
다. 총당은 약 13%이고 포도당과 자당은 거의 같은 양 들어 있다.
당은 겉껍질 아래와 물관속 주위에 있다.

목부에는 트리테르페노이드인 호베니산 C30 H46 O3이 있다. 잎
에는 루틴이 있다.

●약리 효과와 효능

헛개나무 효능으로는 알콜성 간염, 간경화, 지방간, 황달, 당뇨, 혈압, 갈증해소, 대, 소
변 기능(방광염, 변비) 등에 좋은 작용을 하며 특히 숙취해소, 술독을 푸는데 효력이
있다.

●채집가공과 사용법

 가을에 열매와 과병을 채취하여 말려 건조한다.

 헛개나무의 열매는 10~11월에 열매가 성숙되었을 때 열매 꼭지와 열매를 함께 따서
햇볕에 말리거나 열매 껍질을 벗기고 씨앗을 털어 내어 햇볕에 말린다.

●효과적인 복용방법

 하루 11~19g을 물로 달이거나 술에 담그거나 환을 지어 먹는다.

 헛개나무는 다른 재료를 넣지 말고 헛개나무로만 끓여먹는 것이 효과적이다. 열매가
가장 좋고 그 다음이 어린가지다. 열매 속 씨앗을 제거하고 아주 작은 불에서 8시간 이
상 끓여주고 이때 뚜껑을 열고 끓이는데 이는 유해성분이 빠져나가도록 하기 위해서
다. 끓인 후 냉장 보관하여 1일 3~4회 복용하면 된다.

●주의사항

〈득배본초〉에서는 '비위가 허한사람은 복용을 금한다' 고 기록하고 있다.

화살나무

노박덩굴과 낙엽관목인 화살나무의 가지

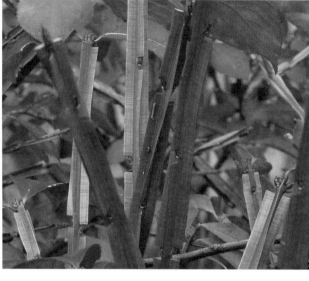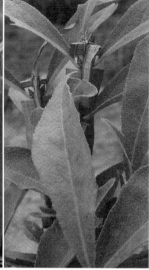

■■**전문가의 한마디!**

위암에 대한 높은 효능이 있는 화살나무는 오랜 시간 장복을 할 시 위암에 있어서는 좋은 효능이 있다가 오랜 세월 민간에서 전해지고 있다. 불면증이나 우울증, 정신질환 등에 좋고 차가운 성질로 음식의 어혈을 풀어주고, 염증이 악화되는 것도 막아준다.

●식물의 형태

높이 3m, 잔가지는 녹색, 오래된 줄기는 2~4줄의 코르크질 날개가 생김, 잎은 마주나고, 꽃은 황록색으로 5~6월에 피며 열매는 삭과로 10월에 붉게 익는다.

●주요 함유 성분과 물질

βSitosterol, βSitosterone, Dulcitol, Friedelin, Nicotinamide, Stigmast-4-en-3, 6-dione(3,6-Diketone) 등이 있다.

●약리 효과와 효능

어혈제거, 혈액순환 촉진, 무월경과 산후복통, 손발 저리고 아픈 증상, 타박손상, 류머티스성 관절염 등에 사용한다.

●채집가공과 사용법

우리나라 전국의 고산지대에 자생하며 어린가지와 잎을 제거하고 햇볕에 말린다.

●효과적인 복용방법

만드는 방법은 잎이 돋기 전 4월 중순에 채취한 화살나무의 햇가지를 하루 30~40g씩 물에 달여서 2~3번에 나누어 식후에 복용하면 좋은 효과를 볼 수 있다. 즉 혈당을 낮추는 작용과 인슐린의 분비를 늘리는 작용이 있으며 당뇨병, 무월경, 해산 후 복통이 있을 때도 사용된다. 이와 같은 방법으로 당뇨병 환자 18명이 40~45일 동안 치료한 결과 자각증상이 16명이 없어졌고 혈당도 뚜렷하게 내렸으며, 유효율이 86.1%였다는 임상보고가 있다.

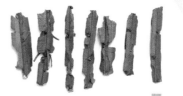

당뇨병을 고치는 운동방법

당뇨인들에게 추천되는 운동 종목들

속보, 조깅, 수영, 수중걷기, 자전거 타기, 에어로빅 등과 같이 전신을 움직이게 하는 유산소 운동들 : 혈당을 떨어뜨리고 심폐기능을 향상시키며 적절히 에너지를 소모할 수 있는 운동들이다.

근력운동

가벼운 중량을 들어 올리는 운동

약해지는 근육을 유지하고 향상시켜서 인슐린 감수성을 증가시킨다.

방법 : 0.5~3kg 아령 등으로 시작하여 8~16회 정도 시행하고, 2번 반복한다. 주 2~3회 정도 유산소 운동과 병행해서 실시한다.

당뇨인들이 피해야 하는 운동 종목들

1.달리기, 뜀뛰기, 줄넘기, 계단오르내리기, 고지대의 등산, 무리한 운동

2.만성 당뇨병성 합병증(심장, 혈관, 망막, 신경)이 있는 경우에 하는 무리한 근력운동

운동 횟수와 운동시간

1.제1형 당뇨인

운동시간은 20~30분의 운동을 매일 시행하는 것이 바람직하다.

2.제2형 당뇨인

운동시간은 대개 40~60분 정도로 일주일에 5회 이상 시행 하는 것이 좋고, 하루에 두 차례 20분씩 나누어 실시하거나 45분 운동을 15분씩 3차례 나누어 중간에 5분 정도 휴식을 취하면서 하는 방법도 적당하다.

동의보감
고혈압에 좋은
약초

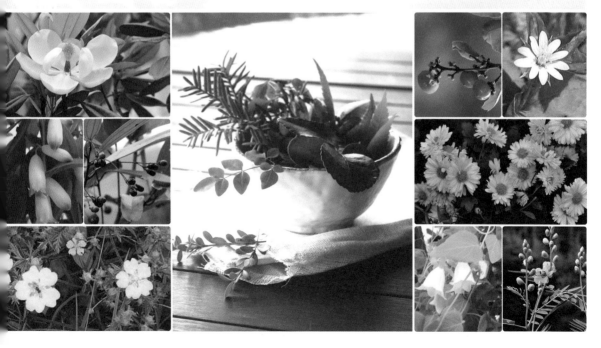

구기자

구기자나무의 잎을 건조한 것

보건복지부
한약처방
100가지에
들어가는 약초

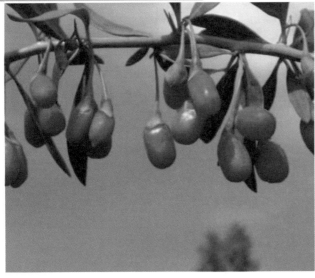
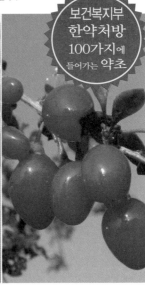

356

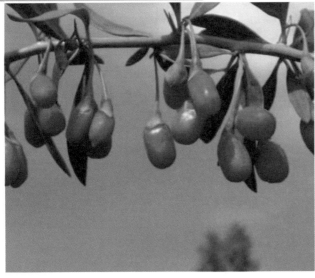

■■전문가의 한마디!

달며 성질은 차며 간과 신장에 작용하여 시력을 개선하고 눈이 아찔하고 눈물이 많은 증상과 요통, 슬관절통, 유정 등을 다스린다. 열이 나고 가슴이 답답한 증상과 해수, 각혈, 소갈증 등에 사용된다.

●식물의 형태

낙엽관목으로 원줄기는 비스듬히 자람. 소지는 황회색이고 털이 없다. 열매는 길이 1.5~2.5cm로서 난상원형 또는 긴 타원형으로 8~10월에 익는다.

●주요 함유 성분과 물질

과실에는 비타민 B1, B2, 비타민C, 카로틴 등을 함유하고 있다.

●약리 효과와 효능

정력강화, 거풍강골, 장수(장복시), 불감증, 불임, 유정, 몽정, 대하증, 시력감퇴, 소변출혈 등

●채집가공과 사용법

여름부터 가을사이에 채취하여 사용한다.

●효과적인 복용방법

6~12g을 복용한다.
구기자 잎은 이 나무의 잎사귀를 말하는데 먹는 방법은 구기자 잎 10g정도를 물에 달인 후 차처럼 매일 마시면 된다.

●복용실례

건지황, 천문동 등을 배합하여 요통, 슬관절통, 유정을 다스린다.

●주의사항

감기로 열이 있는 이와 소화기가 약해 설사하는 이는 피해야 된다.

지골피는 성질이 차서 몸이 더운 사람에게 좋고, 찬 사람에게는 좋지 않다. 열을 내리고, 몸이 허약해 허열로 식은땀을 흘릴 때, 혈압을 내리고, 혈당을 낮추고, 허리 무릎에 힘이 빠져 약해질 때 많이 쓴다. 폐가 건조해 기침이 나거나 입안이 마르고, 코가 건조해져 코피가 나는 등 음이 허한 경우에도 많이 쓴다.

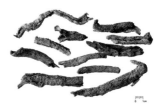

대산(마늘)

나리과에 속한 1년생 혹은 2년생 본초인 마늘의 비늘줄기

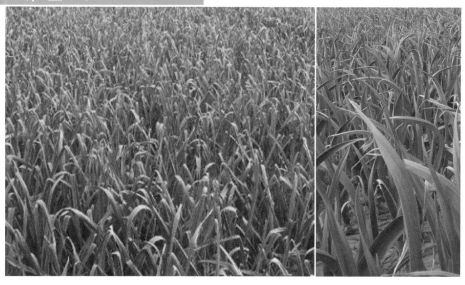

■■ 전문가의 한마디!

맛은 맵고 성질은 따뜻하며, 비장과 위장, 폐에 작용한다. 체한 것을 풀어주며 비위를 따뜻하게 하여 소화기능을 촉진시킨다. 몸속에 뭉쳐져 있는 해로운 것들을 풀어준다.

●식물의 형태

마늘의 비늘줄기는 둥글고 연한 갈색의 껍질 같은 잎으로 싸여있고, 안쪽에 5~6개의 작은 비늘 줄기가 들어있다.

●주요 함유 성분과 물질

주성분은 nicotinic acid, ascorbic acid, alliin, allicin, allithiamin, 0.2%의 정유가 있다.

●약리 효과와 효능

소화기능 촉진, 항균, 살기생충 효능, 뱀이나 벌레에 물린 상처, 이질, 학질, 백일해 등에도 효능이 있다.

●채집가공과 사용법

봄, 여름에 채취하여 햇볕에 말리거나 생용 또는 볶아서 사용한다.

●효과적인 복용방법

내복시에는 6~12g을 달여서 복용한다.

마늘은 아침저녁으로 머리가 무겁고 어지러우며 가슴이 두근거리는 데 쓰인다. 먹는 방법은 재래종 마늘 50g에 참기름 150㎖를 넣고 마늘이 녹을 정도로 달여서 세 번에 나누어 식후 30분 있다가 복용하면 된다.

●주의사항

몸에 진액이 부족하고 열이 많은 사람과 눈병, 입과 치아, 인후의 질병이나 유행병을 앓고 난 후에 써서는 안 된다.

마늘은 모든 식품 가운데 항균작용 뿐만 아니라 항암작용을 높이는데 최고의 식품이다. 최근 연구에 따르면 마늘에 게르마늄이 많이 함유되어 있기 때문에 항바이러스나 항암치료에도 뛰어난 효과가 있다는 사실이 밝혀졌다.

359

두충

두충나무과에 속한 낙엽소목인 두충나무의 나무껍질

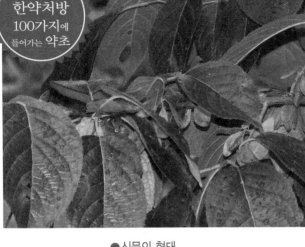

보건복지부
한약처방
100가지에
들어가는 약초

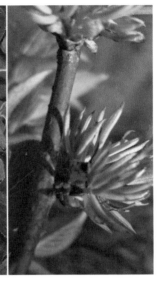

혈압을 낮추는 작용이 두 배나 강한

■■ 전문가의 한마디!

맛은 맵고 달며 성질은 따뜻하며 간, 신장에 작용하여 간과 신을 보하고 힘줄과 뼈를 튼튼하게 하며 태아를 안정시킨다. 강장 효과가 있어 몸을 튼튼하게 하고 신장과 간 기능을 촉진시킨다.

●식물의 형태

높이 20m, 줄기 껍질, 잎, 열매를 자르면 고무같은 실이 나옴, 꽃은 암수 딴그루로서 새 가지의 밑부분 포편의 겨드랑이에 달리고 꽃덮개는 없다.

●주요 함유 성분과 물질

두중교(gutta-percha) 6-10%, 수지, Alcaloid, 유기산, 비타민 C등이 함유되어 있다.

●약리 효과와 효능

정기쇠퇴로 인한 요통, 무릎이 차고 시린 증상, 몽정, 조루, 소변 불리에 좋음, 강장, 신장과 간기능 촉진, 허리와 다리 통증, 생식기능 증진 등에 효과적이다.

●채집가공과 사용법

봄부터 여름사이, 4~5월에 줄기껍질을 벗겨 겉껍질을 긁어버리고 햇볕에 말리어 사용한다.

●효과적인 복용방법

하루 8~12g을 탕약, 알약, 가루약, 약술 형태로 복용한다.

두충나무껍질을 잘게 썬 것 15~20g을 물에 달여 하루 3번에 나누어 식 후에 복용하면 된다. 또 잘게 썬 것 100g을 40%의 술 1ℓ에 15~20일 동안 담가 두었다가 우려낸 것을 한 번에 15~20㎖씩 식 후 하루 3번 복용해도 된다.

특히 약한 불에 볶은 껍질이 볶지 않은 것보다 혈압을 낮추는 작용이 2배나 더 강한 것으로 밝혀졌다. 그것은 혈압을 낮추는 배당체 성분인 피노레지놀 디글리코시드가 들어있기 때문이다.

●복용실례

두충 15~40g을 물 250ml로 200ml 정도 되게 달여 하루 세 번 복용하면 고혈압치료에 효과적이다. 속당, 산수유, 두충 등과 함께 복용하면 허리와 등이 시고 아픈 것에 효과적이다.

●주의사항

현삼과는 배합금기이며, 정력이 약한 사람이 열이 왕성한 증상에는 쓰지 않는다.

약리작용으로 혈압강하, 항노화, 콜레스테롤강하, 항염, 진정, 진통, 면역 조절, 혈액응고, 자궁수축, 항알레르기, 항균작용 등이 보고되었다.

옥죽(둥굴레뿌리)

둥굴레와 왕둥굴레 및 옥죽의 건조한 근경

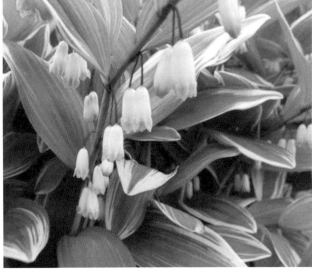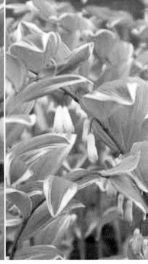

■ ■ **전문가의 한마디!**

맛은 달고 성질은 약간 차갑다. 폐와 위에 작용한다. 폐와 위에 열이 있고 건조하여 발생하는 마른기침과 갈증이 나면서 금방 배가 고파지는 증상, 발열, 소변이 자주 마려운 증상 등에 효과를 나타낸다.

●식물의 형태

높이 30~60cm, 육질의 뿌리줄기, 잎은 어긋나며 꽃은 6~7월에 피고, 열매는 장과로 둥글고 검은색이다.

●주요 함유 성분과 물질

convallamarin, convallarin, vitamin A 등을 함유하고, 전분 25.6~30.6% 및 점액질을 함유하고 있다.

●약리 효과와 효능

자음윤조, 양위생진, 효능이 있으며 심장박동항진, 항산화, 혈당 억제, 혈당강하 작용이 있고, 발열, 소변이 자주 마려운 증상 등에 효과를 나타낸다.

●

채집가공과 사용법

봄과 가을에 근경을 채취하여 껍질을 벗긴 후 물에 잘 씻어 햇볕에 말려서 사용한다.

●효과적인 복용방법

하루에 12~20g을 복용한다.

보리차 대신 상시로 끓여 놓고 수시로 꾸준하게 복용하면 고혈압에 효험을 거둘 수가 있다. 직장인들은 보온병에 담아서 회사에 가져가 갈증이 날 때마다 마시면 더더욱 좋다.

●복용실례

맥문동, 석곡 등과 배합하여 몸에 음이 부족하여 발생하는 허열과 몸에 진액이 적으면서 갈증이 나타나는 증상을 다스린다.

●주의사항

비장이 약하여 습열과 담이 있는 사람은 복용을 피해야 한다.

동물실험 결과 가벼운 강심작용이 밝혀졌으며, 심장 박동을 증가시켜 혈압을 상승시키는 승압작용이 인증되고 있다. 혈액순환을 촉진한다. 류머티스성 심장 질환에 응용되며 저혈압. 말초혈관순환부전으로 맥박이 가라앉아 있고 약하며 힘이 없을 때 쓴다.

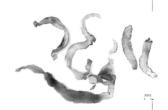

만병초

진달래과 식물인 단견화(만병초)의 잎

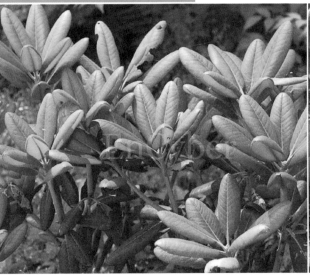
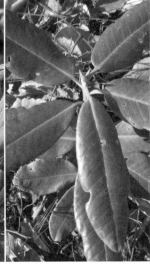

■■ 전문가의 한마디!

약간의 독이 있어서 잘
쓰면 약이요. 잘 못쓰면
독이다.' 라는 속담이 있
다. 만병초는 이름 그대
로 만병에 효과가 있는
약초이다. 한방에서는 별
로 쓰지 않지만 민간에서
는 거의 만병통치약처럼
쓰고 있다. 만병초는 고혈
압, 저혈압, 당뇨병, 신경
통, 관절염, 두통, 생리불
순, 불임증, 양기부족, 신
장병, 심부전증, 비만증,
무좀, 간경화, 간염, 축농
증, 중이염 등의 갖가지
질병에 효과가 있다.

●식물의 형태

만병초는 높고 추운 산꼭대기에서 자라는 늘푸른떨기나무다. 잎
은 고무나무 잎을 닮았고 꽃은 철쭉꽃을 닮았으며 꽃빛깔은 희다.
만병초는 우리나라에서 멸종위기 야생 보호 식물로 특별히 보호
되고 있다.

●주요 함유 성분과 물질

플라보노이드, triterphenoid, geraniol 등이 확인 되었다.

●약리 효과와 효능

이질과 설사에 유효하며, 요통, 사지동통에 일정한 지통 작용이
있다. 심장 수축 능력을 향상시키고, 정맥압을 내린다. 항균작용
이 인정되었다.

●채집가공과 사용법

여름, 가을에 따서 음지에서 말린다.

●효과적인 복용방법

10-20g을 사용한다.

고혈압에 쓴다.

만병초 잎을 차로 마시려면, 만병초잎 5~10개를 물 2되에 넣어 물이 한 되가 될 때까지 끓여서 한 번에 소주잔으로 한 잔씩 식 후에 마신다고 한다.

만병초잎에는 안드로메도톡신이라는 독이 있으므로 많이 먹으면 중독이 되며 한꺼번에 많이 먹으면 생명이 위태로울 수도 있으므로 주의해야 한다고 한다.

약물 달인 물은 동물의 중추 신경에 대하여 억제 작용이 있고, 혈압을 하강시킨다. 독성은 매우 약하다.

메밀

여뀌과 메밀의 종자

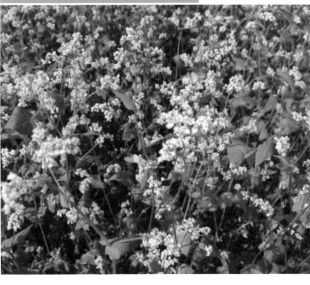 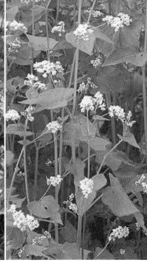

366

■ ■ **전문가의 한마디!**

고혈압, 당뇨병, 심장병
등 성인병 예방에 탁월하
여 여러 나라의 고서에서
도 찾아볼 수 있다. 메밀
의 성질은 평하고 냉하
며, 맛은 달고 독성이 없
어 내장을 튼튼하게 한다
고 적혀 있다.

●식물의 형태

메밀은 중앙·동북아시아가 원산, 열매는 주로 3각형, 열매 과피는
단단하고 광택이 있으며 벗겨지기 쉽고, 내부에 종피, 배유, 배가
있다.

●주요 함유 성분과 물질

αAmyrin, βAmyrin, Catechin, Epicatechin, Fagopyrine, Hyperoside,
Quercetin, Quercitrin, Myristoleic acid, n-Tetradecane, Salicyladehyde,
Gluten, Rutin 등이 함유되어 있다.

●약리 효과와 효능

동맥경화, 고혈압, 당뇨병, 화상, 습진, 종기, 소화촉진, 소화불량,
적체, 만성설사, 지혈, 옹종 등을 치료한다.

●채집가공과 사용법

가을에 서리가 내릴 때 종자를 채취하여 말려서 사용, 가축에는 햇볕을 쬐면 피부발
진 유발하는 독성이 있다.

●효과적인 복용방법

먹는 방법은 메밀이 무성하게 자랄 때쯤에 잎을 채취하여 말려두었다가 하루에
20~30g씩 물에 넣어서 달여 먹으면 효과가 매우 좋다.

메밀의 효능은 메밀 속에 유효성분인 루틴이 함유되어 있는데, 이것은 모세혈관의 취
약성을 감소시켜서 정상적인 저항력을 회복시켜줌으로써 모세혈관 파열로 인한 출
혈을 예방해 준다.

중국의 의서인 본초강목에는 메밀이 위를 실하게 하고 기운을 돋우며 정신을 맑게 하고 오장의 찌꺼
기를 없애준다고 쓰여 있다. 혈중 콜레스테롤 수치를 낮춰주고 고혈압에도 도움을 준다. 이 밖에 혈당
조절, 신장 기능 개선, 체중 조절 등에 기여한다.

오동나무

오동나무의 껍질

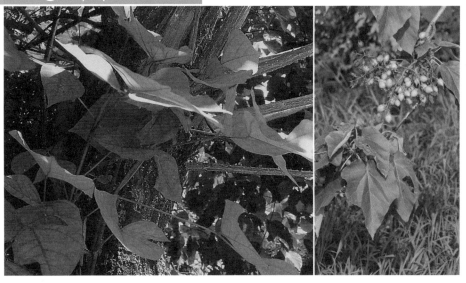

고혈압으로 인해 머리가 아프며 어지러울 때

368

■■**전문가의 한마디!**

오동나무는 고혈압으로 인해 머리가 무겁고 아프며 어지러울 때 쓴다. 오동나무 잎엔 혈중 콜레스테롤농도를 저하시키는 작용을 가진 성분이 들어 있기 때문이다.

●식물의 형태

 한국 특산종, 높이 15m, 잎은 마주나고 난상 원형이다. 꽃은 5~6월에 원추화서, 열매는 삭과로 난형이다.

●주요 함유 성분과 물질

 Anisaldehyde, Apigenin, Artecanin, Aucubin, Benzaldehyde, Benzyl alcohol, βOxoacteoside, βSitosterol, Caffeic acid, Campesterol, catalpol, catalposide, Coniferine 등이 함유되어 있다.

●약리 효과와 효능

 치질에 내복하여, 타박상에는 식초를 넣고 볶아서 붙이거나 종기와 악창에 찧어 붙인다.

●채집가공과 사용법

가을에 채집하여 햇볕에 말려서 사용한다.

●효과적인 복용방법

오동나무 꽃이 피기 전에 잎을 채취해서 그늘에 말렸다가 약한 불에 누르스름하게 볶은 다음 부드럽게 가루 내면 된다. 1회에 5~6g씩 소주 한 잔에 타서 하루에 세 번, 식전 30분 전에 복용하면 된다.

이 밖에 오동나무 잎을 달여서 먹기도 하고, 말려서 담배처럼 피우기도 한다.

세신(족두리풀)

다년생 초본인 족도리 또는 북세신, 한성세신의 전초와 뿌리

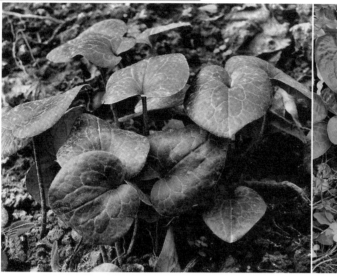

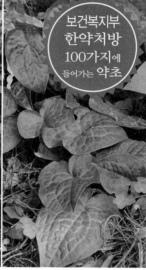

보건복지부
한약처방
100가지에
들어가는 약초

370

■■■**전문가의 한마디!**

맛은 맵고 성질은 따뜻하다. 심장과 폐, 신장에 작용한다.

세신은 밖으로는 추위를 몰아내고 안으로는 속이 차서 생긴 담을 없애고 막힌 것을 뚫어주는 작용과 진통작용이 있다. 따라서 감기로 인한 두통과 몸살, 가래가 많이 끓으면서 기침을 할 때, 맑은 콧물이 흐를 때 등에 효과를 나타낸다.

●식물의 형태

근경에 마디가 많으며 원줄기 끝에서 2개의 잎이 나와 마주 퍼진다. 잎은 심장형이며 너비는 10cm로서 가장자리가 밋밋하다. 꽃은 홍자색으로 잎이 나오려고 할 때 잎 사이에서 1개씩 나온다.

●주요 함유 성분과 물질

북세신의 뿌리에는 정유가 약 3% 함유되어 있는데, 그 주성분은 methyleugenol, safrole, β-pinene, phenol성 물질, eucarvone 등이 들어 있다. 족도리 뿌리에는 정유성분이 약 1.9~2.75% 함유되어 있으며, 주성분은 methyleugenol이 약 50%이고 그 외에 asarylketone, pinene, eucarvone, safrole, 1,8-cineole, l-asarinin 약 0.2%가 함유되어 있다.

뿌리는 감기, 두통, 코막힘, 거담제, 진통제, 이뇨제 등의 한방재료로 사용된다. 감기로 코가 막히거나 콧물이 계속 흐르고 인후부위에서 분비물이 계속 배출되며 땀이 잘 안 날 때에 발한시키면

서 병원균을 체외로 배출시킨다.

●약리 효과와 효능
약리실험 결과 해열작용, 항알러지작용, 국소마취작용, 항균작용이 있음이 밝혀졌다.

●채집가공과 사용법
5~7월에 뿌리를 채취하여 잡질과 진흙을 제거한 후 물에 담그었다가 그늘에 말려서
사용한다.

●효과적인 복용방법
 하루에 2~4g을 복용한다.
 특히 족두리풀은 중풍(고혈압)으로 머리가 아프고 목이 쉬어서 말을 못하는 환자에
게 사용하면 좋다. 족두리 풀뿌리를 2월과 8월에 캐서 그늘에 말렸다가 부드럽게 가루
로 만들어 코에 밀어 넣으면 된다

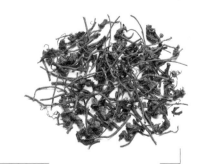

미나리(시호)

다년생 초본인 시호의 건조한 뿌리

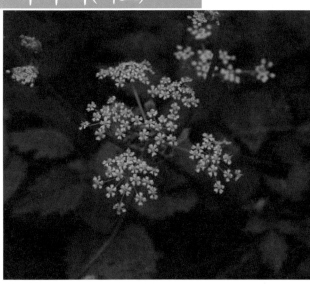
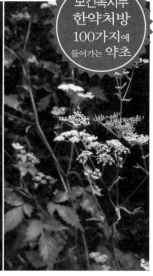

보건복지부 한약처방 100가지에 들어가는 약초

■■ **전문가의 한마디!**

맛은 쓰고 약간 차갑다. 간과 담에 작용한다. 스트레스로 울체된 것을 풀어주고 발열과 오한이 교대로 반복되는 증상과 가슴과 옆구리가 결리는 증상, 생리가 순조롭지 않은 증상 등에 이용된다.

●식물의 형태

높이 40~70cm, 뿌리줄기는 굵고 매우 짧으며, 줄기잎은 바늘모양, 꽃은 8~9월에 원줄기 끝과 가지 끝에서 노란색으로 핀다.

●주요 함유 성분과 물질

정유 및 Bupleurumol, Oleic acid, Linolenic acid, Palmitic acid, Stearic acid, Lignoceric acid, 포도당 및 Saponin 등이 있고, Saponin에는 Saikosaponin A, B, C, Longispinogenin 등이 함유되어 있다.

●약리 효과와 효능

해열, 간보호, 항균, 항염, 항궤양, 혈중콜레스테롤 강하, 진정, 진통 작용이 있다.

●채집가공과 사용법

봄과 가을에 채취하여 가지와 잎, 잡질과 진흙 등을 제거한 후 깨끗이 씻어 햇볕에 말려서 이용한다.

●효과적인 복용방법

하루에 4~12g을 복용한다.

먹는 방법은 미나리 채 500g을 물에 넣은 후 설탕을 조금 가미해 차대신 마시면 된다.

이밖에 미나리 채 250g과 대추 10개를 함께 달여서 마시고 대추도 복용하면 된다.

●복용실례

갈근과 배합하여 감기로 인해 열이 나는 것을 다스린다.

●주의사항

진액과 혈이 부족한 사람과 간의 양기가 치솟은 사람은 복용을 피해야 한다.

373

미나리는 해열효과가 뛰어나 일사병, 폐렴, 유행성 독감에 효험이 있고 피의 흐름을 빠르게 해 혈압

강하 효능도 있다. 몸속에 있는 각종 독소를 분해하고, 월경불순 및 간경화, 고혈압 등의 성인병 예방

과 치료에도 좋다. 미나리 꽃인 근화는 얼굴이 붓고 모공에 출혈이 생기는 병을 치료하기 위해 이용

되었으며 어린아이의 급성위장병에도 효과가 있다.

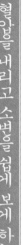
충울자(익모초씨)
익모초의 건조한 과실

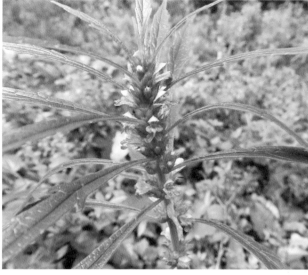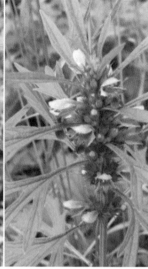

■■전문가의 한마디!

맛은 달고 매우며 성질은 약간 차갑다. 심포와 간에 작용한다.
생리 불순과 월경통, 냉대하, 산후 어혈로 인한 통증, 타박상으로 붓고 통증이 있는 데 등의 어혈로 인한 증상과, 간의 열로 인한 두통과 눈이 붉어지면서 아픈 증상 등을 호전시킨다.

374

●식물의 형태

높이 1m, 꽃은 7~8월에 연한 홍자색, 윗부분에 층층이 달리고, 꽃받침은 5개, 꽃통은 아래위 2개로 갈라진다.

●주요 함유 성분과 물질

Leonurine, 소량 Stahydrin, Choline, 지방 37%(64%가 Oleic acid, 21%는 Linolenic), Vit. A 등이 함유되어 있다.

●약리 효과와 효능

생리불순과 월경통, 냉대하, 산후 어혈로 인한 통증, 타박상의 통증, 어혈, 두통과 눈의 출혈 등에 사용한다.

●채집가공과 사용법

8~10월에 성숙한 과실을 채취하여 그늘에서 말린다.

●효과적인 복용방법

6~20g을 내복한다.

 하루 20~30g씩 물에 달여서 3번에 나누어 식후에 복용하면 된다. 익모초 안에 함유되어 있는 데오누린이라는 알칼로이드성분은 핏줄을 넓히며 항아드레날린 작용이 있어 혈압을 내리고 소변을 쉽게 보게 한다.

●복용실례

청상자, 결명자 등과 배합하여 간에 열이 많아서 생긴 두통과 눈의 충혈 등을 다스린다.

●주의사항

혈액이 부족한 사람이나 몸에 어혈이 없는 사람은 복용을 피해야 한다.

 전초(풀의 모든 것)를 약재로 이용하는데 약성이 서늘하고 맛이 쓰다. 산후에 자궁의 수축력이 약하여 소량씩 출혈이 있고 흑갈색의 핏덩어리가 섞여 나오며, 하복부가 팽만하고 우울한 감정과 전신에 힘이 없을 때 복용하면 지혈이 되면서 혈액순환을 활발하게 유도한다.

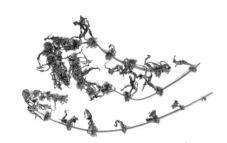

질경이(차전자)

다년생 초본인 질경이, 털질경이의 성숙한 종자

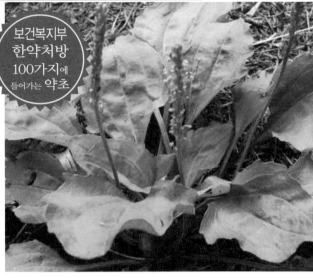

보건복지부
한약처방
100가지에
들어가는 **약초**

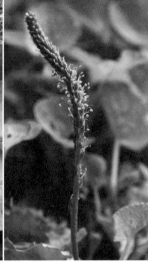

■■**전문가의 한마디!**

맛은 달고 성질은 차갑다. 간과 신장, 폐, 소장에 작용한다. 소변이 잘 나오지 않는 증상, 간의 열로 눈이 침침하고 잘 보이지 않는 증상, 폐에 열이 있어 기침을 하면서 가래가 나오는 경우에 효과가 있다.

●식물의 형태

타원형이거나 불규칙한 긴원형으로 약간 납작하고 길이는 약 2mm정도이다.

●주요 함유 성분과 물질

차전자에는 Disaccharide, Plantenolic acid, Succinic acid, Adenine 등이 함유되어 있다.

●약리 효과와 효능

이뇨작용, 거담작용, 진해작용, 항궤양작용, 항염작용, 지혈촉진작용, 콜레스테롤강하작용 등이 밝혀졌다.

●채집가공과 사용법

여름과 가을에 성숙한 종자를 채취하여 생용을 하거나 소금물에 담근 다음 약한 불로 볶아서 사용한다.

●효과적인 복용방법

12~20g을 복용한다.

 질경이를 고혈압에 이용하는 방법은 그늘에서 말린 질경이 10~20g에 물 반 되를 붓고 반으로 줄어들 때까지 달인 것을 하루 세 번에 나누어 복용하면 된다.

●복용실례

목통, 활석 등과 배합하여 소변이 잘 안 나오면서 아픈 것을 다스린다.

●주의사항

스트레스성 무기력증이나 양기가 부족한 사람, 유정이 있는 사람은 복용을 피해야 한다.

 차전자는 질경이씨를 말한다. 질경이는 간장의 기능을 좋게 하고 기침을 멎게 하며 갖가지 염증과 궤양, 황달, 만성간염 등에도 높은 효과가 있다고 알려져 있다. 더구나 항암효과가 높아 암세포의 진행을 80%까지 억제한다는 보고도 있다.

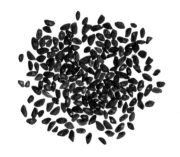

창출(삽주)

삽주의 덩이 줄기를 건조한 것

보건복지부
한약처방
100가지에
들어가는 약초

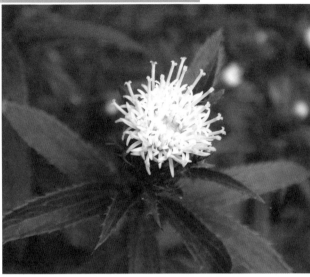
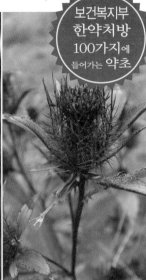

●식물의 형태

높이 30~100cm, 뿌리줄기가 굵고 마디가 있다. 줄기 잎은 긴 타원형, 열매는 수과로 긴털과 관모가 있다.

●주요 함유 성분과 물질

정유에는 Hinesol, βEudesmol, Elemol, Atractylodin, βSelinene, 2-Furaldehyde, Atractylon, Atractylodinol 등이 함유되어 있다.

●약리 효과와 효능

소화불량이나 설사, 복부팽만, 발한, 감기, 발열, 중풍, 배뇨곤란, 결막염, 고혈압, 현기증, 노인의 천식 등에 사용한다.

●채집가공과 사용법

가을 또는 봄에 뿌리줄기를 캐서 흙을 털어 버리고 물에 씻어 햇볕에 말린다.

■■ **전문가의 한마디!**

맛은 쓰고 매우며 성질은 따듯한다. 비장과 위, 간에 작용한다. 체온이 낮아져 생기는 모든 병과 기가 허해서 생기는 병, 발열, 중풍, 배뇨곤란, 결막염, 고혈압, 현기증, 노인의 천식 등에 사용한다.

378

●효과적인 복용방법

하루 6~12g을 탕약, 알약, 가루약, 약엿 형태로 먹는다.

 창출 100g에 물 2ℓ를 붓고 50분 동안 끓인 다음에 삼베보자기에 싸서 탕액을 짜내면 된다. 이렇게 짜낸 탕액 5ℓ에 미역이나 다시마가루 2kg을 섞어서 1주일 동안 밀봉하여 둡니다. 이것을 다시 여과하여 설탕을 적당하게 희석시켜 시럽으로 만들면 완성된다. 이 시럽을 하루에 30㎖씩 하루 3번 식전에 복용하면 두통, 어지럼증, 이명, 시력장애, 소화 장애, 심계항진, 권태감, 기억력 저하 등의 여러 증상들이 차츰차츰 개선된다. 복용기간이 최소한 1~3개월이 되어야만 치료의 효과를 볼 수가 있다.

●복용실례

후박, 진피 등과 배합하여 식욕이 부진하고 배가 더부룩하면서 설사하는 것을 다스린다.

●주의사항

기가 약하고 부족하여 땀이 나는 자와 음이 허하여 몸에 열이 나는 사람은 복용을 피해야 한다.

 건위작용이 현저하다. 이와 같은 효력은 위장이 원래 습기를 꺼려하는데 위장 안에 습기가 과다하게 쌓여서 일어나는 소화 장애와 위장기능 허약 증상을 치료하는 데 탁월한

반응을 나타낸다.

0   1cm

천마

여러해살이 기생풀인 천마의 건조한 근경

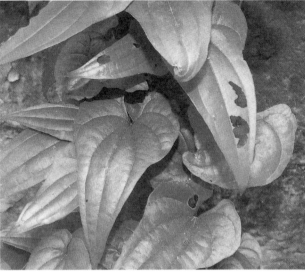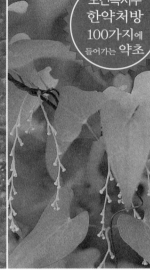

보건복지부
한약처방
100가지에
들어가는 **약초**

■■ **전문가의 한마디!**

맛은 맵고 성질은 평하
다. 간에 작용한다. 고혈
압, 뇌졸중, 불면증, 신경
쇠약, 중풍, 당뇨병, 출혈
증세를 치료한다

●식물의 형태

높이 60~100cm, 잎은 퇴화되어 없고, 땅속에 있는 덩이줄기는 고
구마 같으며, 잎은 비늘 같다.

●주요 함유 성분과 물질

주성분 Gastrodin이며 Vanillyl alcohol, Alkaloid, Phenolglycoside,
Citric acid, Palmitic acid 등이 함유되어 있다.

●약리 효과와 효능

진정, 진경, 진통 작용이 있으며 두통과 어지럼증에 좋은 약재로
고혈압, 뇌졸중, 불면증, 신경쇠약, 중풍, 당뇨병, 출혈 증세에도
사용된다.

●채집가공과 사용법

봄 또는 가을에 뿌리줄기를 캐서 물에 씻어 껍질을 벗겨 버린 다

음 증기에 쪄서 햇볕이나 건조실에서 빨리 말린다.

●효과적인 복용방법

하루 6~9g을 탕약, 가루약, 알약 형태로 먹는다.

먹는 방법은 천마 싹 10~15g을 물에 넣어 달여서 2번에 나누어 끼니사이에 복용하면 된다. 풍으로 머리가 어지럽고 아프며 경련이 자주 일어나는 데 사용된다.

고혈압

덩이뿌리 4~6g을 1회분 기준으로 달여서 1일 2~3회씩 10일 정도 복용한다.

뇌졸중에는

덩이뿌리 4~6g을 1회분 기준으로 달여서 1일 2~3회씩 1주일 정도 복용한다.

중풍

덩이뿌리 5~6g을 1회분 기준으로 달여서 1일 2~3회씩 1주일 이상 복용한다.

●복용실례

천궁 등과 배합하여 혈이 부족하여 발생하는 어지럼증과 두통을 다스린다.

●주의사항

심한 발열을 동반하는 두통이나 심리적 이유로 인한 증상의 경우는 쓰지 않는다.

홍화

잇꽃의 꽃을 말린 것

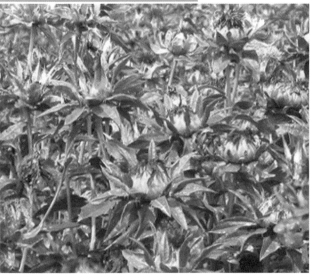

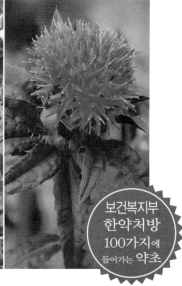

보건복지부
한약처방
100가지에
들어가는 약초

■■전문가의 한마디!

맛은 맵고 성질은 따뜻하
다. 심장과 간에 작용한
다. 어혈로 인한 생리통
이나 생리가 나오지 않는
것, 산후 오로가 완전히
나오지 않는 것, 삐거나
타박상에 좋다.

●식물의 형태

높이 1m, 꽃은 7~8월에 노란색으로 피며 엉겅퀴와 모양이 비슷하
며 시간이 지나면 붉은색으로 변한다.

●주요 함유 성분과 물질

칼륨, 마그네슘, 칼슘, 백금, carthamin, saflor yellow, carthamidin,
lignan 등이 함유되어 있다.

●약리 효과와 효능

자궁수축, 관상동맥확장, 혈압강하, 어혈제거, 혈액순환촉진 작
용이 있다.

●채집가공과 사용법

이른 여름 노란꽃이 빨갛게 변할 때 꽃을 채취하여 그늘에서 건
조하여 이용한다.

●효과적인 복용방법

하루 3~6g을 복용한다.

말린 잇꽃으로 어혈을 없애거나 월경을 잘 나오게 하는 데 사용된다. 즉 혈관 속을 정제하는 효과가 있는데 고혈압증에 많이 사용되고 있다. 단미로 사용하면 복용하기 어렵기 때문에 하루에 3g씩 다른 한방약과 섞어서 복용해야 한다.

●복용실례

도인, 유향, 몰약 등과 배합하여 타박상으로 멍들고 아픈 것을 다스린다.

●주의사항

임산부는 복용을 피해야 한다.

홍화씨의 효능은 체력을 보강할 뿐만 아니라 토코페롤의 성분으로 인하여 암의 증식을 막아주기 때문에 암을 치료하거나 예방하는데 아주 탁월한 효능이 있는 음식이고 홍화씨에 들어있는 성분 중 리놀산 성분은 고혈압을 개선하고 혈관건강을 지켜주는데 좋다. 유해한 콜레스테롤을 제거하는데 도움이 되는 부분이 홍화씨의 대표적인 효능 중 하나이다.

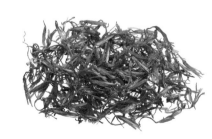

환삼덩굴

뽕나무과의 덩굴성 한해살이풀 한삼덩굴의 지상부

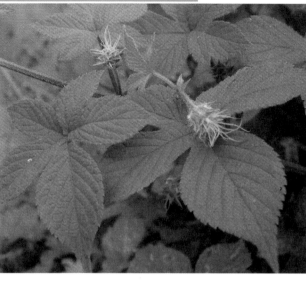
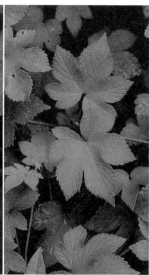

384

●식물의 형태

뽕나무과의 한해살이 덩 풀로 길이가 2~3m이며, 잎은 마주나고 손바닥 모양으로 갈라진다. 암수딴그루의 꽃은 5~7월에 원추꽃차례로 피고 열매는 수과를 맺는다. 열매와 전초를 약용으로 사용하고 있다.

●주요 함유 성분과 물질

지상부는 luteolin, 포도당 배당체, choline, asparamide 등.

●약리 효과와 효능

오줌이 잘 나오지 않으면서 아프고 방울방울 끊임없이 떨어지며, 늘 오줌이 급하게 나오면서 짧고 자주 마려운 병, 소변량이 줄거나 잘 나오지 않거나 심지어 막혀서 전혀 나오지 않는 병에 효능이 있다.

●채집가공과 사용법

여름과 가을에 채취해 깨끗이 씻어 햇볕에 말린다.

●효과적인 복용방법

15~30g (신선한 것을 쓰는 경우 100~400g을 사용한다)

환삼덩굴을 7~8월에 채취하여 그늘에서 말려 가루 내어 한 번에 9~12g을 3번에 나누어 밥 먹기 전에 먹는다. 약을 복용한지 2~3일 뒤부터 혈압이 내리기 시작하여 한 달쯤 지나면 고혈압으로 인한 여러 증상, 곧 수면장애, 두통, 머리가 무거운 느낌, 시력장애, 이명, 손발이 저린 것, 심장 부위가 답답한 것, 소변이 잘 안 나오는 것, 언어장애 등이 거의 대부분 없어지고 혈압도 정상이나 정상에 가깝게 내린다.

환삼덩굴은 양약보다 치료효과가 더 빠르고 혈압을 지속적으로 낮추며 재발할 위험도 적다. 어떤 종류의 부작용도 없고 금기사항도 없으며 우리나라 어디에서나 약재를 흔하게 구할 수 있는 이점이 있다.

중풍의 전조증상

중풍의 전조증상은 중풍의 발작 전에 나타나는 징후로서 중풍을 예고하는 인체의 비정상적인 현상이다. 이 전조증상은 중풍의 발작이 일어나기 전에 반드시 나타나는 증상이 아니다. 어떤 때는 나타나기도 하고 또 어떤 때는 나타나지 않는 규칙적이지 않고 명확하지도 않다. 일시적으로 운동장애나 지각장애, 언어장애가 있거나, 갑자기 경련이 일거나 가슴이 답답할 때, 머리가 무겁거나 목이 뻣뻣해질 때, 빈뇨증상이나 가벼운 편마비증상이 나타날 때, 과거 중풍증상이 나타난 적이 있을 때는 전조증상으로 받아들여 대비하는 것이 현명하다.

중풍의 위험증상

고혈압증 또는 동맥경화증으로 진단받은 사람이나 살이 찌고 얼굴색이 붉으며 몸에 열이 남다르게 심하고, 계단만 올라가도 숨이 찬 사람으로 다음과 같은 증상이 나타나면 중풍의 발작에 대체해야 한다.

1. 갑자기 심한 두통이 일거나 평소 두통과는 다른 양상으로 두통이 나타난다.

2. 갑자기 편마비 또는 저린 느낌이 있다.

3. 눈이 침침한 안몽증상 또는 갑자기 한 쪽 시력이 나빠지고 시야결손증상이 있다.

4. 갑작스러운 어지러움이나 귀울림, 청력장애가 생긴다.

5. 오심과 구토증이 되풀이되고, 의식장애가 생긴다.

6. 오한이 일고 가슴이 답답하거나 몸이 후들후들 떨리는 진전증상이 있다.

7. 말을 잘못하거나 잘못 알아듣고 얼버무리는 언어건삽 증상이 있다.

8. 고혈압이나 당뇨병 등 중풍유발의 위험인자가 있다.

9. 중풍과 고혈압의 가족력이 있다.

동의보감
중풍에 좋은
약초

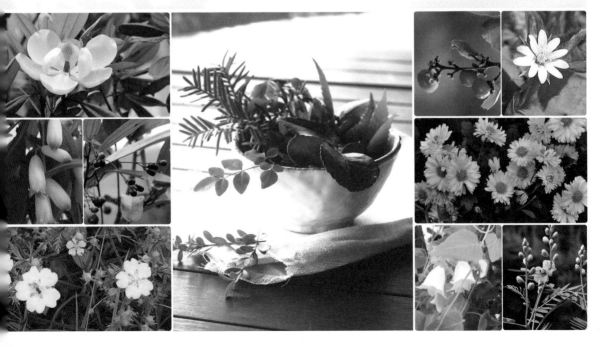

국화

국화 꽃, 어린 순을 말린 것

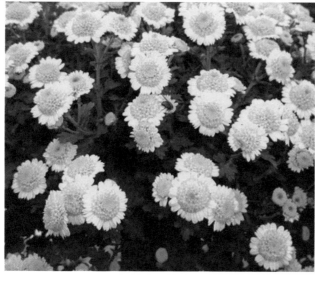

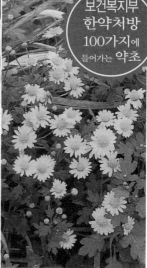

보건복지부
한약처방
100가지에
들어가는 약초

388

■■ **전문가의 한마디!**

맛은 쓰고 매우며 성질은 약간 차갑다. 간과 심장에 작용한다. 해열과 해독작용을 가지고 있어 각종 종기와 목이 붓고 아플 때, 눈이 충혈되고 아플 때 등에 효과를 나타낸다. 또한 피부소양증 등에도 이용된다.

●식물의 형태

전체에 짧은 털, 높이는 60~90cm, 잎은 짙은 녹색이며 깊숙한 톱니모양, 9~10월에 산방두화가 피고, 설상화 노란색이나 흰색이다.

●주요 함유 성분과 물질

Apigetrin, 16-βHydroxypseudotaraxasterol, Chlorogenic acid, Chrysanediol A, 3,5-Di-O-caddeoylquinic acid, Pseudotaraxesterol, Taraxasteriol 등이 함유되어 있다.

●약리 효과와 효능

두통, 어지럼증, 고혈압, 눈의 충혈 등에 좋다.

●채집가공과 사용법

가을에 꽃이 필 때 채취하여 잡질을 제거한 후 햇볕에 말려서 이용한다.

●효과적인 복용방법

하루에 12~20g을 복용한다.

먹는 방법은 가을국화 16~20g을 물에 달여 2번에 나누어 끼니 사이에 복용하면 된다.

모든 풍증과 풍병으로 나타나는 두통과 어지럼증에도 사용된다.

국화차 만드는 방법

송이채 흐르는 깨끗한 물에 씻어 국화 30g 에 물1 l 를 넣어 중간정도의 불에 15분 내외로 달여 고운체로 걸러 수시로 음료차로 마신다. 차 맛은 달고 쓰며 간장과 눈의 보호해 주며 국화차로 피로와 소화를 막는 효과를 본다.

●복용실례

포공영, 자화지정, 금은화 등과 배합하여 피부질환과 종기를 다스린다.

●주의사항

음부의 피부질환과 간이 나쁜 사람은 복용을 피해야 한다.

『본초강목』에 국화의 효능을 이렇게 적고 있다. '오랫동안 복용하면 혈기에 좋고 몸을 가볍게 하며 쉬 늙지 않는다. 위장을 편안케 하고 오장을 도우며 사지를 고르게 한다. 그밖에도 감기, 두통, 현기증에 유효하다'. 이러한 국화의 약효를 얻으려면 그늘에 말린 국화꽃 10g을 물에 다려 매일 마시면 좋다. 국화로 술을 담가 먹어도 효과적이고, 국화꽃 말린 것을 베개 속에 넣어 베고 자면 머리가 맑아지고 단잠을 잘 수 있어 피로회복에 좋다.

부평(개구리밥)

다년생 표부식물인 개구리밥과 청평의 전초.

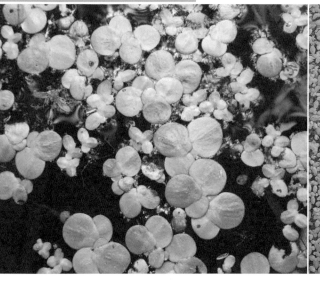
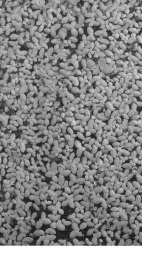

■■전문가의 한마디!

맛은 맵고 성질은 차갑다. 폐에 작용한다. 부평은 맛이 맵고 성질이 차가워 땀을 내어 병을 푸는 작용이 있다. 또한 이뇨작용을 촉진하고 풍진과 피부 소양증, 부종 등에도 일정한 효과가 있다.

●식물의 형태

부유식물로 잎처럼 생긴 넓은 난형, 잎의 앞면은 녹색이고 뒷면은 자줏빛, 꽃은 흰색이다.

●주요 함유 성분과 물질

다량의 vitamine B1, B2, C 등 수용성 vitamine과 flavonoid성분, sterol 류, 엽록소, 당단백질, tannin 등이 함유되어 있다.

●약리 효과와 효능

해열, 강심, 이뇨, 뇌척수염 바이러스 항균 작용이 있고, 풍진과 피부 소양증, 부종 등에 효과가 있다.

약리실험 결과

해열작용, 강심작용, 이뇨작용, 뇌척수염을 일으키는 바이러스에 대한 항균작용 등이 밝혀졌다.

●채집가공과 사용법

6월에서부터 9월 사이에 채취하여 잘 씻은 후 잡질을 제거한 후 햇볕에 말려서 이용한다.

●효과적인 복용방법

하루에 4~12g을 복용한다.

제조방법은 개구리밥 아랫면에 자줏빛이 도는 것 500g을 햇빛에 말려 가루로 만든 다음 졸인 꿀로 반죽하여 3g되게 알약을 만든다. 먹는 방법은 한번에 5알씩 하루 3번 끼니사이에 복용하면 되는데, 모든 풍증과 반신불수, 파상풍 등에 사용된다.

●복용실례

박하, 우방자, 선태, 방풍 등을 배합하여 열이 있으면서 땀은 나지 않고 피부 소양감 등이 있는 것을 다스린다.

●주의사항

가만히 있어도 식은땀이 나는 사람과 혈이 부족하면서 피부가 건조한 사람, 열이 없는 사람은 복용을 피해야 한다.

심혈관계통에 작용하여 강심효과를 보이고 혈압을 상승시키며 이뇨작용과 미약한 해열작용을 보인다. 풀 전체를 지갈, 충독, 수독, 양모, 당뇨병, 임질, 강장, 발한, 해독, 이뇨 등의 약으로 쓴다. 소갈로 번열감이 심하고 찬물이 당기는 데 사용된다. 다른 이름으로 부평원이라고도 한다. 아토피의 특효이기도 하다.

검은콩(담두시)

콩의 성숙한 종자를 발효 가공하여 건조한 것

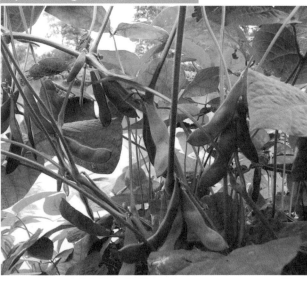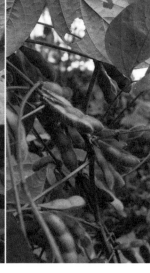

■■ **전문가의 한마디!**

쓰고 매우며 성질은 차며 폐와 위에 작용한다. 가 볍게 땀을 내는 약으로 감기가 걸렸거나 가슴이 답답하거나 잠을 잘 못 자는 증상을 다스린다.

392

●식물의 형태

흰콩이나 검은콩을 삶아 발효, 콩을 쪄서 소금, 조피나무열매를 섞고, 3일간 발효 후 생강을 잘게 썰어 넣고 항아리에 넣어 뚜껑을 닫고 30~37℃, 7~14일간 두었다가 햇볕에 말려 조피열매는 버린 다.

●주요 함유 성분과 물질

Acetaldehyde, *β*Amyrin, Choline, Daidzin, 7-Dehydroavenasterol 등 이 함유되어 있다.

●약리 효과와 효능

가볍게 땀을 내는 약으로 복용, 감기에 걸렸거나 가슴이 답답할 때, 불면증 등에 사용한다.

●채집가공과 사용법

콩을 가공하며 발효시켜 건조하여 사용, 분말 등으로 만들어 사용한다.

●효과적인 복용방법

8~16g을 내복한다.

검은콩을 진하게 삶은 물을 마시게 하면 구급이 된다. 이런 증세가 있는 사람은 검은콩 삶은 물을 평상시에 차대신 복용하면 좋다.

●복용실례

박하, 금은화, 연교 등을 배합하여 감기나 열병 초기를 다스린다.

●주의사항

열이 안 나고 오한기가 있는 사람은 피해야 한다.

노화방지 성분이 4배나 많고, 성인병 예방과 다이어트에 효과가 있다고 알려지면서 건강식품으로 각광을 받고 있다. 《본초강목》에는 검은콩의 효능에 대하여 '신장을 다스리고 부종을 없애며, 혈액 순환을 활발하게 하며 모든 약의 독을 풀어준다'고 기록되어 있다.

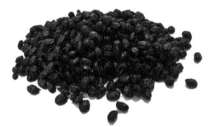

겨자(백개자)

겨자, 흑겨자의 여문 씨를 말린 것

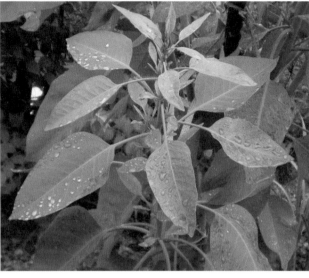 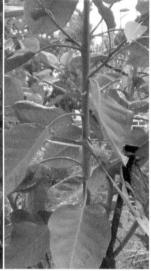

■■ **전문가의 한마디!**

맛은 맵고 성질은 따뜻하며, 폐경에 작용한다. 폐를 덥혀 주고 담을 삭이며 기침이나 천식을 멈추고 가슴이 더부룩하고 아픈 것을 멈추게 한다. 또한 자극작용이 있으므로 적은 양을 먹어도 소화액이 잘 분비되고 위장관의 운동이 활성화 된다.

●식물의 형태

원산지는 지중해연안과 남유럽, 1~2년생 초본, 근생엽은 갈라지지 않으며 넓은 타원형 또는 거꿀달걀꼴, 경생엽은 긴 타원형으로 양면에 주름이지며 흔히 흑자색을 띤다.

●주요 함유 성분과 물질

배당체인 Sinigrin, Myrosine, 지방유(37%), Myrosinase(효소), Acetone, Allyl isothiocyanate, Sinabin, αTocopherol, Sinapic acid, Sinapin 등이 함유되어 있다.

●약리 효과와 효능

온폐거담, 이기산결, 통락지통 효능 및 위점막 자극, 항균 및 억균, 국부자극 작용이 있다. 구비, 구토반위, 담탁해수, 담탁효천, 요통, 유담, 음저, 전광, 탈저, 한습각기, 흉협창만 치료에 사용한다.

●채집가공과 사용법

꼬투리가 누렇게 될 때 줄기째로 베어 말린 다음 씨를 털어 모아서 사용한다.

●효과적인 복용방법

하루에 3~6g을 복용한다.

중풍으로 온몸이 마비되었을 때는 겨자씨 달인 물을 꼭 짜서 복용한다. 또는 가루를 식초에 개어 온몸에 바르면 된다. 피부가 약하면 물을 섞어서 바르면 된다. 신체의 일부분이 마비되었을 때는 겨자씨를 갈아 식초에 섞어서 장기간 마비된 부위에 바르면 효과를 거둘 수 있다.

●복용실례

소자, 백개자 등과 배합하여 가슴과 옆구리가 부풀어 오르면서 기침이 나고 숨이 가쁜 데에 사용한다.

●주의사항

많이 복용하면 토하거나 위염이 생길 수 있으며, 진액이 부족하거나 열증에는 사용하지 말아야 한다.

겨자를 증류하여 얻은 기름은 동상, 만성 류머티즘, 신경통, 중풍, 관절염의 치료제로 사용된다. 씨를 가루로 만들어 물이나 식초에 개어서 찜질 약으로 사용하면 관절염, 신경통, 류머티즘에 효과가 있다.

누리장나무

누리장나무의 가지와 잎

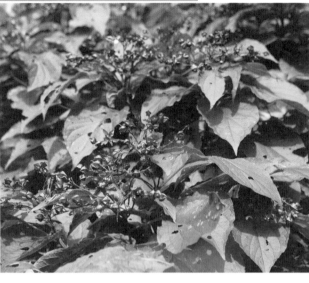
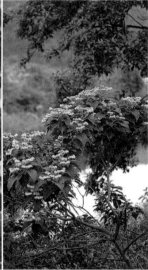

■■ **전문가의 한마디!**

맛은 맵고 쓰면서 달고 성질은 약간 차갑다. 간에 작용한다. 사지 마비와 저림증, 반신불수, 관절염, 신경통 등을 생기게 하는데 취오동을 이러한 증상에 이용한다.

396

●식물의 형태

키 2m, 잎은 대생하며 삼각상 난형, 고약한 냄새, 꽃은 양성화, 열매는 둥근 핵과 진한 남빛, 꽃받침에 쌓였다.

●주요 함유 성분과 물질

clerodendrin, alkaloid, meso-inositol 등이 함유되어 있다.

●약리 효과와 효능

풍습으로 인한 사지마비와 저림증, 반신불수, 관절염, 신경통 등을 치료하고, 마음을 안정시키고, 고혈압, 편두통, 이질, 치질, 옹종, 창양, 옴 등에 사용한다.

●채집가공과 사용법

여름부터 가을 사이에 잎을 따서 그늘에 말린다.

●효과적인 복용방법

하루 9~15g을 탕약, 가루약, 알약 형태로 먹는다.

먹는 방법은 누리장나무 잎 30~50g을 물에 달여서 2번에 나누어 끼니 사이에 복용하면 된다. 풍병으로 머리가 어지럽고 아픈 데, 팔다리가 저린데, 혈압을 낮추는데 사용된다.

누리장나무 잎과 잔가지 10~16g을 달여서 하루에 3회 나누어 마신다.

●복용실례

하고초, 야국화 등과 배합하여 간의 양기가 상승하여 된 고혈압을 다스린다.

●주의사항

외상이나 뼈, 관절의 문제로 인한 증상에는 복용을 피해야 한다.

혈압강화작용 가벼운 진통작용, 만성 기관지염, 학질, 습진, 땀띠로 인한 가려움증, 고혈압 등에 좋다. 신경통, 담통, 견비통 등에 잎을 따서 생것으로 파스처럼 붙여 사용한다. 줄기나 잎은 류머티즘, 거풍, 고혈압, 반신불수 등에 쓰이고 특히 고혈압, 중풍 등의 마비로 인한 통증이 있을 때 좋은 효험을 보인다.

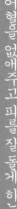
단삼(참배암차즈기) 꿀풀과 다년생 초본인 단삼의 뿌리

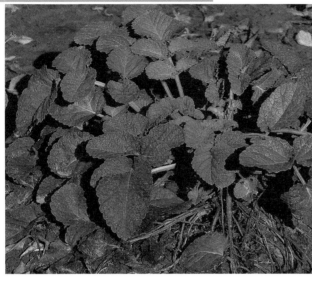

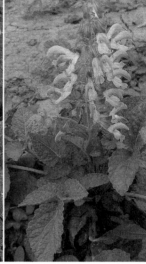

398

■■**전문가의 한마디!**

맛은 쓰고 성질은 약간 차며 심과 간에 작용한다. 어혈을 없애고 새 피가 생기게 하며 피를 잘 돌리고 월경을 순조롭게 한다. 월경불순, 생리통 및 기타 불면, 번조, 불안 등에 사용한다.

●식물의 형태

높이 40~80cm, 전체에 황백색 연모가 있고 뿌리는 긴 원주형으로 외피는 주홍색, 잎은 마주나고, 홑잎 또는 2회 깃꼴겹잎이다.

●주요 함유 성분과 물질

tanshinone A, B, C, isotanshinone, Cryptotanshinone 등이 함유되어 있다.

●약리 효과와 효능

월경불순, 생리통 및 기타 불면, 번조, 불안 등에 사용한다.

●채집가공과 사용법

가을에 뿌리를 캐서 물에 씻어 햇볕에 말려서 사용한다.

●효과적인 복용방법

하루 6~12g을 탕약, 알약, 가루약 형태로 복용한다.

●복용실례

당귀, 도인, 홍화, 익모초 등과 배합하여 월경불순과 생리통을 다스린다.

●주의사항

어혈이 없는 자는 신중히 써야 된다.

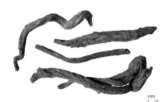

대산(마늘)

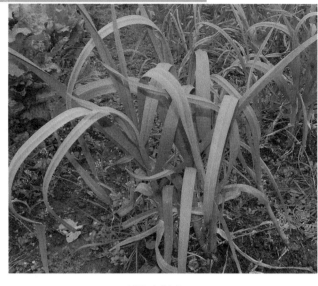
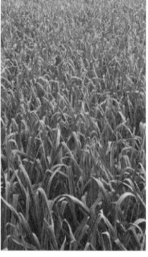

400

■■전문가의 한마디!

맛은 맵고 성질은 따뜻하며, 비장과 위장, 폐에 작용한다. 체한 것을 풀어주며 비위를 따뜻하게 하여 소화기능을 촉진시킨다. 몸속에 뭉쳐져 있는 해로운 것들을 풀어준다. 마늘은 모든 식품 가운데 항균작용 뿐만 아니라 항암작용을 높이는데 최고의 식품이다.

●식물의 형태

마늘의 비늘줄기는 둥글고 연한 갈색의 껍질 같은 잎으로 싸여있고, 안쪽에 5~6개의 작은 비늘 줄기가 들어있다.

●주요 함유 성분과 물질

주성분은 nicotinic acid, ascorbic acid, alliin, allicin, allithiamin, 0.2%의 정유가 있다.

●약리 효과와 효능

소화기능 촉진, 항균, 살기생충 효능, 뱀이나 벌레에 물린 상처, 이질, 학질, 백일해 등에도 효능이 있다.

●채집가공과 사용법

봄, 여름에 채취하여 햇볕에 말리거나 생용 또는 볶아서 사용한다.

●효과적인 복용방법

내복시에는 6~12g을 달여서 복용한다.

중풍으로 말을 못하면 큰 마늘을 짓찧어 잇몸에 붙이거나 자주 문질러 준다. 그러면 말문이 열린다.

●주의사항

몸에 진액이 부족하고 열이 많은 사람과 눈병, 입과 치아, 인후의 질병이나 유행병을 앓고 난 후에 써서는 안 된다.

최근 연구에 따르면 마늘에 게르마늄이 많이 함유되어 있기 때문에 항바이러스나 항암치료에도 뛰어난 효과가 있다는 사실이 밝혀졌다. 또 마늘엔 마늘의 휘발성물질이 종양세포의 발육을 억제하고, 근육, 피하 혹은 종양 내에 직접 주사했을 때 피부종양을 소멸시켰다는 보고도 있다.

중국 `항암본초`에 마늘추출액이 생쥐의 복수암, 유선암, 간암, 자궁암 등의 암세포를 억제하는데 효과가 있으며, 체외에서 배양한 암세포를 억제하는 비율이 70~90%나 된다고 적혀있다.

도인(산복숭아씨)

장미과 낙엽소교목인 복숭아, 산복사의 성숙한 과실의 핵인

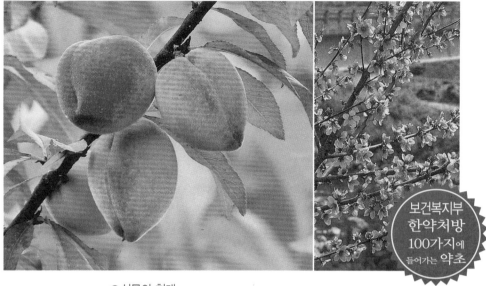

보건복지부
한약처방
100가지에
들어가는 약초

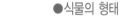

■■ **전문가의 한마디!**

쓰고 달며 성질은 평하고 독은 없으며, 심과 간과 대장에 작용한다. 혈의 움직임을 활발히 하며 어혈을 없애므로 생리불순, 생리통에 주로 쓰이다. 피부가 가렵고 건조하거나 기미나 주근깨 등에 바르고 변비 ,설사에도 좋다.

●식물의 형태

높이 6m, 꽃은 4~5월에 연한 붉은색으로 잎보다 먼저 개화, 꽃잎은 5개, 수술은 많고 자방은 털이 밀생한다.

●주요 함유 성분과 물질

사과산, 구연산, 비타민 A, B1, B2, B6, C, E, 나이아신, Emulsin, Amygdalin 등이 함유되어 있다.

●약리 효과와 효능

어혈제거로 생리불순과 생리통, 외용제로 피부 가려움과 건조한 데, 기미, 주근깨에 씀, 변비, 설사에도 좋다.

●채집가공과 사용법

익은 열매를 채취하여 과육과 핵각을 제거하고 종인을 모아 햇볕에 말려서 사용한다.

●효과적인 복용방법

하루 6~10g을 탕약, 알약, 가루약 형태로 복용한다.

중풍으로 반신불수가 되었을 때 적당한 양의 도인(뾰족한 부분을 떼어버린다)을 술에 며칠간 담가두었다가 말린 다음 쌀 물로 오동씨 크기의 환으로 만들어 한번에 20알씩 하루에 2번 황주와 함께 복용케 하면 된다.

한쪽 팔다리를 잘 쓰지 못하는 데 사용법

제조방법은 복숭아씨 500g을 꺼풀과 뾰족한 끝을 버리고 술에 20여 일 동안 담가두었다가 건져내어 햇빛에 말린 다음 가루로 만든 후 물로 반죽해서 2g되게 환약을 만들면 된다. 먹는 방법은 한번에 3~4알씩 하루 3번 식후에 약을 담가두었던 술로 복용하면 된다. 한쪽 팔다리를 잘 쓰지 못하는 데 사용된다. 신경통에도 이것이 쓰인다.

●복용실례

도인 유향 몰약 등과 배합하여 외상으로 멍이 든 것을 다스린다.

●주의사항

임신부에게는 쓰지 않는다.

복숭아의 씨 어혈과 혈폐를 주로 치료하고 월경을 잘 통하게 하고 심통을 멎게 하며 피가 막힌 것을 부수고 새 피가 나게 하며 엉긴 피를 풀어주고 혈을 살리는데 효험이 있다. 도인은 보통 그냥 쓰는데 약효가 좀 더 잘 우러나게 하기 위해서는 빻아서 분말로 만들어 달이는 것이 더 좋다.

독활

오갈피나무과에 속한 다년생 초본인 땃두릅의 뿌리

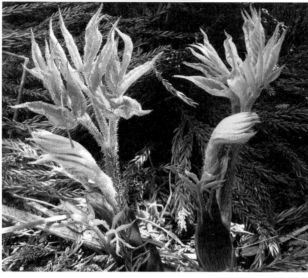
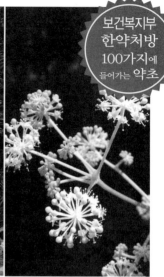

보건복지부
한약처방
100가지에
들어가는 약초

■■전문가의 한마디!

맵고 쓰며 약간 따뜻하며
신장과 방광에 작용한다.
주로 인체의 허리 아래쪽
에 작용하여 허리나 대퇴
부 등의 근골이 저리고
아픈 데에 효과가 있다.
류머티즘, 관절통 등 각
종 신경통에 통증과 경련
을 진정시키는 빠질 수
없는 약초이다.

404

●식물의 형태

높이 1.5m, 잎은 어긋나고 2회 깃꼴겹잎, 꽃은 7~8월에 가지와 원
줄기 끝 또는 윗부분의 잎겨드랑이에 핀다.

●주요 함유 성분과 물질

정유에는 Limonene, Sabinene, Myrcene, Humulene, 뿌리에는 1-
Kaur-16-en-19-oic acid가 함유되어 있다.

●약리 효과와 효능

인체하부의 저리고 아픈데 효과적임, 류머티즘, 관절통 등 각종
신경통, 통증과 경련 진정, 진통작용 등이 있음, 감기, 두통, 치통,
해열, 강장, 거담, 위암, 당뇨병 등 사용한다.

●채집가공과 사용법

봄과 가을에 채취하여 잡질을 제거하고 절편한 후 그늘에서 말려

사용한다.

●효과적인 복용방법

3～9g을 끓여 복용한다.

중풍으로 정신이 혼미할 때는 독활 30g을 술로 달여서 하루에 2번 나누어 복용하게

하면 된다.

●복용실례

강활, 방풍, 백지, 천궁 등과 배합하여 오한이 들면서 열나고 두통이 있고 몸이 아프면

서 무거운 증상을 다스린다.

●주의사항

기나 혈이 부족한 이의 각기증에는 조심해서 써야 한다.

두릅의 사포닌 성분은 혈당을 떨어뜨리는 효능이 있어 당뇨병 환자에게 좋으며, 변비나 신경통, 간

장 질환 등이 있는 사람에게도 좋다. 이 외에도 신경안정 효과와 머리를 맑고 혈액순환을 잘되게 하

는 효과가 있다. 두릅나무 뿌리는 가을에 캐낸 것이 가장 효력이 높다.

방풍

산형과에 속한 다년생초본인 방풍의 뿌리

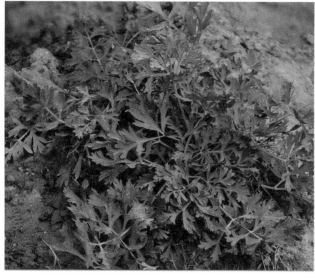
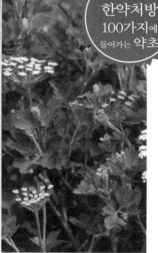

보건복지부
한약처방
100가지에
들어가는 **약초**

■■ **전문가의 한마디!**

맵고 달며 성질은 따뜻하
고 독은 없고, 방광과 간
과 비장에 작용한다. 추
위로 인한 감기와 사지가
저리고 아픈 것을 호전시
키며, 두통, 뼈마디 쑤시
는 것, 목 뒷덜미가 뻣뻣
한 것, 사지가 오그라드
는 것 등에 사용한다.

● 식물의 형태

높이 1m, 줄기는 곧게 서고, 가지가 많고 둥근 모양, 잎은 어긋나
며 꽃은 7~8월에 흰색 복산형화서를 이루고, 열매는 편평한 타원
형 분과이다.

● 주요 함유 성분과 물질

휘발성 정유, 페놀성 물질, 고미배당체, Mannitol, 다당류, 유기산
등이 있으며 주성분은 Ligustilide와 n-Butyliden phthalide 등이 함유
되어 있다.

● 약리 효과와 효능

뿌리에는 해열, 진통, 발한, 거담, 해독 등 효능이 있고, 감기몸살,
두통, 뼈마디 통증, 중풍에 사용한다.

●채집가공과 사용법

봄과 가을에 이년생 뿌리를 채취하여 햇볕에 말리고, 생용하거나 지사용은 볶고, 지혈용은 까맣게 볶아 사용한다.

●효과적인 복용방법

1회 3~10g을 달여서 복용한다.

방풍뿌리 한줌을 540㎖의 물에 넣어 반이 될 때까지 달여서 하루에 모두 복용하면 된다. 이렇게 오래 동안 계속하면 효험이 뚜렷하게 나타난다. 이 약은 중풍 뿐만 아니라 감기와 두통에도 사용된다.

중풍을 예방하거나 중풍의 후유증을 없애려면 날마다 방풍 12g을 물 두 대접을 붓고 반으로 줄을 때까지 끓여 그 물을 물 마시듯 하면 만족할 만한 효과를 볼 수가 있다.

●복용실례

형개 등과 배합하여 감기에 열나면서 춥고 두통, 신체가 아픈 증상이 있는 것을 다스린다.

●주의사항

혈이 부족한사람과 몸에 붉은 색깔의 증상이 있는 환자 등은 복용하지 못한다.

진방풍, 산방풍, 방풍나물 등으로 불리는 방풍은 중풍치료의 묘약으로 많이 쓰이는 데 상반신의 풍을 없애려면 방풍뿌리의 중간을 쓰고 하반신의 풍을 없애려면 그 끝을 써야 한다고 한다.

백출(흰삽주)

국화과 다년생 초본인 초본인 흰삽주의 뿌리줄기

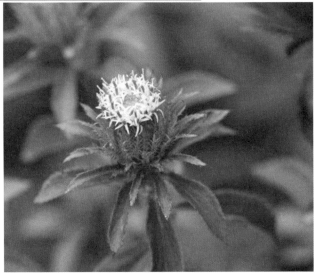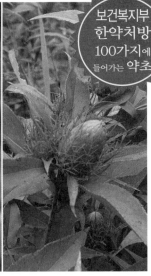

보건복지부
한약처방
100가지에
들어가는 **약초**

풀잎으로 봄과 팔다리가 저리고 아픈데 사용

408

■■ **전문가의 한마디!**

맛은 달고 쓰며 성질은 따뜻하다. 비장과 위에 작용한다. 명치끝이 그득 하고 구토, 설사가 그치 는 않는 증상에 효과가 있으며 식욕부진과 권태, 얼굴빛이 누렇게 되고 대 변이 묽게 나오는 등 비 위가 허한 증상에 효과가 있다.

●식물의 형태

높이 50~60cm, 뿌리줄기가 굵고 잎은 어긋남, 꽃은 7~10월에 자 색, 열매는 수과로 부드러운 털이 있다.

●주요 함유 성분과 물질

atractylol을 주성분으로 하는 정유와 atraxtylone, vitamine A, atractylenolide I, II, III, β-eudesmol, hynesol 등이 함유되어 있다. ca-4-trans-6-trans-12-triene-8,10-diyne-1,3-diol diacetate 등이 함유되어 있다.

●약리 효과와 효능

진정, 마비 작용이 있고, 추출물은 이뇨, 항균 작용이 있음, 명치 불편, 구토, 설사, 식욕부진과 권태에 좋다.

약리실험 결과

백출의 추출물에는 이뇨작용과 항균작용이 있다.

●채집가공과 사용법

봄과 가을에 채취하여 잔뿌리와 노두를 제거하고 말려서 사용한다.

●효과적인 복용방법

하루에 4~12g을 복용한다.

먹는 방법은 흰삽주(백출) 120g을 물 540ml에 넣어서 180ml가 되도록 달인 다음 한번에 50ml씩 술을 약간 타서 하루 3번 복용하면 된다. 풍에 맞아 입을 다물고 정신을 차리지 못하거나 풍병으로 몸과 팔다리가 저리고 아픈데 사용한다. 따두릅(독활)은 진정, 진경 및 진통 작용을 한다.

●복용실례

인삼, 복령, 감초 각 한 돈과 백출 한 돈(3.75g)을 같이 달인 것이 바로 사군자탕이다. 소화기가 약한 소음인이나 식욕부진, 만성적인 소화불량이 있으면서 팔, 다리가 무거운 사람이 장복하면 효과가 있다.

●주의사항

성질이 건조하므로 진액이 부족한 사람과 허열이 뜨는 사람은 복용을 피해야 한다.

효능은 건위, 소화 작용이 있어서 만성소화불량, 장염, 설사 등과 식욕증진에도 탁월하다. 특히 병후에 식욕이 없고 전신이 쇠약하며 땀을 많이 흘리는 사람에게 유효하다. 만성관절류머티즘에는 위령선, 방기 등을 배합하여 많이 활용되고 있다.

상백피(뽕나무껍질) 뽕나무 및 동속 근연식물의 건조한 근피

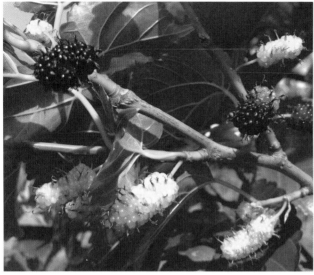
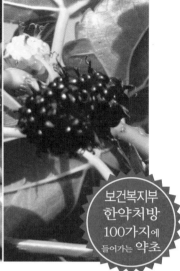

보건복지부
한약처방
100가지에
들어가는 약초

410

■■ **전문가의 한마디!**

맛은 달고 성질은 차갑다. 폐에 작용한다. 기침을 멈추고 이뇨효과와 함께 종기를 없애는 작용이 있어, 폐에 열이 있어 발생하는 기침, 가슴이 답답하면서 기침을 할 때 효과를 나타낸다. 강압효과가 밝혀져 고혈압 약으로도 이용된다.

●식물의 형태

높이 6~10m, 꽃은 암수딴그루로서 6월에 피고, 열매는 집합과로 열매 이삭은 긴 구형으로 검은색으로 익는다.

●주요 함유 성분과 물질

Umbelliferone, Scopoletin, Flavonoid(Morusin, Mulberrochromene, Mulberrin), Tannin, Mucin 등이 함유되어 있다.

●약리 효과와 효능

혈압강하, 거담, 항균, 진해, 이뇨, 소종 작용이 있어, 폐열로 인한 기침, 소변불리에 효과가 있다.

약리실험 결과 : 혈압강하작용, 거담작용, 이뇨작용, 항균작용 등이 있다.

●채집가공과 사용법

겨울에 채취하여 코르크층을 제거한 뒤 햇볕에 말려서 사용한다.

●효과적인 복용방법

하루에 2~12g을 복용한다.

반신불수, 고혈압에는 상백피 5kg, 감초 1kg을 물 20 *l* 에 넣어서 엿처럼 달여서 한번에 5g씩 하루에 3번 끼니 사이에 복용케 하면 된다.

●복용실례

지골피, 감초 등과 배합하여 기침과 가래가 많은 것을 다스린다.

●주의사항

폐의 기운이 허약한 사람과 소변을 많이 보는 사람, 감기로 인해 오한과 함께 기침을 하는 사람은 복용을 피해야 한다.

상백피는 폐열로 인한 해수, 천식을 치료하며 이뇨작용이 있다. 급성신우염, 허약성부종에 쓰이고 혈압강하 작용이 있으며 코피와 각혈에도 사용한다. 또한 유행성 간염 등에도 쓰인다. 약리작용은 진해, 이뇨, 혈압강하, 진정, 진통, 해열, 진경, 항균작용 등이 보고되었다.

생강

여러해살이풀인 생강의 뿌리줄기를 말린 것.

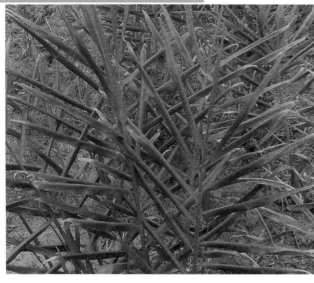

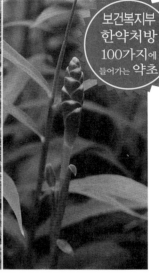

보건복지부
한약처방
100가지에
들어가는 약초

412

■■ 전문가의 한마디!

맛은 맵고 성질은 따뜻하며 비, 위, 폐에 작용한다. 지혈작용을 하고 배가 차고 아프며 설사하는 데, 손발이 찬 데, 한담(담 중에서 차가운 성질이 있는 것)으로 기침이 나고 숨이 찬 데, 이질, 비증, 구토, 감기 등에 사용한다.

●식물의 형태

높이 30~50cm. 뿌리줄기는 굵은 육질이고, 꽃은 8~9월에 노란색으로 핀다.

●주요 함유 성분과 물질

정유 성분으로 Zingiberene, Zingiberone, Camphene 등이 함유되어 있고, 매운맛으로 Gingerol, Shogaol, Asparagin Acid 등이 함유되어 있다.

●약리 효과와 효능

약리실험 결과 구토를 멈추게 하고 소화작용, 억균작용, 트리코모나스를 죽이는 작용 등이 밝혀졌다.

●채집가공과 사용법

가을에 뿌리줄기를 캐서 물에 씻어 햇볕에 말려 사용한다.

●효과적인 복용방법

하루 3~9g을 탕약으로 먹는다.

 갑자기 중풍으로 인사불성이 되었을 때는 생강을 많이 짓찧어 환자의 이마와 코밑과 눈 옆에 바르고 열심히 문지르는 한편 생강즙을 안각(남자는 왼쪽)에 떨어트리면 된다.

●복용실례

인삼, 백출, 감초 각 4g과 건강 4g을 넣은 것을 이중탕 혹은 인삼탕이라고 하는데 속이 차서 자꾸 설사하고, 구토하는 증에 자주 쓰는 유명한 처방이다.

●주의사항

열성 질환을 앓고 있거나, 고혈압, 경련 등의 양기가 성한 질환에는 쓰지 않는다.

413

 한방에서는 뿌리줄기 말린 것을 약재로 쓰는데, 생강은 감기로 인한 오한, 발열, 두통, 구토, 해수, 가래를 치료하며 식중독으로 인한 복통설사, 복만에도 효과가 있어 끓는 물에 생강을 달여서 차로 마시기도 한다. 약리작용으로 위액분비촉진, 소화력 증진, 심장흥분 작용, 혈액순환촉진, 억균작용 등이 보고되었다.

애엽(쑥)

국화과 황해쑥의 잎을 건조한 것

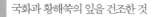

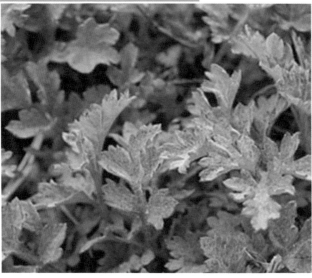

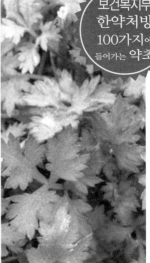

보건복지부
한약처방
100가지에
들어가는 **약초**

414

■■**전문가의 한마디!**

맛은 맵고 쓰며 성질은 따뜻하고 약간의 독성을 가지고 있다. 간과 비장, 신장에 작용한다. 복부가 차면서 아프거나 월경부조, 자궁이 차서 임신이 안되는 증상 등에 효과가 있으며, 차가운 약재와 함께 쓰면 각종 열성 출혈증을 다스리는 효과도 있다.

●식물의 형태

 높이 60~120cm, 꽃은 7~9월에 원줄기 끝에 원추화서, 열매는 수과로 1.5×0.5mm이다. 약재는 지상부를 사용한다.

●주요 함유 성분과 물질

 황해쑥은 정유를 함유하며 Cineol(Eucalyptol)이 가장 많고, 이외에 βCaryophyllene, Linalool, Artemisia alcohol, Camphor, Borneol 등이 함유되어 있다.

●약리 효과와 효능

 지혈 및 항균작용이 있고, 각종 냉증, 월경부조, 자궁이 차서 임신이 안 될 때 좋고, 각종 열성출혈증을 다스린다.

●채집가공과 사용법

 여름에 꽃이 아직 피지 않았을 때 채취하여 잡질을 제거한 후 햇볕에 말려서 이용한다.

●효과적인 복용방법

하루에 4~12g을 복용한다.

 말을 못하거나 수족이 마비된 사람에게는 마른 쑥 한줌을 540㎖의 물에 넣어 절반이 되도록 달여 3번에 나누어 복용시키면 된다.

●복용실례

아교, 당귀, 지황 등과 배합하여 붕루와 하혈을 다스린다.

●주의사항

음액이 부족하여 열이 나는 사람과 진액이 부족한 사람 및 과다 출혈을 한 사람의 경우에는 복용을 피해야 한다.

 쑥의 효능으로는 항염, 항균, 항암효과, 암예방, 각종 부인병, 생리통개선, 자궁을 따뜻하게 하는 효과, 간질환, 다이어트, 위장질환, 면역력 향상, 성인병예방, 피부염, 가려움증 개선효과 등이 있다.

오가피

두릅나무 낙엽교목인 오갈피의 뿌리껍질을 건조한 것

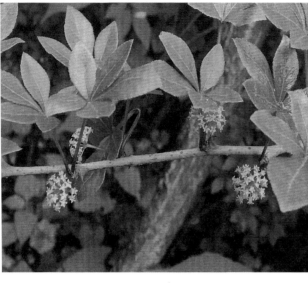
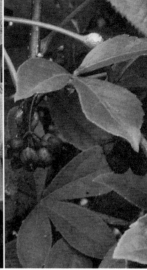

416

■■ 전문가의 한마디!

맛은 맵고 쓰며 성질은 따뜻하다. 간과 신장에 작용한다. 몸이 저리고 아픈 증상이나 근골이 약하고 힘이 없는 증상 등에 효과가 있다. 또한 부종과 각기 등에도 이용된다. 우리나라에는 오갈피 나무가 여러 종류가 자라고 있는데, 그 가운데 중부와 북부지방의 높은 산 골짜기에서 자라는 가시 오갈피가 항종양작용을 비롯해 약성이 가장 높은 것으로 밝혀졌다.

●식물의 형태

높이 3~4m, 줄기 껍질은 회색, 잎은 3~5개 장상, 꽃은 8~9월에 자줏빛으로 피고, 열매는 장과로 타원형이다.

●주요 함유 성분과 물질

정유, acanthoside B, βsitostanol, campesterol, daucosterol, savinin, sesamin, stigmasterol 등이 함유되어 있다.

●약리 효과와 효능

중추, 흥분, 비특이적 면역강화, 강심, 강장 작용 등이 있고, 몸이 저리고 아픈데, 부종과 각기 등에 이용된다.

●채집가공과 사용법

여름과 가을에 채취하여 잡질을 제거한 후 햇볕에 말려서 이용한다.

●효과적인 복용방법

하루에 8~16g을 복용한다.

오갈피를 가루로 만들어 한번에 4~6g씩 하루 3번 끼니사이에 복용하면 된다. 풍병으로 팔다리가 저리고 뻣뻣하며 감각이 둔한 데 사용된다.

●복용실례

우슬, 두충, 속단, 상기생 등과 배합하여 간과 신이 허약하여 근육과 뼈가 뒤틀리는 증상을 다스린다.

●주의사항

음액이 부족하여 몸에 열이 나는 사람은 복용을 피해야 한다.

가시오갈피를 알코올로 추출한 것이 좀생쥐의 엘리히복수암과 사르코마-180암에 대한 억제율이 40.2~68%였고, 또 정신과 육체의 피로를 회복시키는 작용이 있었으며 백혈구의 수를 늘렸다고 한다.

또 오갈피의 알코올 추출물이 흰생쥐의 와크씨암의 전이를 막는 효과가 있었으며, 일본에서 판매하고 있는 오갈피를 달인 물은 체외실험에서 JTC-26암세포 억제율이 90%를 넘었다.

중풍, 뇌졸중, 뇌출혈이 갑자기 오는 신호들

(1)계단을 오를 때 가슴이 몹시 뛴다.
계단을 오르거나 오르막 길을 걸을 때 가슴이 몹시 뛰며 숨이 가쁜 것은 혈압이 높거나 심장에 변화가 왔기 때문이다. 이때는 곧바로 혈압을 측정하고 심전도를 비롯한 심장기능검사를 해 볼 필요가 있다.

(2)어지럼증이 나타난다.
혈압이 높거나 심장에 이상이 있을 때에 나타날 수 있는 증상이다. 걸음을 걸을 때 어지러움으로 인해 몸의 균형을 잘 잡지 못하는 상태는 뇌동맥경화 때에 흔히 나타나는 증상이다. 이것은 뇌출혈, 뇌경색과 같은 심한 병을 예고하는 신호로 감지하면 된다.

(3)손발이 저림이 온다.
운동신경이나 지각신경에 이상이 없으면서 손발이 몹시 저린 느낌이 나타날 경우에는 뇌졸중을 일으킬 위험이 있다. 뇌동맥경화가 나타날 때에도 흔히 올 수 있는 증상이기 때문에 조심해야 한다.

(4)소변의 횟수가 변했다.
하루 평균 소변양은 남자가 1,500㎖, 여자가 1,200㎖이다. 밤에 오줌을 두 번 이상 눌 때에는 당뇨병이 아닌가를 생각해 볼 필요가 있다. 아무 이유 없이 소변양이 적어지면 콩팥염, 콩팥증, 간염 같은 질환을 생각할 수가 있다. 소변을 보는데 힘들고 방울방울 떨어져 나오는 현상은 전위선비대증 때에 흔히 나타나는 증상이다.

(5)기침을 하면 가래가 나온다.
40대 이후에는 가래양이 많아진다. 하루에 10여 번 정도 기침을 하는 것은 문제가 되지 않지만, 기침에 가래가 심하게 나올 경우에는 폐기종이나 만성 기관지염 등을 생각할 수가 있다.

동의보감
뇌졸중에 좋은
약초

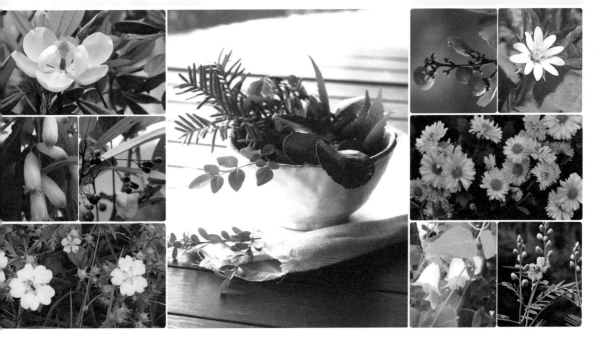

천남성

습기를 없애고 담을 삭이며 경련을 멈추고 어혈을 없애는 작용을 한다.

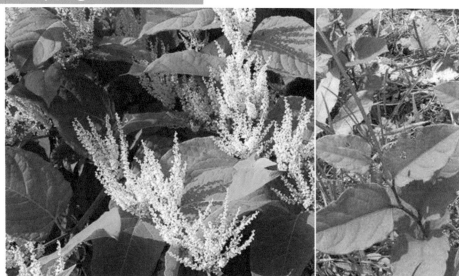

420

●식물의 형태

구경은 편구형이고 지름은 2~4cm, 전초는 높이 15~50cm, 1장의
잎이 5~11갈래 열편으로 갈라져 난상 피침형이다.

●주요 함유 성분과 물질

Triterphenesaponin, Benzoic acid, 전분, Amino acid, Triterpenoid,
Saponin 등이 함유되어 있다.

●약리 효과와 효능

맛은 쓰고 매우며 성질은 따뜻하다. 폐와 간과 비장에 작용한다.
뇌졸중이나 중풍으로 인한 반신불수, 언어장애, 안면신경 마비증
에도 많이 사용한다.

●채집가공과 사용법

땅속에 묻혀있는 괴경을 캐어 껍질을 벗기고 말려 사용한다.

●효과적인 복용방법

하루 3~6g(법제한 것)을 탕약, 가루약, 알약 형태로 복용한다.

●주의사항

유독성분이 함유되어 있어서 허약한 사람이나 임산부에게는 쓰는 것을 조심해야 한다.

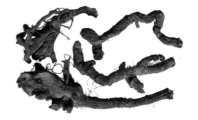

천마

여러해살이 기생풀인 천마의 건조한 근경

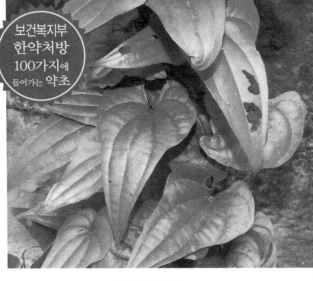

보건복지부
한약처방
100가지에
들어가는 약초

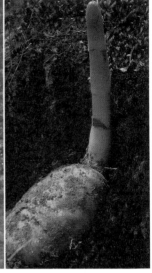

422

■■ **전문가의 한마디!**

맛은 맵고 성질은 평하다. 간에 작용한다. 고혈압, 뇌졸중, 불면증, 신경쇠약, 중풍, 당뇨병, 출혈 증세를 치료한다.

●식물의 형태

높이 60~100cm, 잎은 퇴화되어 없고, 땅속에 있는 덩이줄기는 고구마 같으며, 잎은 비늘 같다.

●주요 함유 성분과 물질

주성분 Gastrodin이며 Vanillyl alcohol, Alkaloid, Phenolglycoside, Citric acid, Palmitic acid 등이 함유되어 있다.

●약리 효과와 효능

진정, 진경, 진통 작용이 있으며 두통과 어지럼증에 좋은 약재로 고혈압, 뇌졸중, 불면증, 신경쇠약, 중풍, 당뇨병, 출혈 증세에도 사용된다.

●채집가공과 사용법

봄 또는 가을에 뿌리줄기를 캐서 물에 씻어 껍질을 벗겨 버린 다음 증기에 쪄서 햇볕이나 건조실에서 빨리 말린다.

●효과적인 복용방법

하루 6~9g을 탕약, 가루약, 알약 형태로 먹는다. 먹는 방법은 천마 싹 10~15g을 물에 넣어 달여서 2번에 나누어 끼니사이에 복용하면 된다. 풍으로 머리가 어지럽고 아프며 경련이 자주 일어나는 데 사용된다.

뇌졸중에는

덩이뿌리 4~6g을 1회분 기준으로 달여서 1일 2~3회씩 1주일 정도 복용한다.

중풍

덩이뿌리 5~6g을 1회분 기준으로 달여서 1일 2~3회씩 1주일 이상 복용한다.

●복용실례

천궁 등과 배합하여 혈이 부족하여 발생하는 어지럼증과 두통을 다스린다.

●주의사항

심한 발열을 동반하는 두통이나 심리적 이유로 인한 증상의 경우는 쓰지 않는다.

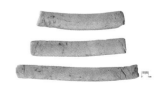

음양곽(삼지구엽초)

여러해살이풀인 삼지구엽초의 전초를 말린 것

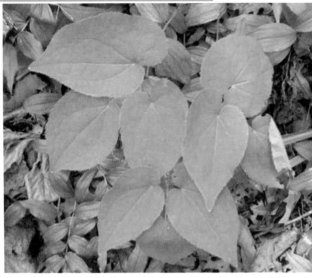
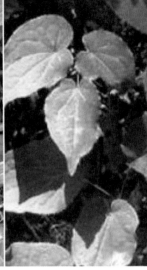

424

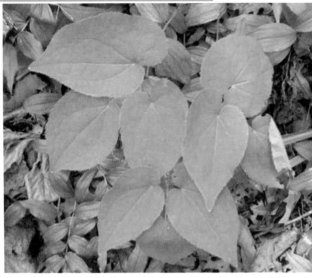

■■전문가의 한마디!

맛은 맵고 달며 성질은 따뜻하다. 간과 신장에 작용한다. 남자의 발기부전, 정력감퇴, 여자의 자궁발육부전, 팔다리가 차고 저린 증상에 효과가 좋다.

●식물의 형태

높이 30cm, 잎은 삼지구엽이다. 꽃은 5월에 황백색으로 피고 열매는 삭과로 방추형이고 2개로 갈라진다.

●주요 함유 성분과 물질

icariin, 정유, ceryl alcohol , 탄닌, 유지 등이 함유되어 있다.

●약리 효과와 효능

대표적인 강장약으로 발기부전, 정력감퇴, 여자의 자궁발육부진, 팔자리가 차고 저린 증상, 팔다리의 중풍 등의 질환으로 인한 사지마비, 여성 갱년기 장애와 소아마비의 급성기 등에 사용된다.

●채집가공과 사용법

여름과 가을 사이에 지상부를 베어 그늘에서 말린다.